U0014732

血壓的祕密

THE MYSTERIES OF BLOOD PRESSURE

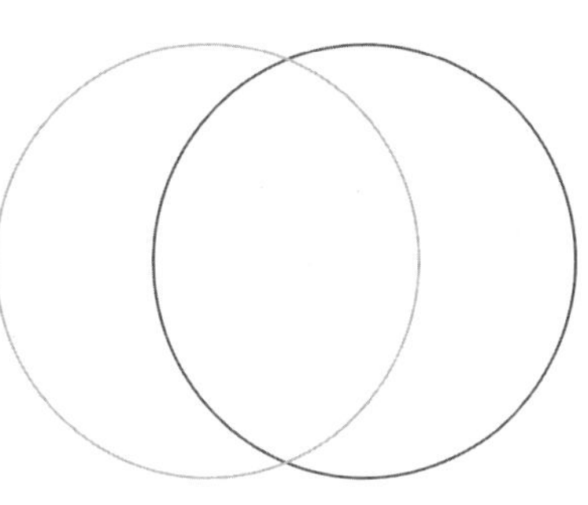

經脈醫學科學化天才醫師、
經脈血壓計世界專利發明人郭育誠，
透過血壓量測，
取得十二經脈資訊，
達成遠距醫療診斷與日常保健

中西醫師
郭育誠
博士

著

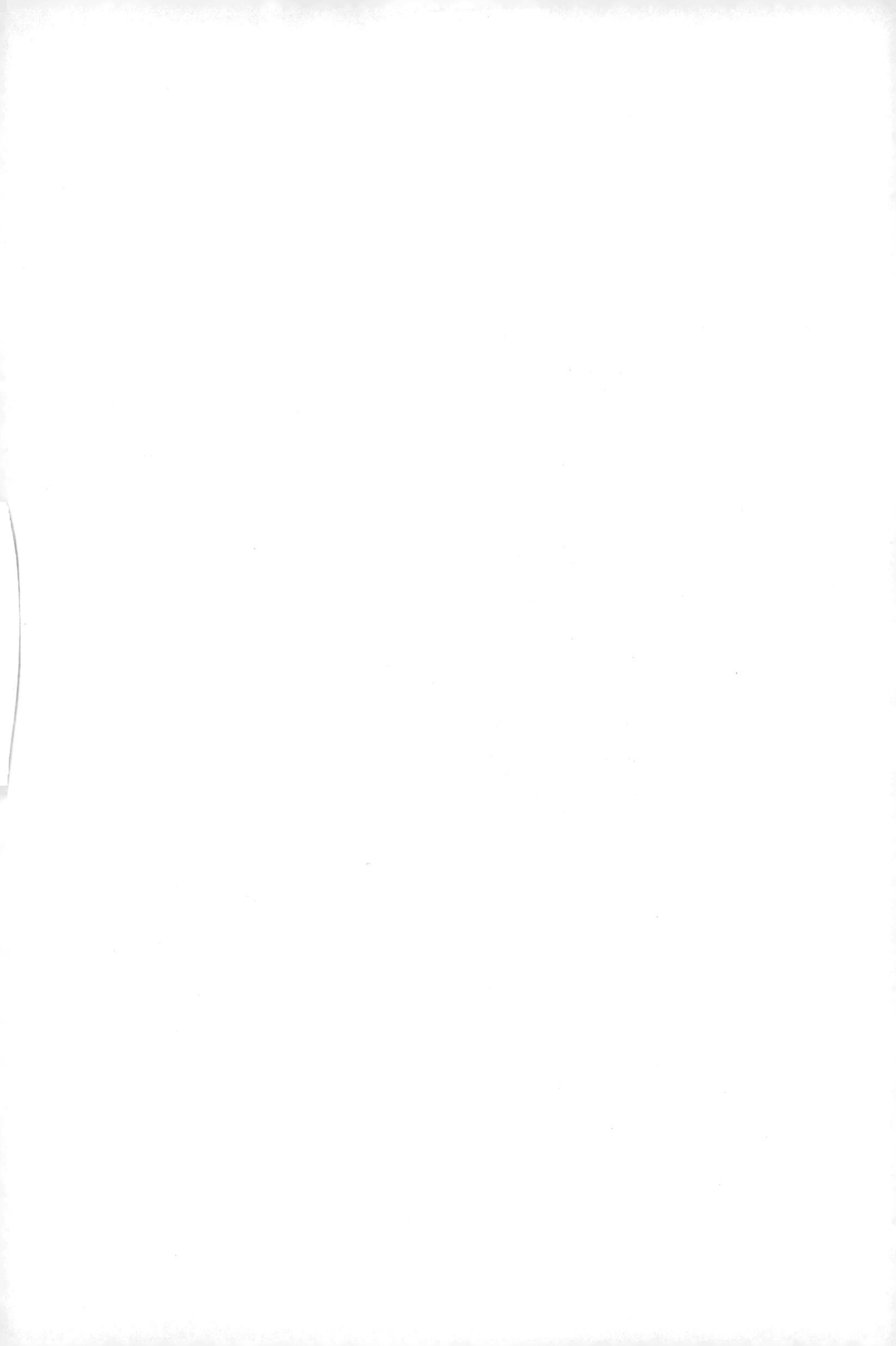

各界賢達，大好評推薦

王清峰（前法務部長、中華民國紅十字會總會長）
王建華（前鴻海健康科技事業群技術長，臺灣益謙股份有限公司總經理）
平路（曾任中華民國無任所大使、作家）
宋文琪（前台北101董事長）
李玉春（前衛福部次長、陽明大學衛生福利研究所教授）
李嗣涔（前台灣大學校長）
林昭庚（中華民國中醫師公會全國聯合會名譽理事長、中國醫藥大學講座教授）
周成功（陽明大學生命科學系暨基因體科學研究所兼任教授）
周守訓（前立法委員）
陳中申（作曲家、演奏家）
陳治（前美國奇異公司全球副總裁及大中華區醫療部門總裁）

陳章波（中央研究院研究員）
陳維熊（陽明交大醫學院前院長）
黃主文（前總統府資政）
黃適卓（前立法委員）
張立荃（中華開發金控公司發言人兼幕僚長）
張光斗（點燈文化基金會董事長）
張順晶（前台北市中興醫院中醫科主任、中華全球經脈臨床醫學會常務監事）
馮燕（前政務委員、台灣大學社會工作學系教授）
單德興（前中央研究院歐美所所長）
張翼（前交大副校長、陽明交大半導體學院院長）
楊銘欽（台灣大學公共衛生研究所教授）
葉明桂（台灣奧美廣告副董事長）
鄭凱元（陽明交大前學務長、心智哲學所所長）
潘翰聲（樹黨發起人暨策略長、台灣綠黨前召集人）

（按姓氏筆畫多寡排列）

導讀

醫療界的Uber與Airbnb在哪裡?

王建華
前鴻海健康科技事業群技術長
臺灣益謙股份有限公司總經理

人類社會的發展一直十分緩慢,直到工業革命後的這兩百年間才加速發展並形成規模化的市鎮、工業、商業等領域,主要是因為規模化的兩大要素為時間與金錢,但近年來Airbnb及Uber崛起卻打破這兩項限制,藉由雲端平台的技術與共享經濟的模式,Airbnb僅花了四年便可提供遍布全球一百九十一個國家的兩百萬間房源,遠超過最大的國際連鎖旅館洲際集團,其花費六十五年才能提供六十四點五萬間客房。而Uber則是不像傳統車行業者,自己擁有車隊或租賃車隊的方式提供載客服務,而是用雲端平台配對模式,在二〇一四年即達成每天有一百萬搭乘車次在全球三百八十二個城市服務，因此如何將這個服務模式的技術與概念，運用在人類最古老的專業且保守的醫療行業，變成為一大挑戰。

自古以來，病患求醫講求「醫緣」，只因明醫難求，而難求之處在於漢醫以把脈的方式進行對身體狀況的判讀，而傳統習醫者對於脈診的學習之難，發出感嘆：「脈理精微，其體難辨，在心易了，指下難明」。在傳統師徒制的學習方式，不但有天賦需求，也有門派之分，因此始終無法普遍化，也就是無法普遍讓中醫師都成為明醫，反觀西方醫學，自文藝復興以降，隨著自然科學的發展，將醫學系統化，並發展各類工具，便能夠大量系統化的培養醫師，因此漢醫若能夠科學化，以脈診而言，能有工具量測以數值呈現，自然就不受傳統的限制，也能夠像西方醫學的體系一般，培養出大量的明醫來造福人群。

本書作者郭育誠醫師，師從王唯工教授，將漢醫脈診理論轉換成數學模式，建立起科學化體系，並同時在二十餘年的行醫生涯中，開發出經脈血壓計來量測病患的血壓波變化，經過轉換後成為十二經脈的脈象，在經由病患實測超過百萬筆的數據進行修正，使得藉由特殊設計的腕式血壓計便可量測個人的血壓波轉換成脈象，得到個人的健康訊息，如此一來所謂的居家照護及遠距醫療便可真正的實施。

長久以來，定點照護 (point of care)、居家照護、遠距醫療等概念早在二十年前便已提出，然而一直都無法好好地實行，其關鍵點在於監測身體狀況的工具不足，一般要做完整的身體健康檢查，需到醫療院所花個一整天時間，進行抽血、超音波、X光、CT等儀器檢驗，然後再等一個星期才有報告產生，然而身體的狀況早已變化，因此一年一度的健康檢查只能提供當下身體全身狀況，而平常的狀況變化卻是無從得知。因為在家監測身體狀況的工具只有體重計、血壓計、溫度計等簡單工具，所以常會發生病人到醫療院所進行年度健檢，才發現身體器官組織發生病變，因此能有一個全面觀照全身狀況的居家儀器，來進行每日的量測為必要之務，在西方醫學體系，以各個器官組織分科而發展的儀器，是無法提供只憑一種儀器便能提供全身健康訊息，而漢醫只憑三隻手指量測血管血壓波的變化便可得知全身健康狀況，因此從漢醫體系的思維出發，才可能發展出監測全身健康狀況的儀器。

近三十年以來，有不少的專家嘗試開發準確、方便、好用的脈診裝置，但始終沒有成功，而郭醫師所發明的經脈血壓計正好補上這個缺口，能夠提供每日方便、準確的量測的數據，給予相關的醫生作為診療的依據，來照顧病人的身體健康。

經脈血壓計的出現讓每個人能夠了解自己每日的身體健康情形，然而一但身體健康出現變化，還是需要醫生進行診斷治療，經脈血壓計能藉由雲端提供病人的數據給醫師，但病人要如何選擇醫師呢？藉由Airbnb及Uber的模式，由廠商建構一個平台，讓接受過經脈血壓計課程訓練的醫師能顯示在平台上，而個人便可將數據指定給特定醫師，如此一來，當身體狀況出現變化，醫生便可由數據來判讀並進而診斷與治療方案。

如此才能將疾病在一發生時便給予處理，也就是達到上醫治未病的境界，同時因為現行醫療是身體已發生明顯的病情再進行治療的模式，要治療好需花費大量的金錢與時間，造成社會整體在醫療上的花費佔GDP的比例愈來愈高，長期下來勢必無法負擔，而經脈血壓計與共享醫療資訊平台的出現，能將疾病撲滅於起始狀況，將能使得社會整體負擔降低，乃為福國利民的大業，真能創造一個美好的生活。

推薦序 1

經脈血壓計誕生，達成遠距醫療與預防保健

林昭庚
中華民國中醫師公會全國聯合會名譽理事長
中國醫藥大學講座教授

傳統中醫四診，包含望診、聞診、問診和切診，是在長期的醫療實踐中，逐步形成和發展起來，為中醫特有的評估方法，也是中醫最原始、最自然，最直接的診病方法。人以五臟為中心，五官、九竅和四肢百骸，透過經絡系統的聯繫構成一個有機整體，人體某一局部或某一臟腑病變都會反映在官竅體表。望、聞、問、切各有其獨特作用，不能相互取代，在臨床運用時，必須將它們有效地結合，即所謂「四診合參」，透過四診診察疾病表現於外的症狀和相關體徵，即可

了解疾病的病因及病機作為後續辨證論治或施護的依據。

在四診中，切診又稱為「脈診」，是醫者用手在患者身上某些部位進行觸摸按壓的檢查方法，是中醫診察方法中相當獨特之處，後世醫家的脈診大多獨取寸口（患者腕關節後的橈動脈搏動處），因為此二手腕寸口動脈候全身經脈臟腑氣血，當機體有變化時必然會影響到臟腑氣血，造成脈搏改變，就可知道臟腑氣血盛衰及正邪消長情形，以了解身體的細微變化。

郭育誠醫師的醫療團隊過去二十五年來，透過脈診量測的數位紀錄與臨床標記，建立上百萬的病歷資料庫，印證出《傷寒雜病論》的臨床體系，為了符合醫聖張仲景建構的經方診療架構，不斷地改良脈診測量各項功能，目前郭醫師的第四代經脈血壓計已是第二類的醫療器材，足以提供醫師與個人遠距醫療使用。

現代醫療體系已不僅是提供醫療服務者，更應提供民眾的健康照護，預防保健已成為新世紀的重要議題，未來大家都可以透過簡單的血壓量測，將血壓波上傳雲端資料庫，透過郭醫師團隊累積二十五年的漢醫系統得到經脈資訊，並藉由人工智能醫療平台達成預防醫學與健康的照護，時值《血壓的祕密》付梓出版前夕，謹綴數言以為之序。

推薦序 2

一位天才醫師的成就——開啟全民預防保健的未來

張立荃
中華開發金控公司發言人兼幕僚長

馮燕
前政務委員
國立台灣大學社會工作學系教授

我們夫婦是在非常偶然的機會中，走進當代漢醫苑診所大門，開始結識郭育誠醫師，進而踏上一段令人振奮的漢醫世界奇幻之旅，至今都很感謝當初對我們說「嗯！他是個天才」的李校長。

郭醫師的初診病人需要預約，而且填寫是否同意參加醫學研究；從第一次看診開始，進診所先由技術員用脈診儀把脈做紀錄，然後郭醫師從電腦螢幕上來回看著你的脈象數據，一邊詢問你的睡眠排泄等生活狀況，就好像西醫院的醫生看著你的X光片，或是超音波螢幕一樣，跟你討論你為什麼會有主訴症狀，甚或還有什麼其他問題需要注意，再對症下藥。他累積了行醫二十多年來的醫療數據，去驗證東漢張仲景神醫所著《傷寒雜病論》書中所開三百帖藥方，應對疾病的醫療效果，非常令人信服。這樣累積客觀數據檢驗醫效的功夫，正是中醫師回覆對中醫缺乏科學論證批評的最有力反證。這也是郭醫師台大醫工所博士班老師王唯工教授，在二十多年前提出以血壓波轉譯成十二個經脈波，開創中醫脈診的科學論述後，付諸實現的創舉。郭醫師傳承老師的理論基礎，有系統地以親自開業行醫的臨床資料佐證，完善脈診的理論架構，更重要的是在看診治療過程裡，以實證建構出病理與藥理的因果矩陣來，不但嘉惠諸多疑難雜症的病患，更將漢醫張仲景《傷寒雜病論》的歷史定位客觀呈現，並多次在國際學術會議和刊物中發表其成果。

我們到當代漢醫苑看診已邁入第三年，從原來是長期過敏困擾的訴求，到現在每週看診以調整身體狀況的平衡，中間歷經動了一個重要手術後的調養，並擺脫了以前時常有感冒、鼻竇炎發作、音帶喑啞等呼吸系統，和消化系統上的困擾。在看診調養過程中，曾向郭醫師表達脈診儀應該很適合作為遠距診療、甚至初級保健的工具，不僅讓病人免於舟車不便，更能增加脈診的次數，以增進診療的準確性。令人興奮的是，郭醫師立即表示，其實他過去多年來，一直在致力於開發行動型脈診儀（經脈血壓計），就是想以中醫脈診診療，帶入全民預防醫學的境界，預防勝於治療，如此不但未來能節省許多重症醫療的成本，更能讓病人早期及時調整體質避病，免去許多身心病痛的受苦折磨。

我們發現，中醫看診不是只給你藥，用藥到症狀解除的醫療策略而已，而是更重視讓我們了解身體健康與生活環境的關係，逐漸改變致病的不良生活習慣或飲食習慣；養生才能根治，否則病症會重複發作、日益耗損我們的健康。所以每次我們因主訴症狀減輕、受寒減緩而避過感冒等明顯成就，而感謝郭醫師時，他都會淡淡地說，我只是根據脈象幫你們做調整，還是要你們自己注意飲食，不要加劇毒性才行。很多中醫師都會給病人一張飲食禁忌單以減少健康繼續受損，並告知持續健康飲食即可以避病，但真的能長期遵守的有幾人？常常是因為缺乏提醒，維持一陣子之後，就開始「偶一為之」，超過身體可承受份量而不自知，直到下次爆發症狀又開始痛苦，再去找醫師。如果行動脈診儀就在身邊，就像體重計之於體重控制一樣，優於體重計的是，脈象上傳後因有大數據的比對，可以讓我們（從自己的脈象裡看出）（得到）自己身體的健康狀況的專業建議，必將是一種較有效的提醒，我們也較容易控制飲食作息行為。

當前在人口老化已成常態的世界裡，普世的期待是要健康的長壽，而不僅是延長壽命而已。所以不能等病症嚴重了才去醫院治療，重要的是平時保養，維持身心健康，自己過得好，也不會增加下一代的負擔。這不僅是個人健康的問題，亦是國民健康的政策問題，對我國來說，還是全民健康保險財政能否永續維持的問題。即使是像谷歌（Google），蘋果（Apple）等科技公司，也都不斷在其行動裝置中加入保健的應用軟體（App）服務；我們的確也在盼望，能早日有方便好用的科學中醫、養生預防保健應用程式的出現。

這是郭醫師的第三本漢醫著作，在這本書裡，他不僅將脈診的道理與理論根據，深入淺出地說明清楚，更重要的是用實際的脈診波形案例佐證。雖然看脈診波對我們這樣的門外漢而言，還是如同天書，但是郭醫師的說明，對了解脈波的因果變化極有幫助，讓人不得不讚嘆，原來脈診儀確實可以客觀呈現身體健康完整的狀況。這也可以打破過去中醫把脈僅能師徒相傳，且曠日廢時、無法量化教育傳承的窘境。感佩郭醫師在辛苦看診與進行研究分析之餘，還能抽出寶貴時間寫書，苦口婆心勸說忌口的道理與訣竅；並將他二十多年來看診與研究的工夫不藏私地公諸於世，讓更多的中醫師能夠從中學習，將脈診儀的好處帶給全民分享。期盼他的行動脈診儀問世，能將中醫、預防醫學、全人醫療帶入到一個新的境界。

推薦序 3

驚人的假說：認識中醫的第一步

周成功
國立陽明大學
生命科學系暨基因體科學研究所
兼任教授

一九九四年，發現DNA雙螺旋結構的克里克（Francis Crick）出版了一本書，書的標題就是——一個驚人的假說：靈魂的科學探索（*The astonishing hypothesis:the scientific search for the soul*）。翻開書的第一頁，克里克開宗明義清楚地把他驚人的假說陳述如下——你，你的歡欣與悲傷，你的追憶與企求，你對自我的認同，你的自由意志等等，這一切都不過是無數神經細胞與分子組合活動的結果。

克里克提出這樣一個驚人假說的目的其實很簡單，就是希望對神經科學中最吸引人，但也是最困難探索的問題：自我意識如何產生，給予一個明確而清楚的研究方向。傳統意識的探索多停留在心理學的範疇，和神經科學實驗、量測的研究導向，存在一個不容易跨越的鴻溝。克里克丟出這個驚人的假說後，神經科學家就可以依此設計實驗，去支持或是駁斥這個假說，哲學家也可以依此討論這個假說的立足點，進而提供或是刺激神經科學家研究的靈感。

克里克終其一生都在探索意識的問題，他認為要瞭解意識，第一件事就是要知道大腦中哪些部位參與了意識的產生。一直到他過世，他從未中斷他驚人假說的探索。克里克病逝於二〇〇四年七月二十八日，他直到過世前一夜，還在修訂他生平最後的一篇論文〈屏狀核的功能是什麼？〉。帶狀核（claustrum）位於大腦外囊和極外囊之間，一塊厚約一至二毫米的扁平形灰質，克里克推測它很可能與意識的產生有關。二〇一四年一位神經外科醫師用電極刺激腦部組織以治療癲癇病人時，發現當電極刺激到帶狀核時，病人立刻完全失去意識；但其他活動完全正常，電極刺激一停，病人立刻恢復意識！

克里克驚人的假說和中醫有什麼關聯？中醫主要透過經絡變化的理論，來從事臨床病症的診斷與治療。但中醫的把脈是透過手的感覺，來體會病人脈象的變化。而中醫把脈必須透過長期師徒制的訓練才得入門，之後臨床上的操作，大多淪為主觀的描述，而沒有較為客觀的指標來驗證。因此中醫不論在人才培育，或是經驗累積上，都無法滿足現代社會對中醫殷切的需求。

我認為要確實瞭解中醫的理論，我們需要一個可以操作的驚人假說作為指引，這裡可操作的定義就是要有可靠、可重複的儀器，非常客觀地定量地測出人體的各種參數。之後再用這些參數與中醫的理論、臨床觀察到的現象結合，來測試、驗證驚人假說的正確性或是適用的範圍。過去中研院物理所的王唯工教授首次提出，用脈診儀可以將量測到的血壓波，轉換成不同頻率的諧波，他提出了一個驚人的假說：這些諧波各自對應中醫經絡理論的十二正經，十二正經與臟腑相連。透過不同諧波與不同經絡間的共振，決定了血液分配到不同臟腑的數量，而血液分配的異常是身體違和的主要原因，中醫治病的邏輯就是讓各個臟腑的血液分配恢復正常。

當這個中醫的驚人假說提出後，理應有很多中醫、西醫師就此假說，設計臨床實驗，去收集資料來支持或是駁斥這個假說，基礎醫學研究者也可以依此假說，延伸出一些問題，進而提供研究者新的靈感，像是胚胎發育時血壓波什麼時候出現？而它的出現與其他臟腑的發育有無關聯？可惜的是這方面的探索一直不能蔚為風潮，一直到郭育誠醫師從事脈診與臨床結合的行醫生涯後，這個中醫的驚人假說開始逐步展現出它的活力與生機。

去年我邀請郭醫師在陽明大學生物學特論中，為大一同學準備一個系列演講來介紹中醫。事後我對他論述的方式有些建議。我認為應該像克里克一樣，開宗明義把中醫的驚人假說提出，接下來用臨床的資料，結合治療前後脈象的變化，來驗證中醫的理論和脈象間的關聯。這不是一件簡單的事，但郭醫師在百忙中，欣然接受了這個挑戰。他的新書《血壓的祕密》正是朝這個方向邁出的第一步。

我個人在閱讀過程中，才發現這個中醫的驚人假說，開啟了我們對人體認知一個全新的方向。譬如說，在第0章第一個圖，顯示的是一個人動脈的壓力波形。西醫從這個壓力波形中，只能取得最高與最低兩點壓力的訊息，分別代表收縮壓與舒張壓。但波形的其他部份就沒有透露任何身體的秘密嗎？如果有？這些資訊該如何萃取出來？這些資訊又反應出什麼樣的生理狀態？透過傅利葉轉換(Fourier transform)，把這個複雜的波形，拆解成對應中醫十二正經不同頻率的諧波，使我們立刻開啟了一扇認識身體的窗戶。更重要的是這樣的資訊至今在西方醫學界完全被漠視，而我們的老祖宗們，兩千多年前就已經可以用手的感覺，來擷取這種微細的變化，並且把它和身體的狀態結合，整合出一套完整的理論系統。

當然郭醫師的新書決非完備，書中許多論證前後的連結，說理的細緻等都還有加強或補充的空間。我希望讀者們，特別是有醫學和臨床背景的讀者，在閱讀本書的過程中，能不斷地提出你的質疑和建議，作為郭醫師未來去修正或強化驚人假說的基礎。只有大家一起努力，才有可能在驚人假說的引導下，共同去創造一個結合了中、西醫的一個新醫學。

推薦序 4

撥開中醫療效的迷霧，邁向科學對話的新未來

張順晶
前台北市中興醫院中醫科主任
前台北市中醫師公會理事、監事
中華中醫學會常務理事
中華全球經脈臨床醫學會常務監事
張順晶中醫診所院長

東漢末年，醫聖張仲景所著《傷寒雜病論》一書被尊為方書之祖，後世醫家咸尊醫聖架構了以六經統理萬病的診療系統，而充分解讀這個系統的鑰匙究竟是什麼，則人人言殊，後世醫家各依所見，乃有經絡學派、方證學派、藥證學派、運氣學派……等的不同，各執己見，爭論不休。

若依《傷寒雜病論　桂林古本》的編次看來，愚見以為，要充分理解醫聖微言大意的鑰匙應該是脈象。

其理由有三——

其一、《傷寒雜病論》卷一開篇第一條就是：

「問曰：脈何以知氣血臟腑之診也？師曰：脈為氣血先見，氣血有盛衰，臟腑有偏勝……若感於邪，氣血擾動，脈隨變化，變化無窮，氣血使之……，欲知病源，當憑脈變……。也就是說：認知病源，最重要的線索，便是患者脈象的變化。」

其二、整本《傷寒雜病論》十六卷中，卷一、卷二開篇講的就是平脈法，如果把看診的醫師當做辦案的警探，患者的疾病當做嫌犯的話，則卷一、卷二的平脈法就相當於追索嫌犯訊息的各項具體指引。

其三、自卷四的溫病、卷五的風寒暑濕燥熱病及卷六至卷十一的太陽、陽明、少陽、太陰、少陰、厥陰等六經病，以及卷十二至卷十六的各項雜病等，都是以某某病脈證並治為篇名。由上所述，了解醫聖的脈法，對於確認病證並正確使用經方的重要性，於此可見一斑。

然而，在歷史上，從脈診出發，深入探討經方使用的專著，卻相對少見，主要的原因並不是脈法不重要，而是脈法難以傳授、難以學習。我國第一部脈學專著，《脈經》作者王叔和就曾經慨嘆，脈法的傳承「在心易了，指下難明」，這個難點，古今同慨。今天是一個講求科學的時代，科學的精神就是——不管是什麼人來操作，它的結果都是相同的，即所謂的操作型定義是矣。

自清末以降，西風東漸，傳統中醫使用望聞問切四診以診疾治病的手段，因其脈法不具備操作型定義的性質，其診斷、治療的合理性，難以為近代科學所證明，故被認為在學理上不具有科學性，在一切講求科學的近代社會中，乃逐漸缺乏生存的合法性。於是乎有廢止中醫之議起焉。

民國十七年時任中央衛生委員會委員的余雲岫先生，就曾經提出「廢止舊醫以掃除醫事衛生之障礙案」，所舉理由有四，其中第二條就是：「其臨床獨持橈動脈，妄分一部分之血管為寸、關、尺三部，以支配臟腑，穿鑿附會，自欺欺人。其源出於緯候之學，與天文分野，同屬無稽，此宜廢止，二也。」余氏廢止中醫之議雖然因影響層面過大，未能被執政當局付諸實行，然而，其批評中醫界不科學的指控，其影響卻持續至今。

俗話說：「人從從那裡跌倒，就要從那裡爬起來」。我們中醫界在受了近一百年的誤會與屈辱之後，終於在王唯工博士及其團隊的努力下，將以往用三個指頭擷取橈動脈搏動的脈診法，以探究人體生理、病理的祕密，借助法國數學家傅立葉的分析方法，充分揭示其奧祕於世人的眼前，這是個劃時代的成就——這些以往只能藉由老師用口頭描述，或用文字形容的脈象，終於可以借助於數學這個科學的工具，並據以做出脈診儀這個現代化的儀器，能夠將脈診的結果予以紀錄下來，以便於列印、解說、保存，或用來做就診前後的對照，有了這項工具，才有可能使中醫從有治療效果，卻不能被人理解的迷霧中走出來，登上科學化道路的坦途。

筆者和郭醫師相識多年，曾經一起上過易經、五術（山醫命卜相）、以及修老前輩（養齋）後人修德祥老師所授的修氏針灸，知道郭醫師學兼中西，不滿足於西醫的對抗療法，曾經師從前中研院王唯工博士，研習脈診儀的基礎理論，其後為了解脈診儀的電磁、機械……等原理，更因而發奮考入台大電機研究所苦讀七年，並取得電機工程博士學位，勤學明敏，在醫界少有可比。

郭醫師看診與一般中醫不同之處，在於對每一位來診的患者，都要求患者適度休息之後，以脈診儀量測並紀錄治療前後的脈象數據，持續至今逾二十五年，所累積的脈象、用藥及服藥後成效等資料逾百萬筆，時當全球醫界講究實證醫學及人工智慧之際，這批豐富的資料庫，必定能為中醫的科學化及現代化助上一臂之力。

郭醫師有鑑於社會大眾苦於西醫對抗療法副作用大，而中醫因為沒有能夠具體紀錄治療前後人體數據變化的醫療儀器，難以取信於社會各界，多年以來，中醫的使用率更有逐年下滑的衰微之勢，郭醫師不忍眾生苦難而獨善其身，慨然將自己在脈診儀上研究、改良、使用三十年的成果，出而與中醫界分享，希望有心提升中醫實力的同道，共同參與，期待透過更多中醫界同道的使用及經驗積累，逐步改善臨床治療的缺失，共同提升醫界診療的水準，其願力、佛心，誠非一般汲汲營營的醫者所能及。

筆者有幸在今年五月初，成為第一批裝機使用經脈血壓計的中醫診所之一，經過約四個月來使用的經驗，深信中醫如果要現代化，要能與西醫溝通、交流，要使患者對中醫的診斷產生足夠的信賴，甚至像在這段新冠肺炎疫情肆虐期間，患者有就醫的需求，而又害怕赴醫院就醫有被感染風險的恐懼時，患者家中若能備置有家庭用的經脈血壓計時，只需量測後，將量測資料送上雲端，醫者透過益謙有限公司的雲端資料庫，在查得患者量測的經脈數據資料後，即能據以給出適當的醫療建議，或者開立合適的處方，這在未來許多國家（包括台灣）進入高齡化社會的環境下，居家照護需求大增，或偏鄉醫療條件不足的情況下，也都是極能發揮作用的利器。

當然，在學習並使用經脈血壓計的過程中，也有不少的疑惑，諸如——我們用經脈血壓計測得十二經脈的脈氣虛實以及其變異係數後，這些經絡的數據與傳統六經辨證的證(如柴胡證、桂枝證等)或與後世辨證論治常見的證型（如肝鬱脾虛、肝腎陰虛等）之間有什麼關聯？要如何帶入使用？

再者，如果藉由經脈量測所得數據，可以代入《易經》以六爻組成一個卦象的脈象卦，並據以對疾病做出分析、判斷與處置的話——亦即，疾病是可以用《易經》的卦爻來運算的嗎？

這些都是有待更進一步驗證的地方，我們希望，郭醫師能以他的聰明睿智，為我們解答這個困惑人類千百年的大哉問，如此，則不只是中醫界幸甚，也是眾生之幸了。

今當郭醫師新作即將出版之際，凡關注中醫前途及注意養生之士，允宜人手一冊，俾能與時俱進，救人助己，同登健康安樂之彼岸，是為序。

自序

透過遠距醫療，漢醫普及化的時代即將來臨

郭育誠 醫師

在疫情下，支援遠距醫療的經脈血壓計終於開發完成，未來每一個人都可以在家完成血壓的量測，將血壓波上傳雲端資料庫，透過我們累積二十五年的漢醫系統得到經脈資訊，並藉由人工智能醫療平台達成預防醫學與健康的照護。若再能結合漢醫在一千七百年前瘟疫橫行之際產生的醫學巨作《傷寒雜病論》及其經方治療，這將是新冠病毒肆虐下，最關鍵的保護網。

在當代漢醫苑，二十五年來，透過脈診量測的數位紀錄與臨床標記，我們建立了上百萬的病歷資料庫，印證了《傷寒雜病論》臨床體系。於此同時，我們不

斷的改良脈診量測的硬體設備、軟體分析與臨床指標，以符合醫聖張機建構的經方診療架構。第四代的經脈血壓計已是第二類的醫療器材，足以提供醫師與個人遠距醫療使用。

在「中華全球經脈臨床醫學會」的培訓與認證下，目前已有十四家醫療院所提供經脈血壓計臨床診療服務。透過專業醫師的照護，脈診顯示十二經脈氣血虛實的數據，不再是冷冰冰的天書，也不用病患鑽研理論經典一路試誤來照顧自己。這些天天在家量測的數位數據，透過人工智能醫療平台的管理，平時是預防醫學的健康紀錄，需要時將化為醫師、專業醫事人員與病患間最佳的溝通橋樑與醫療品質管控指標。

在這個時代有各種千奇百怪的醫學儀器，每一樣都非常新鮮甚至標榜神奇的療效，從一開始一個個去接觸，接著發現唯有親身學習醫學工程才能真正了解它們背後的原理跟機制。在漫長的學習與臨床印證，發現漢醫的奧祕是扎扎實實建築在循環系統演化的精巧設計，經方的準確性是奠基在血液流體動力學精密的量測運算。不了解經脈的生理、病理與藥理，就不能登堂入室的探究漢醫累積幾千年「波動的世界」。同樣的，捨棄了漢醫的傳統經典，試圖建立全新的體系，只是繞路而行，不但捨近求遠，更可能因迷路而到達不了健康的終點。

從血壓諧波找出經脈的生理、病理與藥理，這些研究真真實實告訴我們，歸經理論是存在的。但讓病理矩陣上的經脈反應轉成藥理矩陣再連結到《傷寒雜病論》的臨床體系，這一面向看懂得的人非常少，因為必須結合臨床與醫學工程，不是光有理論就能達成。直至今日，醫療仍是師徒相傳與嚴格管理的體系，土法鍊鋼的密醫，「以養生的方法治病，以治病的方法養生」，往往草菅人命而不自知，漢醫也不例外。體悟出醫聖張仲景的經方之祕，是從這些基礎知識思考推導出來，再加上多位老師寶貴臨床經驗教導傳承整合而成。另外，每一位病患也都是我的好老師，二十五年來每天累積的上百萬臨床病例，提供了真實數位醫療的大數據。這些數據背後的祕密，醫聖張仲景在一千七百年前就公開於世，沒有人能據為己有，只要能運用其中的嚴密體系，每一個醫學生都能成為懸壺濟世的良醫。脈診與經脈的現代科學解密與醫療儀器化提供了學習醫聖張仲景經方標準化的絕佳捷徑。

可是，當我發現經脈與經方的祕密後，卻成為「孤軍」。必須獨自日復一日像薛西弗斯一樣徒勞無功的將病患的病痛減輕又轉移、移除又復發。

當病患拿著長輩書中質疑要求病患忌口的醫師是庸醫時，我恍然理解再偉大的醫學也經不起人性私慾的汙染；多麼神奇的祕方也敵不過凡人無知的拔河，我更難過的是這段文字將會產生的因果循環，誰都不能例外。

放縱貪嗔癡得到的快樂，終究轉變成疾病的苦痛，沒有一種醫學可以超渡這些不幸。「治未病」的崇高理想，唯有讓病患覺悟到「種什麼因得什麼果」，才能真正遠離身心的苦痛。所以，我們將過去臨床研究的心得與病例整理成書，讓大家知道疾病進展的過程，會點點滴滴的留下痕跡；不要自欺欺人的認為自己是最健康的強者，等到疾病現前時，卻強調是不幸的機率；古今中外的健康「教主」，幾乎都是偷偷離開寶座暗暗辭世，或編一套美麗的謊言讓徒眾繼續神話。

每一個疾病背後都有原因，逃不過因果的定律。真正的慈悲是幫助病患瞭解因果，從而遠離苦難的惡性循環；而不是強調有什麼魔法，可以立即拔疾解痛。這樣滿足病患期待的神話，屢見不爽，最有名的莫過於美國仙丹「類固醇」，這可是「醫學麥加」梅約診所在一九五〇年榮獲諾貝爾醫學獎的偉大發明。但在當時，合成的成本太貴了，為了減輕病患的醫療費用負擔並且符合經濟效益必須廣加利用，於是在全世界濫用了。所以我都對醫學系與後中醫的學生教導說「不要同情病患」，「同理心與慈悲不是同情」，當醫師同情病患時，就表示醫師被感情蒙蔽而忘了疾病的因果。醫師的慈悲心若淪為同情心，很容易被病患折騰成共同的災難，也就是「共業」。

脈診的量測是一個重要的開始，但若不能將十二經脈氣血虛實的分析內化為《黃帝內經》「虛邪賊風避之有時、恬淡虛無真氣之、精神內守病安從來」的生活實踐，各種千奇百怪的養生知識、神奇儀器與健康食品，不會讓一統天下的秦始皇不老不死，只是成就下一個蓬萊島主徐福。

這些漢醫的寶藏屬於所有那些真正想要追求健康的人，可是如果你連忌口都做不到、連生活作息的要求都做不到，你說你真正想要追求健康，其實只是一種奢望，只是一種特權的追求。就像秦始皇追尋長生不老一樣，最後證明是落入一場又一場的騙局，甚至陪葬了整座江山，用現世的財富權勢建築一座冥城，以及一個永恆「國王新衣」的神話。

脈診量測不是另一個神話，是這個大數據人工智能時代的科技產物，結合了漢醫千年的健康智慧寶藏，幫助每一個人用客觀數據提醒外在環境對身體的影響，同時記錄每一個健康事件的前因後果，提供醫師協助病患健康管理，從而遠離「長生不老」的騙局，代之以預防醫學防微杜漸，避免不必要的病痛折磨。我們的努力，就在免除受病痛之苦的人們因資訊不對等而被迫或自願成為當代徐福的三千童男童女。

透過簡單的血壓量測，讓我們自身的身心健康掌握在我們自己的手裡，隨時提醒自己預防疾病的積累，需要專業醫療協助時也能橋接到仁心仁術的醫師，得到最精準的醫療照護，進而遠離消費型醫療經濟的支配與身心疾病的惡性循環！

從此時此刻開始，透過經脈血壓計隨時掌握自己的健康。

目錄

CHAPTER

1

人體十二經脈與任督二脈：血壓波的觀點 59

CHAPTER 2

CHAPTER

3

漢草藥與方劑：擷取萬物頻率，共振治病 205

CHAPTER

4

常見疾病的漢醫治療原理 267

CHAPTER 5

少即是多，漢醫的減法養生 353

CHAPTER

0

關於血壓的祕密

「血壓」除了收縮壓與舒張壓，
其實蘊藏著相當豐富的身體資訊，
是老天爺給我們守護身心健康的禮物。

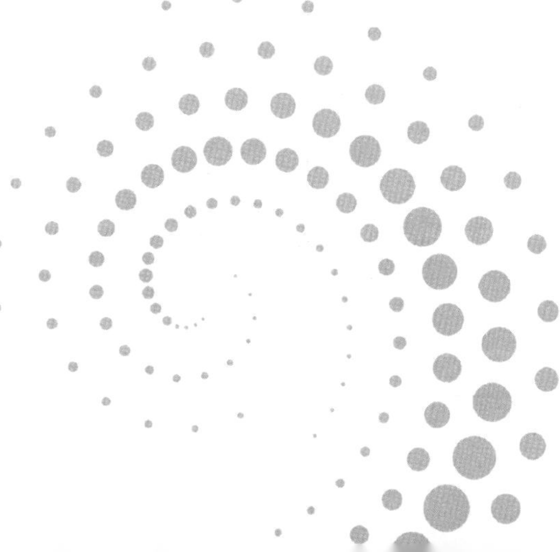

量測血壓已經是現代人守護健康的日常，也是每一間醫院必須做的例行主要生理資訊記錄。現在家家戶戶幾乎備有血壓計，早晚自己量測記錄血壓。

血壓高低已經是當代人最基本重要的健康指標，也是國民健康常識。

血壓通常會用一組數字來表示，例如120／75 mmHg，其中mmHg為壓力的單位，中文為「毫米汞柱」。120代表收縮壓，75表示舒張壓。

心臟有收縮及舒張期，當心臟收縮，左心室便會將血液打出到主動脈，主動脈壓產生稱為收縮壓（systolic blood pressure, SBP）。接下來，心臟會舒張，血液流入右心房，這個時候壓力最低，稱舒張壓（diastolic blood pressure, DBP）。

當代量測血壓的方法，通常只提供我們收縮壓、舒張壓與心跳數據，根據我們的研究，這對於捕捉人體狀態的資訊是不足的，好比我們看股票市場的交易，若只知道開盤、收盤的成交量或加權指數，這些資訊對投資人理財上的判斷是不夠的。人體的複雜正如股票市場瞬息萬變，其中包含不同類型股票高低波動的狀況，各種類型的指數，比如電機類、水泥類、金融類等指數，那麼有什麼工具可以告訴我們這些資訊呢？

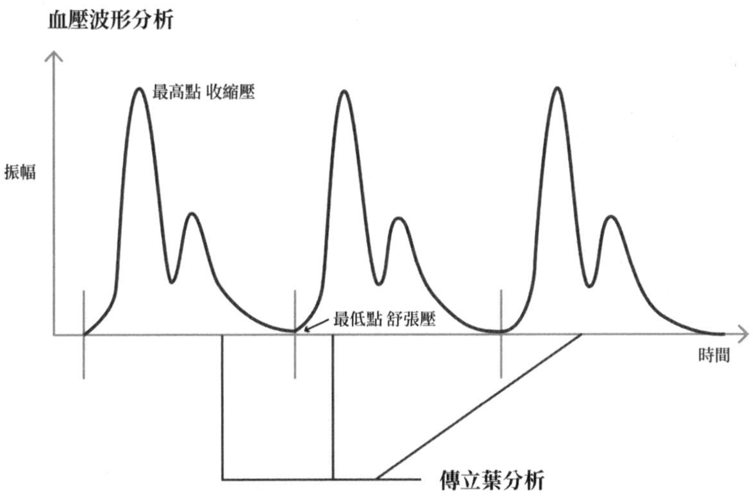

圖0-1

一般的臨床血壓量測，血壓波的最高點壓力為收縮壓，低點為舒張壓，高低點的壓力差為脈博壓，但波形的資訊並未被記錄。透過傅立葉分析，可得知更多血壓波的資訊

試想我們要更進一步知道心臟（或心血管）或其他臟腑的資訊，以當代西方醫療系統，依疾病不同的進程，必須透過各種不同工具才能獲得身體訊息。

例如，心律不整做「十二導程心電圖」或「二十四小時心電圖」。判別心肌是否缺氧進行「運動心電圖」檢查，判斷是否心臟肥大、心臟收縮、瓣膜功能做「心臟超音波」，確診心血管疾病、冠狀動脈阻塞做「心臟電腦斷層掃描」和「心導管檢查」。

而想知道其他臟器的狀況，如肝功能狀況如何，一般透過抽血檢驗及影像檢測（腹部超音波）；想知道腎功能，則要做血液檢測、尿液檢測及影像檢測（腹部超音波）；想知道肺的狀況，也得透過一系列肺功能的檢查。

當我們想得知身體的訊息，得要進行不同的檢測，而且還是局部性的資訊，無法得知彼此之間的關係，而且這些檢查都必須在醫院中進行。

在家中我們只有少數的醫療儀器可以運用，如血壓計、體溫計與血氧計。

然而透過居家的血壓計量測收縮壓與舒張壓，就像站在海邊量測波浪高低，想要探索海洋的奧秘，卻不知道洋流暗潮洶湧，更不清楚潮汐與月球的關係。所以百分之九十的高血壓都是所謂「原發性」，也就是找不出原因的疾病，更遑論各種不同的降血壓治療，不止是治標不治本，長期服用下來，當然產生各種不同複雜與系統性的副作用。

可是兩千年以前，尚未出現當代醫療工具或儀器時，東方醫學經典已經透過「脈診」得知五臟的訊息。也就是說醫者可透過手觸橈動脈搏動處，感應脈的血壓波形，得知心肝脾肺腎的氣血虛實，如此簡潔。

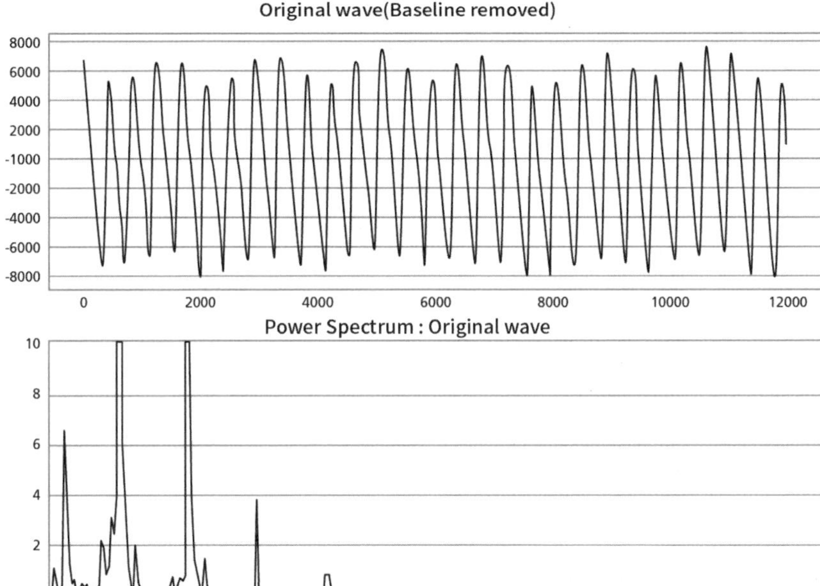

圖0-2 血壓量測圖譜

上幅是一般血壓計量測到的血壓波，再利用示波法讀取血壓波的高低點來顯示收縮壓、舒張壓與心率。X軸是取樣點數，取樣頻率每秒五百點，12000點剛好24秒。Y軸是震幅，單位1/40 mmHg（毫米汞柱），脈博壓約40mmHg（毫米汞柱）。

下幅是將一般血壓計量測到時間領域的血壓波，利用傅立葉分析轉換到頻率領域的頻譜，X軸是頻率，單位Hz（赫茲）[2]。Y軸是震幅，單位mmHg。上下圖都可得到心率是1.2Hz，且時間領域能量與頻率領域的能量相等。

圖中，每秒有五百點，每一個波約有六百點。可是我們臨床上只取這六百點中的高低兩點，其餘的五百九十八點資訊全都棄而不顧。其實這裡面蘊含著許多寶貴的生理資訊。

「脈診」可說是兩千年前東方醫者得到病人資訊的工具。

漢醫幾千年以來重視脈學，將血壓波依脈形分為二十八脈（見圖0-3），浮、沉、遲、數、滑、澀、長、短、大、小、弦、濡、緊、牢、洪、芤、緩、弱、細、微、動、促、實、革、散、結、代、虛，其實是由基本的浮、沉、遲、數、滑、澀、長、短、大、小等十脈變化而來。

以物理學來解釋，浮、沉是平均血壓的大小值，更精準的說是直流（DC）部分的大小；遲、數是心率的快慢；滑、澀是血壓諧波相位的排列關係是否流暢；長、短是血壓波波長的大小；大、小則是脈博壓的高度，也就是舒張壓到收縮壓的壓力差。這五種基本的物理特性互相交疊就演變出二十八脈，甚至像萬花筒般變化，發展出成千上萬不同的波形。

漢醫憑著這基本脈學的研究與臨床應用，領先了幾千年，甚至還從《內經》與《難經》傳了兩套難以理解的脈法，洞悉五臟六腑的虛實，照著師傅口訣強記不傳之密而成為名醫的徒弟，多是父子或兄弟，才願意勉強操作終成正果。覺得荒謬的則照著二十八脈按圖索驥，取得的生理資訊也遠勝過只分高低點的血壓計。可惜這套複雜的學問真的很難學習應用，就像聽心音一樣，需要科學工具輔

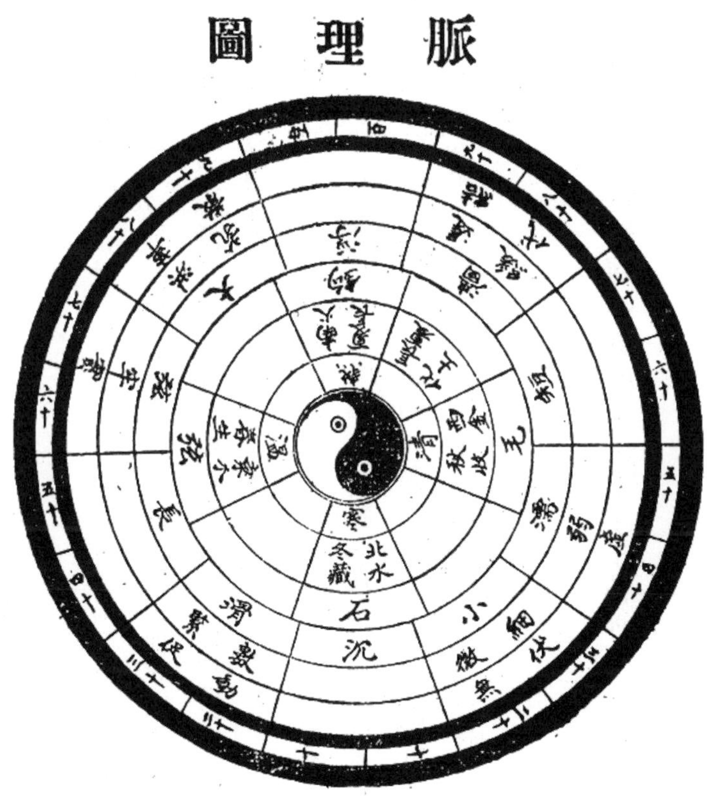

圖0-3 脈理圖[1]

從四季五時十常脈演變出到二十八脈。

1__國醫學粹，包識生著，旋風出版社，台北，1975。

助，才能精確落實無誤。徒手可以把脈的醫師寥寥無幾，鳳毛鱗角的繼承者多半成為高手名醫。

幸而他山之石可以攻錯，在拿破崙時代出現了一位天才傅立葉，將這麼複雜的波形分析，運用數學的方式，轉換成三角函數的級數疊加。這一不可思議脈法的不傳之密便藏在這個數學背後。

透過我們過去二十五年對漢醫脈診的科學化研究，終於明白與看見漢醫背後的「波動世界」，完全不同於西方醫學的「物質世界」。更進一步發展出經脈血壓計，捕捉人體「動態未知與無形的工具」。這些資訊就藏在圖0-2下幅的頻譜分析中，而且漢醫歸納為十二經脈與奇經八脈，分別代表不同頻率的血壓波，以及同樣頻率組成的組織與器官。

1 漢醫學獨特的「萬物一體」系統觀

那麼從以前到現在，不管在東方或西方，難道沒有好的「工具」

2__ 赫茲（符號：Hz）是頻率的國際單位制單位，表示每一秒周期性事件發生的次數。常用於描述正弦波、樂音、無線電通訊以及電腦時鐘頻率等。（摘自維基百科詞條）

能提供身體的更多資訊嗎？

對西醫來說，人體如同精密機器，於是發展出各式醫療儀器，精準看見人體的有形病變。西方醫學從解剖學中誕生，主要是急診、外科的重症醫學。當他看到X光片、電腦斷層，或MRI，某個部份的空間位置出血，或是任何的症狀，最快速的方式便是打開身體，看要怎麼處理，摘除或是換一個，這是外科系統。

對漢醫來說，人體如同交響樂團，各個器官系統及組織，各自不同的頻率共振，彼此皆為倍數關係，共振出每個人獨一無二的生命樂章，擷取草木礦物有情頻率治病。

舉例來說，當西醫診斷出一位病人身體器官發炎如盲腸炎時，會怎麼處理呢？外科的方法就是摘除、清創。內科碰上病人感冒、喉嚨痛或發燒，則給消炎藥或類固醇，改善發炎；然而對漢醫來說兩者皆過與不及。

原因在哪裡呢？不管是外科或內科，對複雜的整體資訊所知有限。

西方醫學的基本架構，必須完整清楚三度空間的坐標，然後從三度空間的坐標，標示不同位置上面的生理功能，因此內科跟外科都是以部位來分的。胸腔內科跟心臟內科有什麼差別？當然是空間位置的不同，其中便有不同的器官。

漢醫系統不是三度空間，漢醫的生理基礎是透過十二經脈，它的坐標系統是十二度空間的。因此，十二度空間可以捕捉到的人體訊息是更為豐富，而以三度空間看十二度空間，當然會迷路，甚至完全捕捉不到。

外科基本看法是人體每一個器官皆會保留五倍的備載容量，所以一旦發生問題時，移除問題的部分，剩下的預備容量仍可維持器官本來的功能。

漢醫在這過程中扮演什麼角色呢？首先我們會問，身體有四倍到五倍，甚至到六倍的備載容量，能完全啟動嗎？隨著老化過程，人體備載容量其實越來越少。

漢醫的專業便是平衡與調整，調整備載容量的狀態，以符合當下身體的需要，不會過與不及。隨時透過脈診獲得的動態訊息，便能幫助我們回應治療。

2 新冠病毒的教導

「新冠病毒」正強烈地教導我們，什麼是波的世界，什麼是動態未知，大大改變我們過往對世界的認知。錯誤資訊造成恐懼的「意識病毒」，透過政客與媒體的傳播，比起新冠病毒的散布才是更要小心的。

二千年前醫聖張仲景遭逢瘟疫時代，提煉與傳承《內經》以來漢醫的獨特「萬物一體」系統觀，清楚告訴我們，外感是人體疾病的源頭。

外感與天氣等外在各種條件相關，與人的身體息息相關。天地間規律的四時流轉，日夜不息，週期且循環的波動，影響著人體，人體心臟規律地跳動，不分晝夜，古人找出天地人間共振的週期性的波，用五運六氣的系統面對紛至沓來的「未知變化」。也因此地球整體環境不好，當然人體環境也不會太好。

每當臨床上，透過經脈血壓計量測看見「外感」指標，為了讓病人容易理解，我常說「你感冒了」，病人常一臉困惑，接著說「可是我沒有打噴涕、流鼻水啊」！

漢醫的「外感」包含冬天流行性感冒病毒感染、腸病毒、一般微生物感染，物理性條件如放射線輻射、嚴寒、酷暑、燥濕等等，也就是說當人肉眼不可見，身體尚未感覺時，漢醫便已經開始處理身體的失衡，病人對感冒的理解，多半停留在西醫症狀出現指認的世界。

新冠病毒是不是外感呢？當然是。

治療變化迅速的外感，張仲景的《傷寒雜病論》早已明確提出系統性的方法，從無形到有形。當病從無形的氣分病開始時，到病情逐漸加重的血分病，不加治療便會出現西醫所謂的有形、看得見的症狀，醫聖分成六類病證，以六種方法對應治療。

新冠肺炎強烈地告訴我們，很多人感染病毒時皆無症狀。正如同我們透過經脈血壓計早已看見病人有外感，然而病人渾然不知。沒症狀不代表沒事，沒症狀可能像關羽即將失去荊州，烽火台無法發揮作用。沒有烽火台很危險，有烽火台之後沒反應更加危險，關羽失荊州就是他覺得已布下烽火台，結果烽火台竟然被偷襲了失去作用。

漢醫脈診把脈之後，捕捉著依然還是無形的身體資訊，跑出十二經脈的坐標系統。幾千年前漢醫便掌握人類於演化上的獨特地位，人是十二度空間，人有十二條經絡，更嚴格講，還有奇經八脈。

生命一直在演化，從哺乳類之前早就跳脫三度空間，小白鼠只有六條經脈，因此它頭抬不起來。人可以站立，變成有十二條經脈。這其中的演化其實已經運用許多物理的原則，建構出一個新的系統觀。

而這些系統從細胞代謝甚至在細胞內胞器[3]的層次，便深深受到頻率的調控與制約，也因頻率與諧波的多寡決定了物種演化的方向與效率。

除了晝夜週期性的規律，粒線體與內質網[4]的協同功能，呈現出細胞內獨立自主十二小時的生理時鐘。在人體中，體溫、血壓、認知表現、荷爾蒙循環與睡眠型態都存在十二小時的生理時鐘。[5]

哺乳動物肝細胞內粒線體與內質網恆定基因，也存在十二小時的規律。這個基因表現是由XBP1s[6]所調控。這些細胞內的信號，經過分析後，呈現出週期性的諧波組合。這樣的基因表現也保存在甲殼類與線蟲動物。[7]

這是非常抽象，非常前端的醫學觀念，漢醫其實是比西方醫學的內科學還要前衛的，因為我們從物理學徑向共振理論，推導出人體十二經脈與諧波的對

3__ 又稱「細胞器」。是細胞中具功能組成的部分，如細胞核、粒線體皆是重要的胞器。

4__ 「內質網」也是細胞內重要的胞器，負責物質從細胞核到細胞質、細胞膜以及細胞外的轉運過程。

5__ Cell Metabolism, Volume 25, Issue 6, pp.1305-1319,June 06,2017

6__ 也就是 X-box binding protein 1。是一種人體中由 XBP1 基因編碼的蛋白質。XBP1 蛋白是一種轉錄因子，可調節對免疫系統正常功能和細胞應激反應至關重要的基因的表達。（摘自維基百科）

7__ Cell Metabolism, Volume25, Issue 6, pp.1305-1319, June 06,2017

應，從而掌握生理病理的系統知識。甚至，我們可以直接用一個血壓計，捕捉無形與動態，得到人體完整的資訊。

也因此僅以收縮壓、舒張壓或平均血壓來描述血壓波狀態與數值，進而歸類診斷病患病症，當中便有瞎子摸象的局限性，無法顯示出血壓波內含的豐富訊息。所以西方醫學高血壓的診斷標準不斷調整，卻仍然是一個未知病因的疾病；但漢醫卻從血壓波看到許多不同的疾病。這正是東西方背後的系統觀不同所致。

3 解密的旅程

接下來透過每一章，解鎖血壓波背後的祕密。

為什麼經脈血壓計可以獲得如此豐富的資訊（第1章），漢醫「萬物一體」的獨特系統觀（請見第2章），讓我們不只對身體、疾病進一步理解，對治療的理解（第4章），對漢醫藥神效的理解（第3章），甚至對於生命的理解，皆能讓面對未知，處於新冠病毒蔓延的此刻，備感溫暖與支持（第5章）。

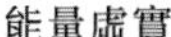

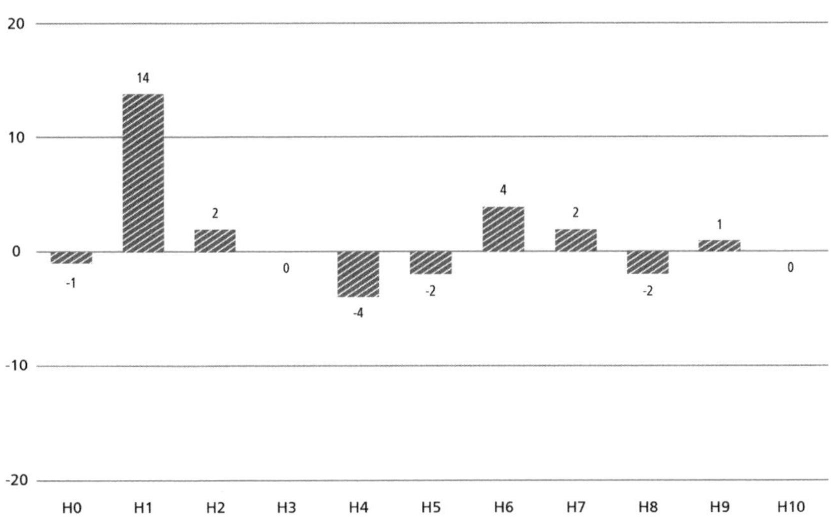

圖0-4

這是一位十年以上長期高血壓病患的血壓諧波分析。此患者經過漢醫治療，血壓已恢復正常，並且停止服用降壓藥。

病患第一諧波能量偏高(H1,＋14)，第四諧波偏能量低(H4,－4)，這是典型高血壓的脈象肝實肺虛，但經治療後偏差的程度已改善，而且高頻(H6～H10)已非全部能量低下的虛症，表示循行頭部的高頻諧波改善，有助於血壓的正常穩定，高頻諧波可能參與腦部循環灌流[8]。
＊橫軸是血壓直流項(H0)與第一(H1)到第十(H10)血壓諧波分量。

代表的分別是H0心包經、H1肝經、H2腎經、H3脾經、H4肺經、H5胃經、H6膽經、H7膀胱經、H8大腸經、H9三焦經和H10小腸經，合稱五臟六腑十一經脈。

＊縱軸能量虛實是諧波分量與參考平均值比較之後的標準差數值。正值為實，負值為虛。參考平均值與標準差資料取自20歲健康受試者的統計結果。

Chapter 1 從血壓波的觀點解讀漢醫脈診與十二經脈、任督二脈；

Chapter 2 深入探討漢醫為什麼可以治療情緒問題；

Chapter 3 以頻率的觀點探索漢醫藥與方劑的世界；

Chapter 4 漢醫對於常見疾病的治療方法；

Chapter 5 提出「少即是多」的漢醫減法養生。

8__ 灌流（perfusion）是流體通過循環系統或淋巴系統到達器官或組織的通道，通常是指將血液輸送到組織中的毛細血管床。（摘自維基百科）

CHAPTER

1

人體十二經脈與任督二脈：血壓波的觀點

漢醫最迷人的部分在於以經絡傳達人體如體液、血液等波的變化。
而這部分正是現代醫學剛打開大門，
才要往裡面走的時候。

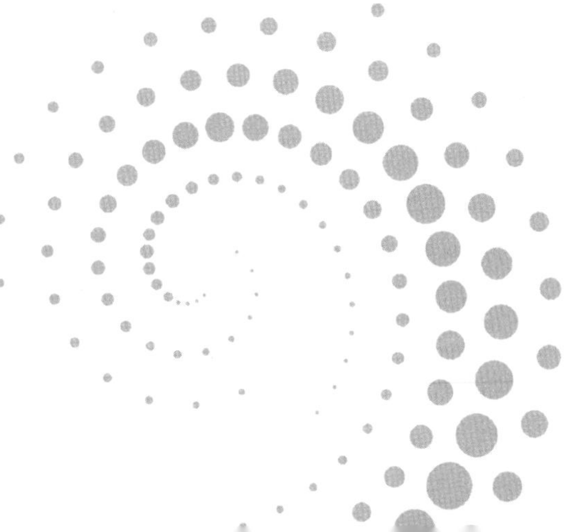

醫學系的學弟在哈佛大學做睡眠醫學的研究，有次回國的聚會，我問他「有發現兩小時的週期性嗎？」他說「兩小時的沒看見，倒是四小時的週期很明顯」。

經絡一陰一陽兩兩成對，互為表裡，兩個時辰二百四十分鐘交通內外一周，再接棒給下一組，陰陽六組一天一循環，日復一日，年復一年，完成與天、地、日、月的週期性波動共振。

經絡是天、地、人的共振頻道。

人體經絡系統包含了十二經、十五絡、五臟六腑和三百六十穴，連繫成環環相扣、層層疊構、整體共振的高效率傳輸系統，並達成氣血周流不息、調度分配的循環控制調節應變功能。

經絡系統不但連繫了所有重要的器官、組織，也整合全體循環系統、神經系統、內分泌系統、肌肉骨骼系統、呼吸、消化、泌尿生殖等各個高度分化功能，卻彼此緊密配合的生命共同體，進而展現複雜精神情志的萬物之靈。

五臟是心經、肝經、腎經、脾經、肺經；六腑是胃經、膽經、膀胱經、大腸經、三焦經和小腸經，合稱五臟六腑十一經脈，再加上心包經，為十二經。

配合日夜的經絡循行非常重要，循行標示針灸取穴以及用針的基本方法。辨證上各種不同的痛麻癢，也與經絡循行相關。

過去我們只能夠看到古人所提示的文字，好比說「歷絡三焦」，那麼是哪三焦呢？古人只講說「上中下三焦」，可事實上根據我們的研究，三焦包括所有器官外面的一層漿膜(Serosa)，每個器官外面包覆一層膜，也就是現在最喜歡說的「筋膜」，這只是肌肉外的，其實所有臟腑器官外面都包覆著這種結締組織漿膜。而這些地方就是內分泌或者神經傳導，或者微血管分布最主要的所在。

除了經絡循行，往內部走的血分與氣分的病，更涵藏著豐富的訊息，若是懂得解碼，人為什麼會生病從中皆可發現。

漢醫體系之中，經脈是非常有趣的，好比說大腸經不是只負責大腸，大腸經出現問題還會跑到肺經，它們是一對彼此相表裡的經脈關係。

臨床上必須能夠判讀罹患大腸癌的人，其實肺也可能已經出問題。所以大腸癌很容易轉移到肺，肺癌也容易轉移到大腸。為什麼是這樣的？肺經是第四諧波，大腸經是第八諧波，四跟八本來就是倍數的關係。我在治療病人的時候，會發現一些蛛絲馬跡，不是我厲害，是經脈血壓計這一工具能客觀呈現《內經》所看到的。

這些資訊等於就像是老天爺給的診斷書，只要拿到這份檢測說明書，照這檢測去看，便會看到發生什麼問題。

另外，奇經八脈中的「任督二脈」，更是人體龐大的體液腔室。任脈是包含腎經、胃經等身體前方的體表皮下層；督脈與膀胱經相疊，包含身體後方的體表皮下層，這兩條經脈所涵蓋體表皮膚下的組織間隙（Interstitium）在最近的研究與量測中，透過共軛焦顯微鏡，證實人體皮表下這一層組織間隙體液豐富，可說是過去醫學忽略的最大器官。其實，這裡也是人體內外光、電、磁、機械波動傳輸疊加交互影響的大本營[1]。

1 經脈與脈診

兩千年以前《內經》、《難經》這兩部漢醫經典，告訴我們透過過脈診可以得知經脈與五臟的訊息，教導著我們如何藉由脈診，診斷個別內臟的功能。

《內經・脈要精微論》記載「尺外以候腎，中附上，左外以候肝，右外以候胃，內以候脾，上附上，右外以候肺，左外以候心」，清楚地指出透過感觸手腕橈動脈，以寸關尺三部分候的方法，診斷心、肝、脾、肺、腎五臟的生理與病理變化，亦即藉由肝經、腎經、脾經、肺經與心經波動的狀態，來得知相應五臟的氣血虛實盛衰。

《難經・第五難》也記載「師曰：脈人以指按之，如三菽之重者，肺氣也；如六菽之重者，心氣也；如九菽之重者，脾氣也；如十二菽之重者，肝氣也；按之至骨者，腎氣也。明白地指出，如何以下指輕重深淺（菽，豆類，此處指大豆），透過脈診得到五臟生理與病理變化的資訊。

一千八百多年前張仲景在《傷寒雜病論・桂林古本》〈平脈法〉中提到「脈何以知氣血臟腑之診？」「脈乃氣血先見，氣血有盛衰，臟腑有偏勝……；欲知病原，當憑脈變。」毫不保留地指出，脈象可以提前揭示血液循環的運行與分配，也依此決定不同器官的生理與病理狀態。

《內經素問・脈要精微論》也記載黃帝請教岐伯，如何進行脈

1__ P. C.Benias, R. G.Wells, B.Sackey-Aboagye, H.Klavan, J.Reidy, D.Buonocore, M.Miranda, S.Kornacki, M.Wayne, D. L.Carr-Locke, andN. D.Theise, “Structure and Distribution of an Unrecognized Interstitium in Human Tissues.,” Sci. Rep., vol. 8, no. 1, p. 4947, Mar.2018.

診。岐伯說「診法常以平旦，陰氣未動，陽氣未散，飲食未進，經脈未盛，絡脈調勻，氣血未亂，故乃可診有過之脈。」清楚的說明診脈的關鍵時刻在於身體處於平靜時的狀態。

「切脈動靜而視精明，察五色，觀五臟有餘不足，六腑強弱，形之盛衰，以此參伍，決死生之分。」望診與脈診互相配合可以診察五臟六腑的氣血虛實，甚至可以判斷是否有死亡的危險。

漢醫「望聞問切」四種診斷法，其中切診即為切脈（把脈），直接感觸經脈上氣血的波動，也就是血壓的機械波，透過比較三部九候搏動的大小，或寸口脈位脈形的變化，是最直接取得經脈訊息的方法。

2 發現血壓波的頻率世界

千年以來，傳統漢醫脈診的學習抽象難懂，需憑天賦靈巧，更需反覆練習熟能生巧，才能取得五臟的訊息。然而透過經脈血壓計的發明，除了可取得五臟資訊，更能看出過去所不能見的六腑訊息。於是脈診不再是歷代醫家口中「指下難明，心中難了，師徒難傳」的家傳絕技，這一切歸功於過去三十年，王唯工教授及其團隊證實「脈診原理的生理基礎」。

若是熟知工學（電機工程）領域的常識，便可以明白時間領域週期性的波動，可運用傅立葉轉換，對應出頻率的世界。原本的疑難雜症就會變成簡明易懂且常見的現象。相反地，容易在時間領域觀察到的一般疾病，在頻率領域常常失去特徵，不易分辨。《內經》與《難經》這兩套可以洞悉五臟六腑虛實，卻難以理解的脈法，其實就是諧波疊加的波形變化公式。知道《內經》與《難經》這兩者背後一體兩面的原理，就能設計出可以量測經脈的脈診儀，也能輕易歸納出二十八脈的脈形。

3 漢醫的生理基礎——共振

平常人體心臟的血流增加三倍，總心輸出量也同樣增加三倍，只需要從一點七瓦提升到五瓦的動力，便能支撐正常人的活動用能，人體如此高效用能，加上彈性精準的調整分配，沒有任何機器可以比擬，真是令人讚嘆的奇蹟。

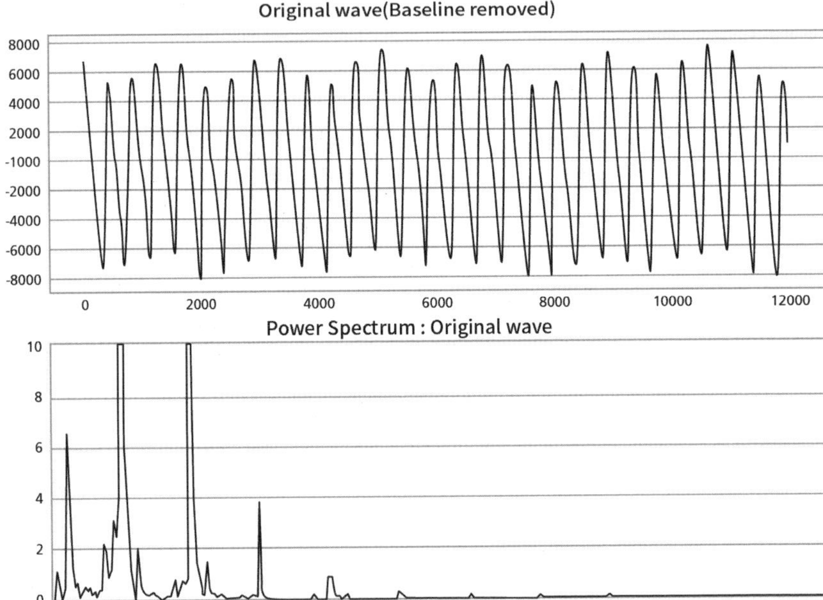

圖1-1

上幅是一般血壓計量測到的血壓波，再利用示波法讀取血壓波的高低點來顯示收縮壓、舒張壓與心率。X軸是取樣點數，取樣頻率每秒五百點，12000點剛好24秒。Y軸是震幅，單位1/40mmHg，脈博壓約40mmHg。

下幅是將一般血壓計量測到時間領域的血壓波，利用傅立葉分析轉換到頻率領域的頻譜，X軸是頻率，單位HZ。Y軸是震幅，單位mmHg上下圖都可得到心率是1.2Hz，且時間領域能量與頻率領域的能量相等。

下幅中在1.2Hz有最大的能量密度，是第一諧波基頻，2.4Hz是第二諧波，3.6Hz是第三諧波，4.8Hz是第四諧波，以下類推。比第一諧波基頻更低的頻率是心經與奇經八脈。

為什麼能夠這樣推動呢？靠的是共振機制！回想小時候盪鞦韆，要如何越盪越高呢？順著頻率、方向，便越盪越高。方向不對，頻率亂掉，再怎麼盪當然盪不起來。

「共振」是宇宙間最普遍和頻繁的自然現象之一，甚至可以說，是共振產生了宇宙和世間萬物，沒有共振就沒有世界。既然共振是宇宙萬物的普遍規律，當然也存在於人及其它生物的生命中。

早在三十年前，王唯工教授團隊已經證實漢醫的生理基礎，同時發表於世界知名期刊。

王唯工教授以五個氣球與馬達的水波模型，模擬器官與血液循環系統(見圖1-2)。並且於一九八九年，在國際生物醫學工程（Biomedical Engineering）大會，提出「器官與心臟的共振」[2]；發現在足夠的靜水壓下，改變任一氣球的連結都會影響波形，具體提出脈診的物理證據，同時發現循環系統可能具備某些過去未知的物理特性——共振（Resonance）。

人體的脈搏（血壓波）是週期性的生理信號，在頻率領域必然藏含著強烈的信號表現與系統意義。

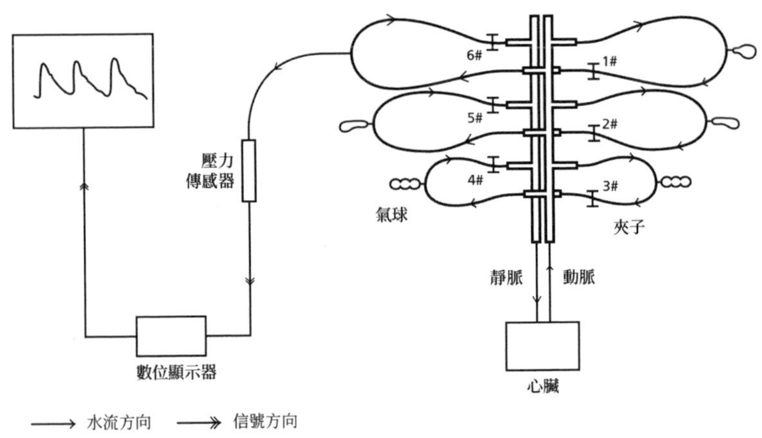

圖1-2 五個氣球與馬達的水波模型

研究顯示，由於心臟是週期性的跳動，並且每一器官對應特殊的共振頻率，同時這些共振頻率亦是心跳的諧波。

血管中的血壓諧波決定局部灌流（器官），因此我們可以在身體上任一動脈搏動點，擷取到器官的諧波，並由此得知每一器官局部灌流的資訊。也就是說，透過脈診可以得到身體內部器官狀態。

更進一步對脈搏（週期性的血壓波變化）研究，分析血壓波其中的諧波與心氣、肝氣、腎氣、脾氣、肺氣等十二經脈與臟腑的對應關係。

在短暫夾止大白鼠尾動脈的條件下，並以傅立葉分析找出臟腑與諧波之間的關係見圖1-3，發現夾止腎動脈，出現第二諧波以上皆下降；夾止上腸繫膜動脈，出現第三諧波以上皆上升的兩種截然不同現象。動物實驗夾止腎動脈解答了脈診和血液動力學在臨床上的初步關係[3]。

在一系列的動物與人體實驗下，找出了經脈與諧波的關係

五臟六腑十二經脈分別對應到以下各諧波——

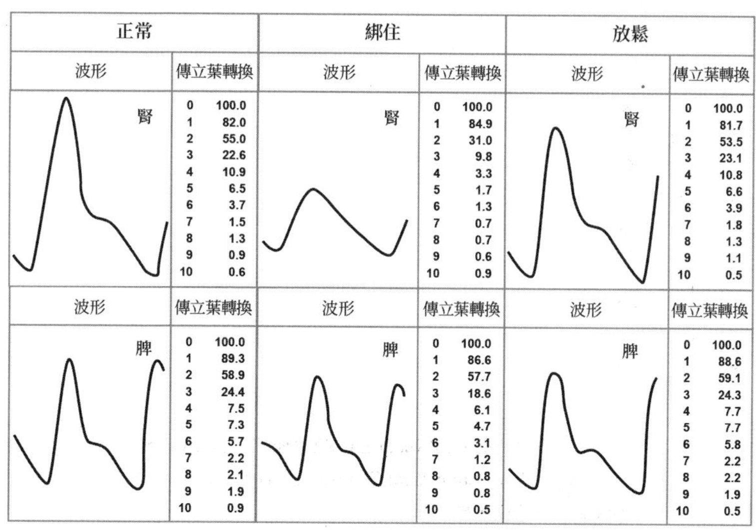

傅立葉轉換	正常（腎）	綁住（腎）	放鬆（腎）	正常（脾）	綁住（脾）	放鬆（脾）
0	100.0	100.0	100.0	100.0	100.0	100.0
1	82.0	84.9	81.7	89.3	86.6	88.6
2	55.0	31.0	53.5	58.9	57.7	59.1
3	22.6	9.8	23.1	24.4	18.6	24.3
4	10.9	3.3	10.8	7.5	6.1	7.7
5	6.5	1.7	6.6	7.3	4.7	7.7
6	3.7	1.3	3.9	5.7	3.1	5.8
7	1.5	0.7	1.8	2.2	1.2	2.2
8	1.3	0.7	1.3	2.1	0.8	2.2
9	0.9	0.6	1.1	1.9	0.8	1.9
10	0.6	0.9	0.5	0.9	0.5	0.5

圖1-3 短暫夾止大白鼠尾動脈下臟腑與諧波的關係

H00 手少陰心經

H0 手厥陰心包經（DC）

H1 足厥陰肝經

H2 足少陰腎經

H3 足太陰脾經

H4 手太陰肺經

H5 足陽明胃經

H6 足少陽膽經

H7 足太陽膀胱經

H8 手陽明大腸經

H9 手少陽三焦經

H10 手太陽小腸經

血壓諧波的低頻部分，第0到第四諧波，剛好對應到「心氣」、「肝氣」、「腎氣」、「脾氣」、「肺氣」這五臟的經脈；而高頻部分包括第五諧波到第十諧波，這六個諧波對應到

2__ Wang W.K.,Lo Y.Y.,Chieng Y,Wang-Lin Y.Y.,Hsu T.L.: Resonance of Organs with the Heart,in Young WJ(ed),Biomedical Engineering:an International Symposium.New York,Hemisphere:259-297,1990

3__ Young S.T.,Wang W.K.,Chang L.S.,and Kuo T.S.: Specific frequency properties of renal and superior mesenteric arterial beds in rats,Cardiovasc.Res.23:465-467,1989

「胃氣」、「膽氣」、「膀胱氣」、「大腸氣」、「三焦氣」與「小腸氣」這六腑的經脈。

每一條經脈對應到一個諧波，也可以用一個整數來代表，而且低頻部分正好都對應到「陰經」，而高頻部分都對應到「陽經」。

4 怎麼知道治療變好還是變差：看得見的客觀指標

透過經脈血壓計量測血壓得到的波形，與十二經脈氣血虛實對應之後，我們可以與漢醫的生理、病理、藥理結合在一起（見第3章、第4章），治療診斷出的疾病。

診斷治病過程中，最難的是怎麼知道治療結果是變好還是變差？如何找到這個指標！

以現在最夯的ＡＩ原理來說，谷歌 DeepMind（AlphaGo）打敗圍棋世界冠軍，用的最重要工具是「學習」，人工智慧深度學習領域最初想到的方式，如同訓練世界一流棋士，背下（輸入）很多棋譜。現在很多醫學ＡＩ公司也是如法炮製，大量輸入醫案。知名的ＩＢＭ華生（Watson）人工智慧程式也是使用這樣的方式，為什麼去年華生裁員百分之七十，改組公司呢？便是找不到一個重要的收斂指標。

AlphaGo透過殘局棋譜得到靈感，設下定量指標（Value Network），殘局棋譜會告訴你，到最後階段，大概只剩下某幾種走法，而選用什麼下法，落幾子之後，賽局便會結束。

這也是我尋找治療效果指標的靈感。就讀台灣大學醫學工程博士班期間，進行脈診儀在臨床醫學上應用的研究。

4.1 諧波亂度：評估療效的客觀指標

古代漢醫對於判斷病人死生之期的方式，「凡持真脈之藏脈者，肝至懸絕急，十八日死；心至懸絕，九日死；肺至懸絕，十二日死；腎至懸絕，七日死；脾至懸絕，四日死。」（《內經素問・陰陽別論》）由血壓波脈象來評估病人是否遭遇死亡威脅，也是評估預後的重要指標。

那時住進台大安寧病房的癌症病人，一般來說平均剩下三十五天壽命，然而有些病人一住進來便往生，有些人則進出醫院好幾次與死神擦身而過。於是我們想問一個問題，這些病人的生命危險，到底要用什麼方法來呈現。

諧波亂度是我們發現評估預後的重要客觀指標。

什麼是諧波亂度呢？我們對一個脈象（血壓波）做傅立葉分析，由於心臟是規律地跳動，可以得到與心跳共振的十二個諧波，諧波分別對應十二經脈。在一段時間內量測各諧波，會得到各諧波能量的平均值與偏差值。諧波能量之偏差值，除以平均值得出的比率為血壓諧波變異係數，即是諧波亂度。

夏儂的資訊理論提出「資訊是負的亂度」。生命與無生命最大的差異在於，無生命趨向最大亂度，生命呈現秩序與規律。因此諧波亂度數值越高代表亂度越大，有效的治療便是收斂亂度。

透過諧波亂度這一指標，會比從一般血壓量測的收縮壓與舒張壓，更早得到身體的重大資訊。

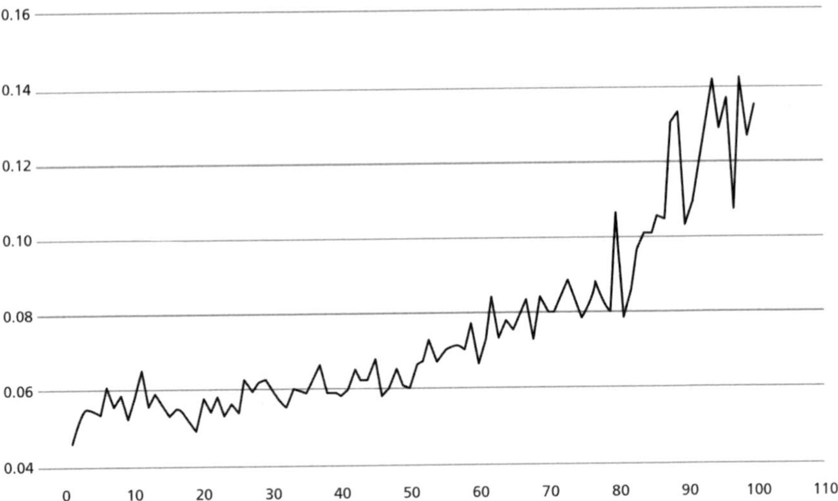

圖 1-4-1

100分鐘內各時段死亡大白鼠的第二血壓諧波變異係數平均值與標準差。

＊橫軸是時間，死亡前100分鐘，單位是分鐘。

＊縱軸是血壓諧波變異係數HCV。

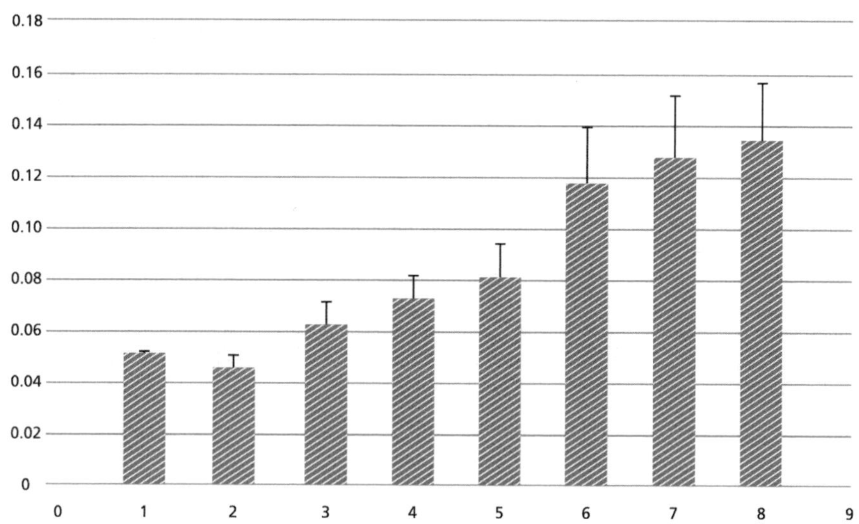

圖1-4-2

大白鼠死亡過程第二血壓諧波變異係數，隨時間接近死亡而增加。

＊橫軸數字1是存活大白鼠的第二血壓諧波變異係數平均值與標準差，2～8是各時段死亡大白鼠的第二血壓諧波變異係數平均值與標準差。

＊縱軸是血壓諧波變異係數HCV。

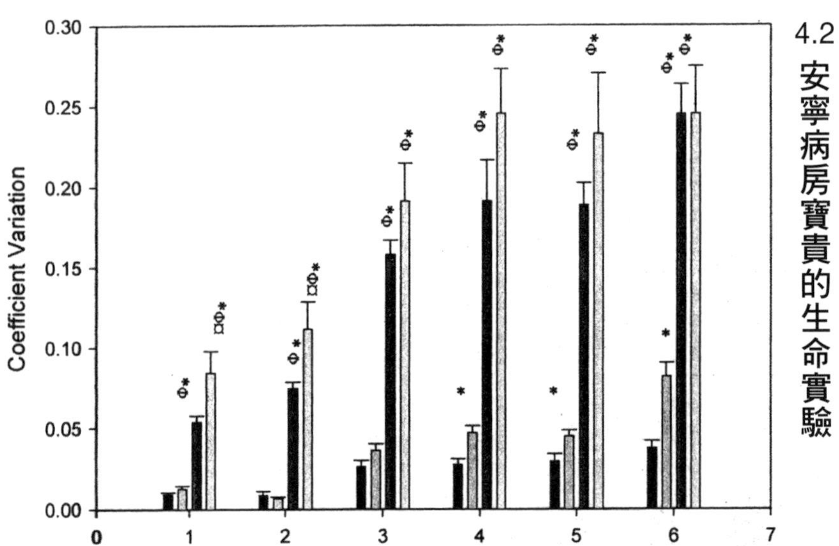

4.2 安寧病房寶貴的生命實驗

圖1-5

＊橫軸代表第一諧波、第二諧波、第三諧波到第六諧波。

＊縱軸代表血壓諧波變異係數。

每一組有四個條狀代表血壓諧波變異係數的數值。

第一條是健康受試者，第二條是門診病人，第三條是癌症病人，第四條是往生病人。

健康受試者vs.門診病人

門診病人四、五、六諧波會上升（*P<0.05統計有顯著意義）

健康受試者vs.癌症病人

癌症病人一、二、三、四、五、六都上升（ϴP<0.05統計有顯著意義）

癌症病人vs.門診病人

癌症病人一、二、三、四、五、六都上升（*P<0.05統計有顯著意義）

等到死亡時，第一及第二諧波也會再上升。

癌症病人vs.死亡的病患（*P<0.05統計有顯著意義）

4.2.1 即時反應生理資訊

諧波亂度（血壓諧波變異係數）這一指標不只於長時間軸可以看見，更重要的是受測者死亡前一天與前兩天也看得見明顯的差異。

於是我們可以運用諧波亂度，預知病人有沒有生命危險。在安寧病房

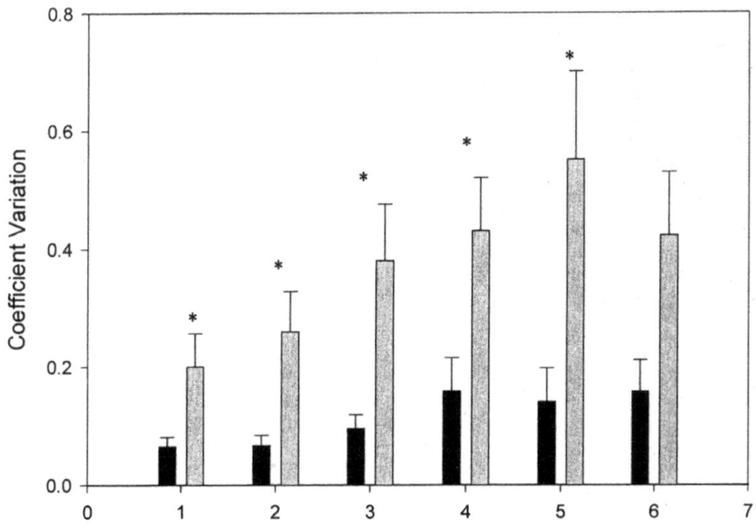

圖1-6

黑色條狀是死亡前兩天，白色是死亡前一天，也就是死亡前一天，第一至第五諧波顯著上升。

第一條黑色是安寧病房病患死亡前兩天血壓諧波變異係數，

第二條白色是安寧病房病患死亡前一天血壓諧波變異係數。

＊橫軸代表第一諧波、第二諧波、第三諧波到第六諧波。

＊縱軸代表血壓諧波變異係數死亡前一天第一到第五諧波變異係數上升（*P<0.05統計有顯著意義）。

的研究透過每天只量測一次，便能夠取得充分有效的脈診資訊。醫師或病家擔心的猝死，可運用這定量指標事先預防，提前施予治療。

4.2.2 正確治療，馬上收斂亂度

在這研究中，我們也發現門診病人與健康受試者四到六諧波會不同，癌症病人跟門診病人一到六諧波都會不同。往生病人與未過世病人一到六諧波都會不同。

同時也回答為什麼有的病人看似前一天有生命危險，但最後卻轉危為安。在某一程度亂度之前，加以有效治療收斂，病程是可逆的。於是，我們便可以運用這一指標來評估治療是否有效。

正如同前面提及Deep mind找到一個客觀指標，可以預測賽局何時結束（也就是打敗對手），我們也是如此。為什麼Watson找了世界一流的專家，並且專注於癌症治療，依然無法成功，那便是他們沒有找到一個客觀工具，一個數學工具，可以定量判讀搜集到的資訊。

4.2.3 操作型定義：科學化的前提

透過量測血壓波，得到十二經脈諧波資訊，也得到諧波亂度（血壓諧波變異係數），我們可以看到整個身體的亂度，明白病人整體資訊，這就是科學。不管誰來量測，得到的數據皆會一樣。

4.3 陰經與死亡相關

這些研究結果也與《內經》「別於陰者，知死生之期」完全一致。代表低頻五臟「陰」經與死亡相關，高頻「陽」經則無關生死。

肝經、腎經、脾經、肺經皆屬於低頻的「陰」經，難怪漢醫稱其為足厥「陰」肝經、足少「陰」腎經、足太「陰」脾經、手太「陰」肺經，而足「陽」明胃經、足少「陽」膽經等屬於高頻的「陽」經，可見先人對人體頻率領域理解的智慧，遠遠超乎我們的想像。

4.4 陽經與病理相關

臨床實驗之中見圖1-5，健康受測者諧波亂度（第一至第六諧波）皆小於百分之五，代表循環系統（共振條件）的穩定性是健康者的常態。

而第一至第六諧波亂度由高頻至低頻依序數值減少，顯示共振條件的穩定性亦由高頻至低頻依序加重。低頻較高頻穩定，高頻較低頻容易變動。

諧波亂度的變化顯示失序的程度，由高頻開始，逐一往低頻增加亂度。這樣的推論可由健康受測者與門診病患的比較得到驗證。

臨床實驗中門診病患群的第一至第六諧波亂度皆小於百分之八。與健康受測者比較，第一至第三諧波亂度兩者之間並無明顯差異。然而門診病患的第四至第六諧波亂度在統計上明顯高於健康受測者。

一方面印證經絡或循環系統（共振條件）的破壞，由高頻開始變化，再逐一往低頻增加亂度。另一方面，一般門診病患常見的病痛狀態和位置，與經絡或循環系統（共振條件）的變動有關，可以由高頻諧波亂度顯現出來。

一般門診病患的病理狀況，或是患者主觀訴說的病痛現象，或是客觀上較輕而無生命威脅的症候，過去常缺乏適當指標予以評估。此一研究結果顯示，血壓諧波亂度的靈敏度，可作為定量篩檢一般疾病的病理指標，不同諧波的亂度指數包含不同的臨床意義，可藉由漢醫經脈循行的資訊來診斷病位。

5 工具的進化：經脈血壓計

透過這樣的經脈科學研究，我們可以用量測血壓的方法，獲取更多身體資訊，譬如我們一般看收縮壓與舒張壓，其實只是看到最高與最低的轉折點，如同只看到股票市場中每天的最高點與最低點，當透過數學工具傅立葉分析之後，十二經脈對應到不同頻率，如同可以看到股票市場中不同類股的指數一樣，人體資訊完整的內容皆在其中。

透過經脈血壓計，不但可以定量的分析病患五臟六腑十二經脈的氣血虛實（病理矩陣）；另一方面，也可以對針刺穴位、中藥、方劑以及西藥對經脈的補瀉作用，進行一系列的藥理研究（藥理矩陣）。

醫聖張仲景在《傷寒雜病論》中強調「脈為氣血先見」，脈象常常較症狀早出現轉折變化，可以幫助醫者把握先機。脈診背後的血壓波中的諧波特性與循環體系，正是經絡的主體與漢醫最核心的基礎理論。

以漢醫脈診原理設計出的經脈血壓計，等於幫我們展開除了收縮壓、舒張壓與心跳，更包括十二經脈氣血虛實的資訊，甚至可以顯示出冠狀動脈硬化、肺門脈高壓、左動脈剝離、中風等等嚴重疾病的相關資訊。

不管是我或是其他醫師，甚至一般使用者，皆可以得到相同的資訊，透過這些資訊，醫師可以治病開方，一般使用者可每天記錄身體狀況，透過雲端儲存，遠距的精準醫療不再是遙不可及的夢想。

6 調整頻率回到和諧

作曲家巴哈之前的年代，每位作曲家皆用自己的座標，因而沒辦法溝通。巴哈對每一個音階做定位，以我們現在的標準就是他把音階的頻率固定。

如今全世界的交響樂團，會自行定義到底是使用455作為基準音，還是使用460。這樣的基準音，很像我們現在做的事。我們先把基頻訂出來，訂出來之後，去訂第一諧波、第二諧波、第三諧波，一直到第十二諧波，每個諧波之間都是倍數關係。

音樂樂理也是如此，當訂出音階後，如C大調的Do、Re、Mi、Fa、Sol，高八度的Do、Re、Mi、Fa、Sol，然後一直往上，如此的過程中，已經先定義好單音，之後便可以開始做和弦，旋律於是誕生。

和弦跟旋律，透過不同樂器的音色表現，形成交響樂，那這就像什麼？就像人體同一條經脈上面的器官或組織，其實是屬於同一個共振諧波，經絡是同一共振頻率的器官或組織構成的集合，穴位是小共振腔，五臟六腑是大的共振腔。

同一共振頻率的器官或組織構成的集合可以這樣理解，假設是Do，可能都是Do這一頻率，可是它還有高八度的Do，其他Do、Re、Mi、Fa、Sol，也可組成和弦與旋律。

漢醫診斷治療的系統，很像調音的過程，哪個音（頻率）出了偏差，不調整則漸漸演變成疾病。如何治療呢？當然先診斷出哪裡出了偏差，平衡過多或太少。

7 十二經脈循行與諧波對應

每個人很像行走巡迴的交響樂團，接下來以血壓波的觀點，重新認識漢醫的整體循環系統。

7.1 肺經循行，對應於第四諧波

肺手太陰之脈，起於中焦，下絡大腸，還循胃口，上膈，屬肺，從肺系橫出腋下，下循臑內，行少陰心主之前，下肘中，循臂內上骨下廉，入寸口，上魚，循魚際，出大指之端；其支者，從腕後直出次指內廉，出其端。

是動則病（氣分出現的症狀）肺膨滿，膨脹而喘咳，缺盆中痛，甚則交兩手而瞀，此為臂厥。

是主肺所生病（血分出現症狀）者，咳上氣，喘渴，煩心，胸滿，臑臂內前廉痛厥，掌中熱。

氣盛有餘則肩背痛，風寒汗出中風，小便數而欠。

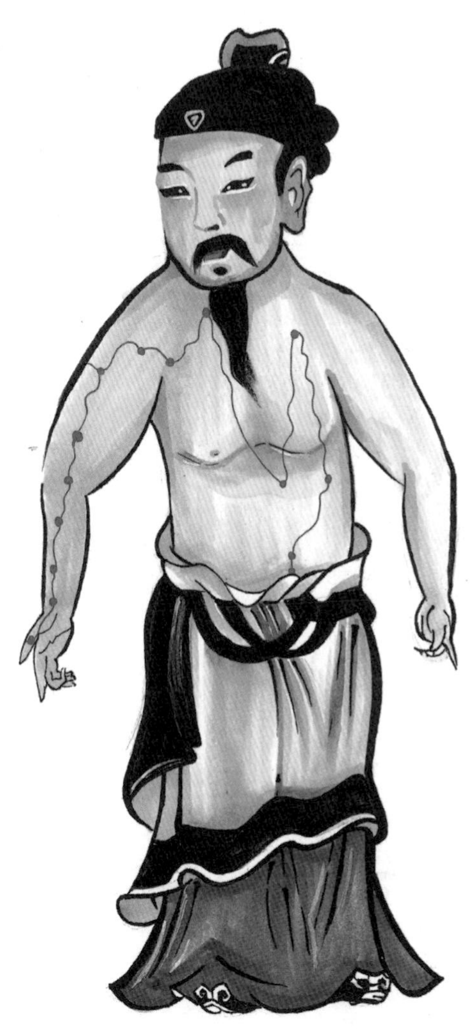

圖1-7 手太陰肺經

氣虛則肩背痛，寒少氣不足以息，溺色變。（引自《內經》）

「起於中焦，下絡大腸」絡的地方，亦即絡穴，更是重要。

因此，肺經絡大腸經的列缺、大腸絡肺的偏歷這兩穴位非常重要，兩個互通的地方等於高速公路相交的交流道口一樣。

「循胃口，上膈屬肺，從肺系橫出腋下」暗示著胃病治不好，或許跟肺相關。「肺手太陰之脈……是動病肺脹滿，膨脹而喘咳，缺盆中痛，甚則交兩手而瞀，此為臂厥」，一般理解成「咳嗽就想到肺」，可不只是肺病讓人咳嗽，腎有問題病人也會咳嗽（請見一一三頁腎經）。

從血壓波來看，是動病是指氣分的病，就是能量的病。有是動病就有所生病，所生病是血分的病，就是相位的病。

肺所生病「咳上氣、喘渴、煩心、胸滿」這些症狀是不是與是動病很像？它們的確很像，都是病在肺，只是病於氣分還是血分，兩者的治療方式完全不同。

在是動的時候出現「脹滿」，到了所生病時會「咳上氣，會喘、會咳」，這些很重要的道理，如果不了解循環上血壓諧波的性質，便無法分清楚。

治療時，有些藥入氣分，有些藥入血分，效果便完全不同。這些是《內經》最核心的知識。

肺經會「循胃口」，揭示出肺跟胃之間的關係在此。因而有時治肺時，也會動到胃，這種系統關係，雖然整本《傷寒雜病論》無直白說明，方劑配伍卻是完完全全、清清楚楚呈現。

「氣盛有餘……小便數而欠」「氣虛則肩背痛，寒少氣不足以息，溺色變」告訴我們肺的問題與小便有關。

若從西醫解釋，當然可以說，當肺不能把水帶出去時，只好從膀胱進去。從經絡來看，便是「臟腑別通」，肺經會通到膀胱經。整個經絡學暗藏太多的密碼，掌握好密碼，很多疑難雜症便能處理，迎刃而解。

回到漢醫的核心「十二經脈辨證」，這十二維的思考方式才是最根本的，正是西方醫學所付之闕如的。

如今，我們已經可以從經脈血壓計的血壓諧波振幅看出是動病。所生病是經脈血分的問題，可以從血壓諧波的相位看出。

過往漢醫師診斷時必須牢記肺經的循行與病證，當病人敘述相符症狀時，想

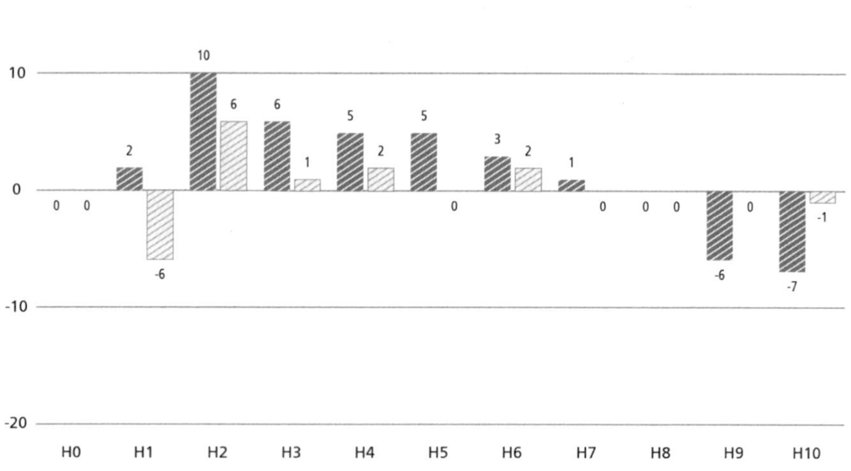

圖1-8

這是疑似肺癌的病患，手術切除整片肺葉後的脈象。可以在第四諧波肺經的血分，也就是諧波相位發現相位角度明顯增加(H4,＋5)。服用中藥人參劑配燕窩調理三個月後明顯改善(H4,＋2)。深色狀是治療前，淺色柱是治療後。

＊橫軸是血壓直流項(H0)與第一(H1)到第十(H10)血壓諧波。代表的分別是H0心包經、H1肝經、H2腎經、H3脾經、H4肺經、H5胃經、H6膽經、H7膀胱經、H8大腸經、H9三焦經和H10小腸經，合稱五臟六腑十一經脈。

＊縱軸相位虛實是諧波相位角與參考平均值比較之後的標準差數值。正值為實，負值為虛。

參考平均值與標準差資料取自20歲健康受試者的統計結果。

到是肺經出現問題。未來漢醫的診斷流程會反過來，一量測到肺經血壓諧波（第四諧波），醫師便可以直接判斷虛實，然後再詢問病人是不是出現相對應的症狀，如此便可以清楚確定此條經脈的虛實。

真正的臨床，當然不只確認一條經脈虛實，而是整體經脈虛實皆非常重要。

7.2 大腸經循行，對應第八諧波

大腸手陽明之脈，起於大指次指之端，循指上廉，出合谷兩骨之間，上入兩筋之中，循臂上廉，入肘外廉，上臑外前廉，上肩，出髃骨之前廉，上出於柱骨之會上，下入缺盆，絡肺，下膈，屬大腸。其支者，從缺盆上頸，貫頰，入下齒中，還出挾口，交人中，左之右，右之左，上挾鼻孔。

是動則病齒痛，頸腫。

是主津液所生病者，目黃，口乾，鼽衄，喉痺，肩前臑痛，大指次指痛不用，氣有餘則當脈所過者熱腫；虛則寒慄不復。（引自《內經》）

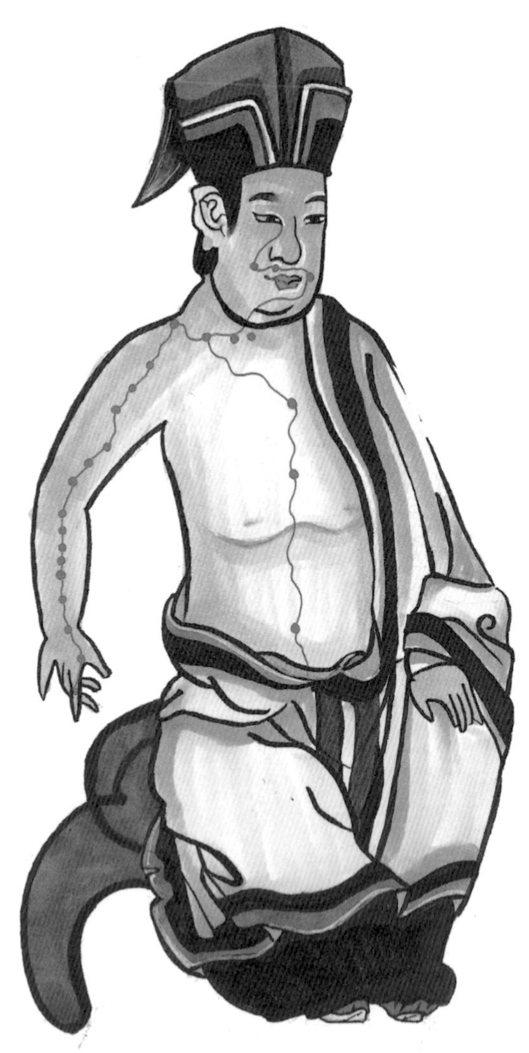

圖1-9 手陽明大腸經

經脈循行標示出大腸經的許多功能，以及經過人體的位置。一般人會留意四肢部份的循行，更要緊的是它絡「肺」，它「下膈，屬大腸」，還「貫頰，入下齒中」，因此下牙齒痛，得從大腸經來治，上牙齒痛則從胃經來治。

可見大腸經不只與肺經相表裡關係。手陽明大腸經不只是走到大腸，也不只走到手上，手陽明大腸經還繞「唇口一圈」，與足陽明胃經相接，這裡便是大腸經與胃經交界所在。交界所在常常也是最幽微、最重要的地方。

經脈循行標示著「同一個諧波所構成的組織或者器官的結合」，因此循行上的所有器官與組織，可以說是大腸經的集合。

「出挾口，交人中，左之右，右之左，上挾鼻孔」與迎香穴相關，因此過敏的病人得從大腸經來處理。

是不是可以這樣講，大腸經與肺經相表裡，因此大腸經是肺經的守衛。

大腸經證問題輕時，鼻子過敏，通暢這條絡脈，便解決好過敏；重則像是許多肺癌病人，先表現出來是大腸癌，因為肺經出問題導到大腸經去。統計上常看到大腸癌跟肺癌病例都是第一名跟第二名，兩者其實是有這樣關聯的。

「是動則病齒痛，頸腫。是主津液所生病者」所以大腸經病還包括津液的問

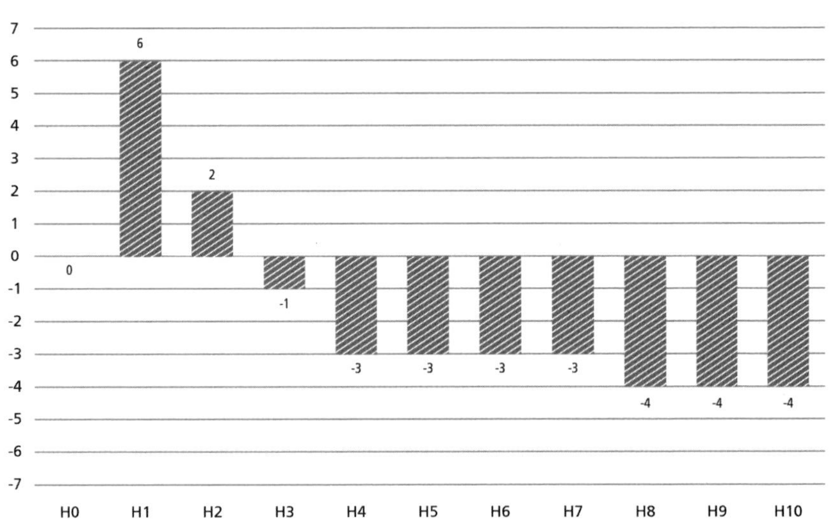

圖1-10

這是大腸癌切除直腸，肛門造廔病患的脈象。手陽明大腸經明顯下降(H8,－4)

＊橫軸是血壓直流項(H0)與第一(H1)到第十(H10)血壓諧波。代表的分別是H0心包經、H1肝經、H2腎經、H3脾經、H4肺經、H5胃經、H6膽經、H7膀胱經、H8大腸經、H9三焦經和H10小腸經，合稱五臟六腑十一經脈。

＊縱軸能量虛實是諧波分量與參考平均值比較之後的標準差數值。正值為實，負值為虛。參考平均值與標準差資料取自20歲健康受試者的統計結果。

題如便硬屎乾、口乾、鼻乾皆包括在內，所以會目黃、口乾、流鼻血、喉痺，肩前臑痛，然後氣有餘則當脈所過者熱腫，虛則寒慄不復。

大腸經虛跟實的表現大不相同，雖然同一個位置，但病理現象不同。所以經脈診斷必須分虛實，治療更要「虛則補之，實則瀉之」。

7.3 胃經循行，對應於第五諧波

胃足陽明之脈，起於鼻之交頞（音同惡）中，旁納太陽之脈，下循鼻外，入上齒中，還出挾口環唇，下交承漿，卻循頤後下廉出大迎，循頰車，上耳前，過客主人，循髮際，至額顱；其支者，從大迎前下人迎，循喉嚨，入缺盆，下膈，屬胃，絡脾；其直者，從缺盆下乳內廉，下挾臍，入氣沖中；其支者，起於胃口，下循腹裏，下至氣沖中而合，以下髀關，抵伏兔，下膝臏中，下循脛外廉，下足跗，入中指內間；其支者，下廉三寸而別，下入中指外間；其支者，別跗上，入大指間出其端。

是動則病洒洒振寒，善呻，數欠，顏黑，病至則惡人與火，聞木聲則惕然而

驚，心欲動，獨閉戶塞牖（音同有）而處。甚則欲上高而歌，棄衣而走，賁響腹脹，是為骭（音同幹）厥。

是主血所生病者，狂瘧溫淫，汗出，鼽（音同求）衄（ㄋㄩˊ），口喎（音同歪），脣胗，頸腫喉痺，大腹水腫，膝臏腫痛，循膺乳、氣沖、股、伏兔、骭外廉、足跗上皆痛，中指不用，氣盛則身以前皆熱，其有餘於胃，則消穀善飢，溺色黃；氣不足則身以前皆寒慄，胃中寒則脹滿。（引自《內經》）

「起於鼻之交頞中」其實是從大腸經經氣接過來的。經脈很有趣，十二經脈之間其實表裡相傳，鄰居相傳，再表裡相傳。前一條經絡不通，後面就跟著不通，所以針灸取穴時，常會取前面一個經跟後面一個經。

「旁納太陽之脈」納進足太陽膀胱經的氣。胃經非常重要，會出現三陽合併的病，也會出現太陽陽明、少陽陽明合併的病。

漢醫師一定要熟知十二經脈氣血虛實，與經脈循行，就像將軍打仗，一定要了解地形地物，才可以善用這些知識，運用藥物治療各種不同的疑難雜症。

「下循鼻外，入上齒」中，然後「還出挾口環脣」，所以脣口的病都是屬

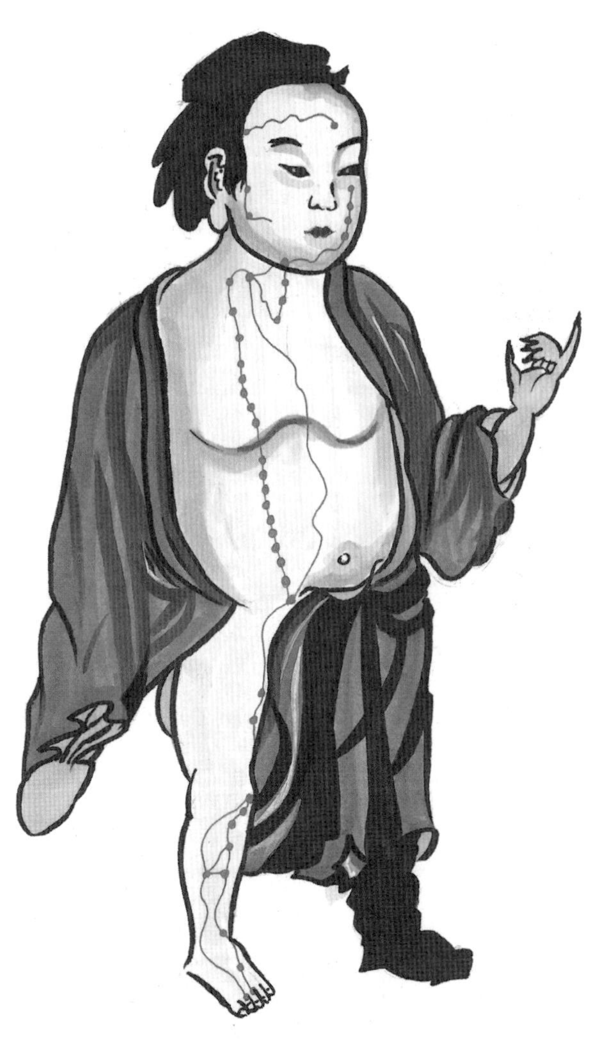

圖1-11 足陽明胃經

胃經管的，「下交承漿」，然後「循頤後下廉出大迎，循頰車，入前耳，過客主人，循髮際，至額顱」人體正面都是陽明經的管區。如果是前額頭痛，就是陽明病。

「其支者，從大迎下人迎，循喉嚨，入缺盆，下膈，屬胃，絡脾」內部循行很重要，足陽明胃經「屬胃，絡脾」跟足太陰脾經「屬脾，絡胃」，它們明顯地不同。

「其直者，從缺盆下乳內廉，下挾臍，入氣沖中；其支者，起於胃口，下循腹裏，下至氣沖中而合，以下髀關」其中可看到與任脈的循行相關，它跟腎經構成了任脈的部份。胃經更重要，它要往下走，它就不只是小周天，它還跟大周天有關。

「抵伏兔，下膝臏中，下循脛外廉，下足跗，入中指內間；其支者，下廉三寸而別，下入中指外間；其支者，別跗上，入大指間出其端」胃經的循行非常廣泛，更重要的是與前面四條經脈（肺經、大腸經、胃經、脾經）比較，只有胃經橫跨上中下三焦。

一條經脈橫跨上中下三焦，表示它飛天竄地，神通廣大。

2021-07-08 14:57:21 血壓：108 / 64 mmHg 心跳：83 / 分鐘

2021-07-08 16:16:58 血壓：111 / 64 mmHg 心跳：70 / 分鐘

能量虛實

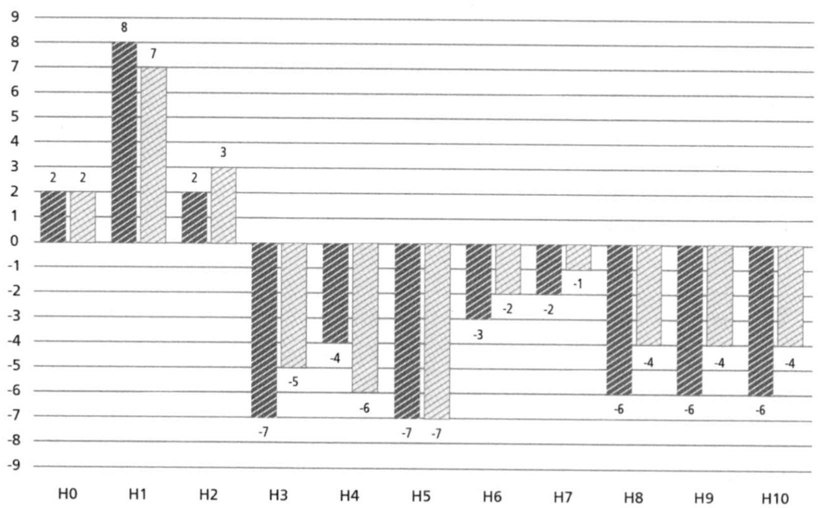

圖1-12

這是一位憂鬱症失眠的病患。可以發現足陽明胃經明顯偏低 (H5, －7) 經高壓氧治療也沒有改善。胃經介於高頻陽經與低頻陰經之中，古書有「交通陰陽」的記錄，也與失眠、情緒有密切的關係。

＊橫軸是血壓直流項(H0)與第一(H1)到第十(H10)血壓諧波。代表的分別是H0心包經、H1肝經、H2腎經、H3脾經、H4肺經、H5胃經、H6膽經、H7膀胱經、H8大腸經、H9三焦經和H10小腸經，合稱五臟六腑十一經脈。深色柱是治療前，淺色柱是治療後。

＊縱軸能量虛實是諧波分量與參考平均值比較之後的標準差數值。正值為實，負值為虛。參考平均值與標準差資料取自20歲健康受試者的統計結果。

「是動則病洒洒振寒，善呻，數欠，顏黑，病至則惡人與火，聞木聲則惕然而驚，心欲動，獨閉戶塞牖而處。甚則欲上高而歌，棄衣而走……」情志病也可以從胃經來調理。

「是主血所生病者狂瘧溫淫，汗出……」特別注意這些病證不是胃所生病者，而是「血」所生病者，因此所有的血分病要求諸於胃，才是正解。胃是多血多氣的經脈。

「氣盛則身以前皆熱，其有餘於胃，則消穀善飢，溺色黃；氣不足則身以前皆寒慄，胃中寒則脹滿」……還有很多功能性的問題，從這我們看出它的複雜性。胃經橫跨上中下三焦，這種經脈最為重要，極其複雜，同時增加治療的複雜度。

7.4 脾經循行，對應第三諧波

脾足太陰之脈，起於大指之端，循指內側白肉際，過核骨後，上內踝前廉，上腨內，循脛骨後，交出厥陰之前，上膝股內前廉，入腹，屬脾，絡胃，上膈，

挾咽，連舌本，散舌下；其支者，復從胃，別上膈、注心中。

是動則病舌本強，食則嘔，胃脘痛，腹脹，善噫，得後與氣，則快然如衰，身體皆重。

是主脾所生病者，舌本痛，體不能動搖，食不下，煩心，心下急痛，溏瘕泄，水閉，黃疸，不能臥，強立，股膝內腫厥，足大指不用。（引自《內經》）

從手太陰肺經過兩個陽明腑的經絡（大腸經、胃經）現在又回到足太陰脾經。

「交出厥陰之前，上膝股內前廉，入腹，屬脾，絡胃，上膈，挾咽，連舌本散舌下，其支者，復從胃，別上膈，注心中」。脾經非常特別，它從脾跑到胃，再進到心中。

因此，脾經告訴我們，治療有關心的病時，也一定要思考到脾與胃。

所以是主脾所生病（血分）者「舌本痛」，是動（氣分）則病「舌本強」，都是舌的問題，臨床上好區分嗎？其實不好分。

要分氣分病跟血分病之時，必須再配合其它資訊。氣分病「食則嘔，胃脘

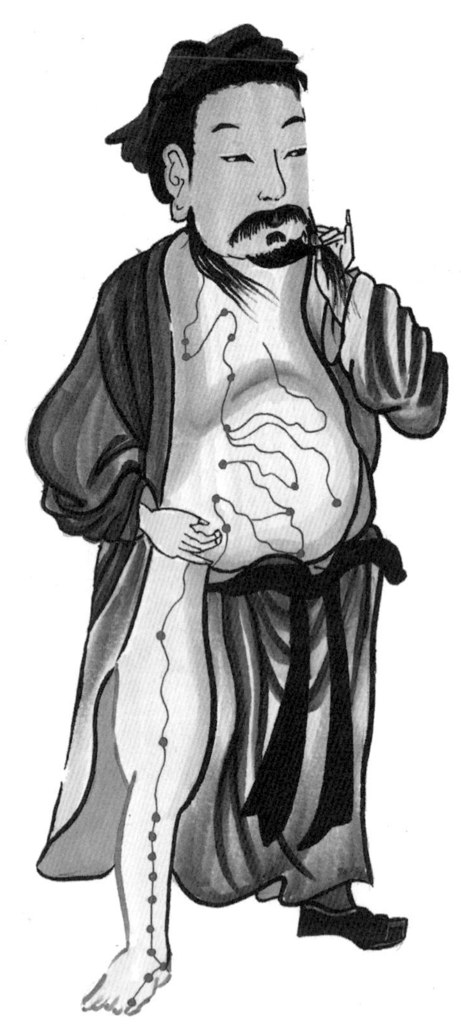

圖1-13 足太陰脾經

痛，腹脹，善噫，得後與氣，則快然如衰，身體皆重」。血分病「煩心、心下急痛，黃疸，不能臥，食不下，體不能動搖，溏瘕泄、水閉、強立，股膝內腫厥，足大指不用」。

這裡透露出幾個重要的訊息，脾經會從脾到胃到心，所以它會煩心，會出現黃疸，因它是脾所生病者。也會出現很多胃病的症狀，如「食則嘔，胃脘痛，腹脹，善噫」。

脾的病跟胃的病更不容易區分，因為脾經是第三諧波，胃經是第五諧波，兩者位置又很接近。大家常常脾胃藥一起吃，可是兩者又分屬不同經脈，所以在治療上一定要分得非常仔細。

7.5 心經循行，H0對應於0以上，1Hz以下的低頻諧波，約1/4基頻，與呼吸波相關

心手少陰之脈，起於心中，出屬心系，下膈，絡小腸；其支者，從心系，上挾咽，繫目系；其直者，復從心系卻上肺，下出腋下，下循臑內後廉，行太陰心

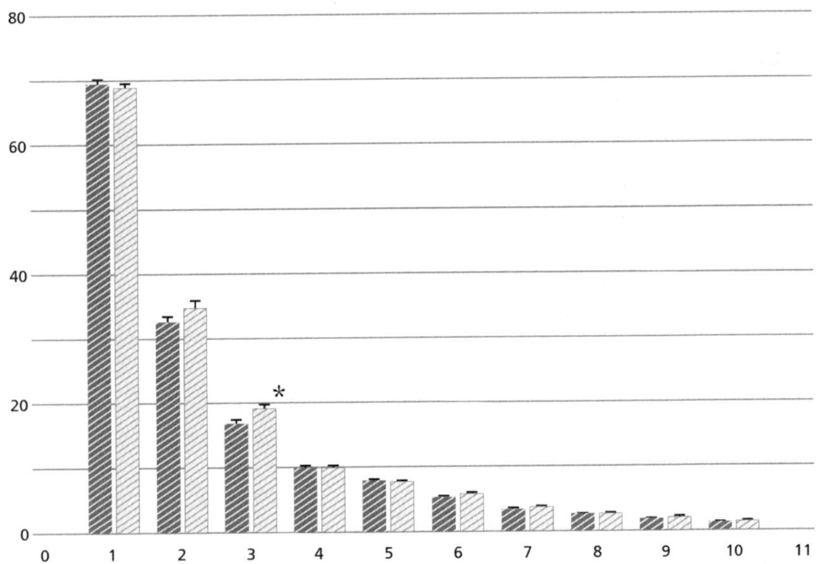

圖1-14

這是腎衰竭病患血液透析前後的臨床統計研究。可以發現足太陰脾經在透析後顯著改善 (見H3)。可見《內經》「溏瘕泄、水閉」的記錄有其根據。脾主水濕運化，濕邪的問題也必須由脾經下手處理。深色柱狀是血液透析前，淺色是血液透析後。

＊橫軸是血壓直流項(H0)與第一(H1)到第十(H10)血壓諧波。代表的分別是H0心包經、H1肝經、H2腎經、H3脾經、H4肺經、H5胃經、H6膽經、H7膀胱經、H8大腸經、H9三焦經和H10小腸經，合稱五臟六腑十一經脈。

＊縱軸能量虛實是諧波分量與參考平均值比較之後的標準差數值。正值為實，負值為虛。參考平均值與標準差資料取自20歲健康受試者的統計結果。

主之後，下肘內，循臂內後廉，抵掌後銳骨之端，入掌內後廉，循小指之內，出其端。

是動則病嗌乾，心痛，渴而欲飲，是為臂厥。

是主心所生病者，目黃，脅痛，臑臂內後廉痛厥，掌中熱痛。（引自《內經》）

手少陰心經的循行，容易與心包經淆混。

心經「是動病則病嗌乾，心痛，渴而欲飲……主心所生病者，目黃……」心包經「是動則病手心熱，臂肘攣急，腋腫，甚則胸脅支滿，心中憺憺大動，面赤，目黃，喜笑不休。是主脈所生病者，煩心，心痛，掌中熱。」

心經主「心」所生病者，心包經主「脈」所生病者。所以心包經跟循環系統、左心血管系統比較有關係，也和情志問題相關。心經是跟右心的問題比較相關。

心經循行和心包經循行也很不一樣，心經「起於心中，出屬心系，下膈，絡小腸，其支者，從心系，上挾咽，繫目系」心經會與眼睛問題相關，「其直者，

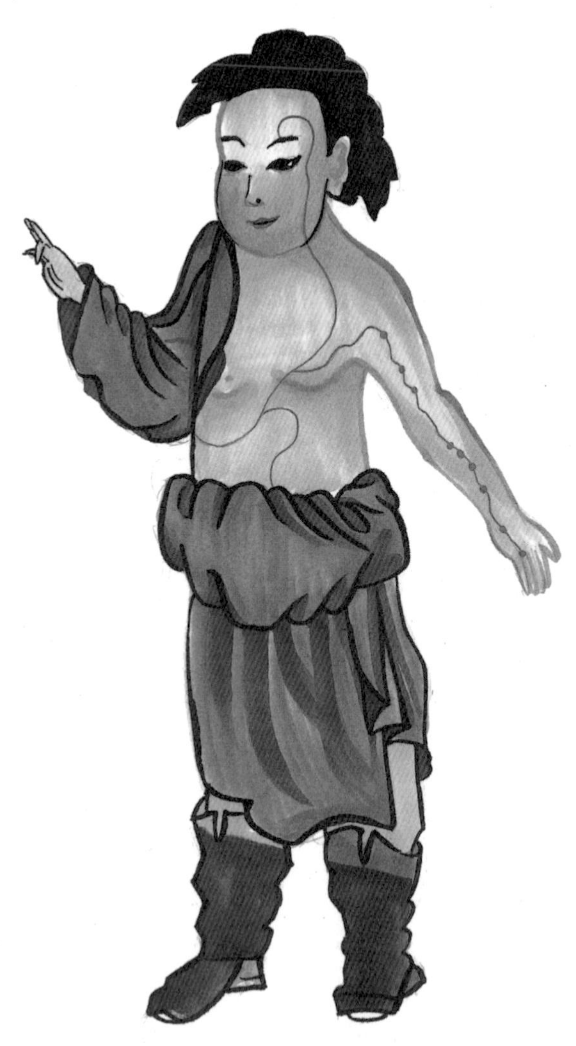

圖 1-15 手少陰心經

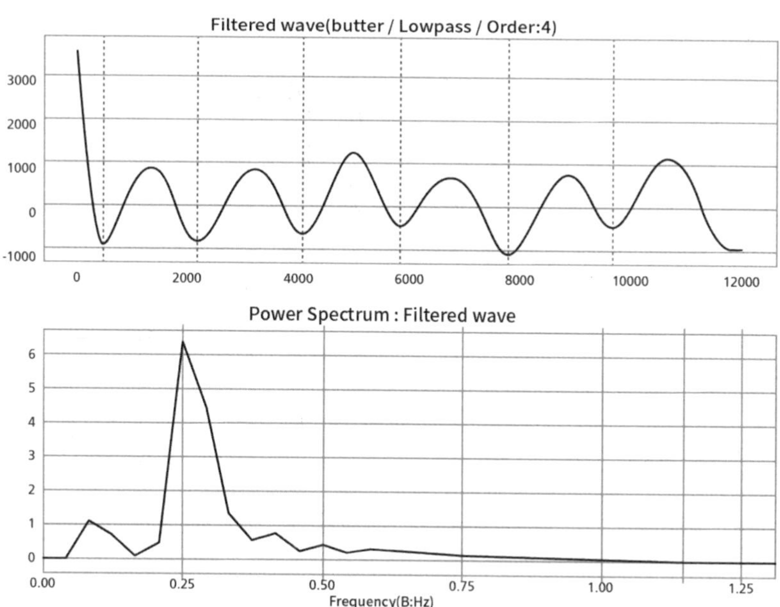

圖1-16 心經頻率圖

復從心系卻上肺」又上連到肺，心經和肺循環也有關。

心包經與體循環左心有關。心包經「是動則病手心熱，臂肘攣急，腋腫，甚則胸脅支滿，心中憺憺大動，面赤，目黃，喜笑不休。是主脈所生病者，煩心，心痛，掌中熱」，情志問題與心包經主「脈」所生病者，在主動脈弓分出左右頸動脈上頭有關。

心經「從心系，上挾咽，繫目系」，「渴而欲飲、目黃」，心經反而沒有情志問題。

7.6 小腸經循行，對應於第十諧波

小腸手太陽之脈，起於小指之端，循手外側上腕，出踝中，直上循臂骨下廉，出肘內側兩筋之間，上循臑外後廉，出肩解，繞肩胛，交肩上，入缺盆，絡心，循咽，下膈，抵胃，屬小腸；其支者，從缺盆，循頸，上頰，至目銳眥，卻入耳中；其支者，別頰上頔，抵鼻，至目內眥，斜絡於顴。

是動則病嗌痛頷腫，不可以顧，肩似拔，臑似折。

是主液所生病者，耳聾、目黃，頰腫，頸頷、肩臑、肘臂外後廉痛。（引自《內經》）

小腸經雖然是一條很短的經絡，然不容小覷，影響很多關鍵地方。

小腸經往內走時「入缺盆，絡心，循咽，下膈，抵胃」又一條與胃有關的經脈。六條高頻經絡（即陽經經脈）皆與胃相關。

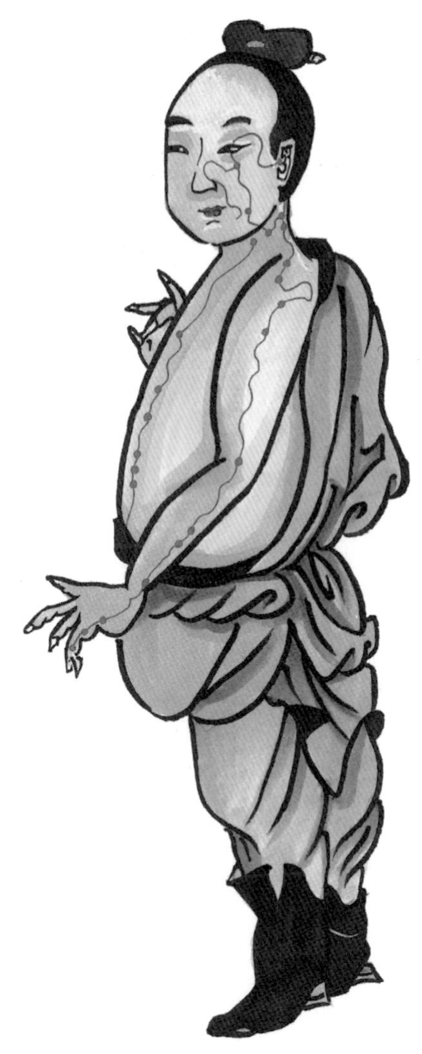

圖1-17 手太陽小腸經

「屬小腸，其支者，從缺盆循頸上頰，至目銳眥，卻入耳中，其支者，別頰上頔，抵鼻，至目內眥，斜絡於顴」從循行可看出，眼科與耳鼻喉科疾病，皆與小腸經相關。包括耳鳴、頭暈、梅尼爾症候群、半規管不平衡、結膜炎、麥粒腫、乾眼症等臨床的問題，都可以從手太陽小腸經來診治。

小腸經是主液所生病（細胞內液[4]），與大腸經主津（細胞外液）所生病大為不同。出現耳聾、目黃、頰腫，頸、頷（下巴）、肩、臑、肘臂外後痛等症狀時，無論是五十肩，網球肘，媽媽手，都要想到大腸經跟小腸經的問題，而不是想著只有筋膜的問題，筋膜是三焦經的問題，可還要再想到小腸經、大腸經的問題。

遇到像五十肩、媽媽手，我們不只是考慮後端的四肢部份的經脈出問題，風濕卡在滑液腔中，也要想到是不是臟腑氣血偏盛或虛。

7.7 膀胱經循行，對應於第七諧波

膀胱足太陽之脈，起於目內眥，上額，交巔；其支者，從巔至耳上角；其直

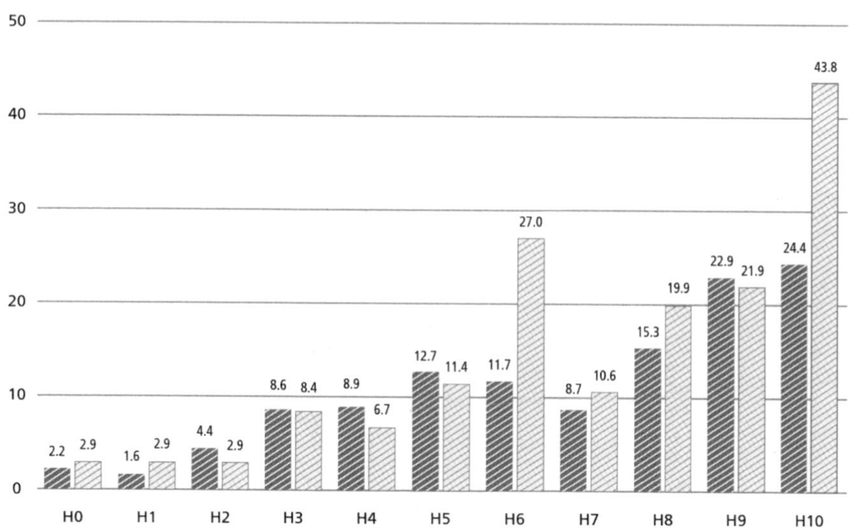

圖1-18

這是高壓氧治療過程中，因加壓造成短暫性耳鳴，可以在第六諧波足少陽膽經(H6,＋27%)與第十諧波手太陽小腸經 (H10,＋43.8%) 諧波變異係數明顯上升。深色柱狀是高壓氧治療前，淺色是高壓氧治療後。

＊橫軸是血壓直流項(H0)與第一(H1)到第十(H10)血壓諧波。代表的分別是H0心包經、H1肝經、H2腎經、H3脾經、H4肺經、H5胃經、H6膽經、H7膀胱經、H8大腸經、H9三焦經和H10小腸經，合稱五臟六腑十一經脈。

＊縱軸能量變異是諧波分量變異係數(HCV)。單位是百分比。

者，從巔入絡腦，還出別下項，循肩髆內，挾脊，抵腰中，入循膂，絡腎，屬膀胱；其支者，從腰中下挾脊，貫臀，入膕中；其支者，從髆內左右，別下，貫胛，挾脊內，過髀樞，循髀外，從後廉，下合膕中，以下貫腨內，出外踝之後，循京骨，至小指外側。

是動則病沖頭痛，目似脫，項如拔，脊痛，腰似折，髀不可以曲，膕如結，腨如裂，是為踝厥。

是主筋所生病者，痔、狂、癲疾、頭囟（音同信）項痛，目黃、淚出，鼽衄，項、背、腰、尻、膕腨、腳皆痛，小指不用。

（引自《內經》）

膀胱經可說是人體的萬里長城。膀胱經布滿非常多的穴位，可是請注意，這麼長的經脈，這麼多的穴位，許多重要治療的穴位都在腳上，不在頭上。

常常很多人去學頭皮針，其實並沒有弄懂《內經》跟《難

1＿ 人體內存在於細胞內其化學組成和含量直接影響細胞代謝與生理功能的體液，稱之「細胞內液」。約佔成人體內液體三分之二（約佔體重的百方之四十）。由於人體的細胞不能直接和外界環境接觸，細胞直接接觸的環境是細胞外液，即細胞內液通過細胞膜與細胞外液相互交流。「細胞外液」主要有組織液、血漿（非血液）、淋巴、腦脊液。（摘自 A+ 醫學百科）

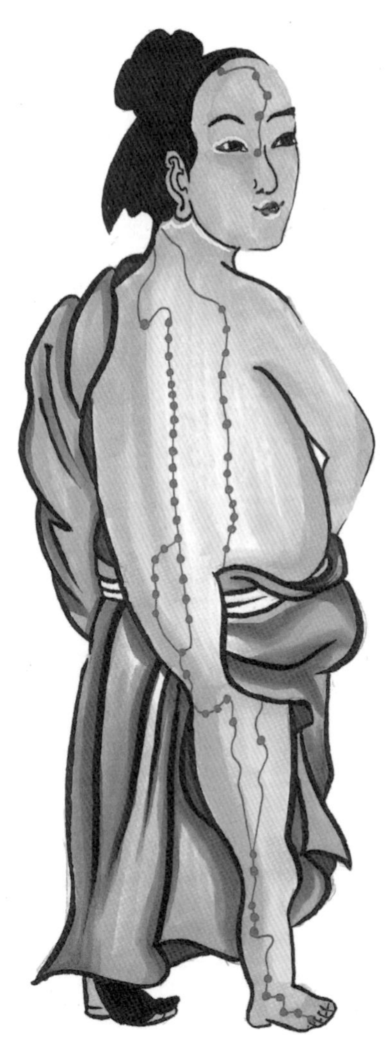

圖1-19 足太陽膀胱經

經》。五腧穴不會在頭上，因此在頭皮上面做是白費功夫，腦外部有頭骨包得緊緊的，穴道根本都走在外面不會進去，除非是竅的穴位。

膀胱經幾乎是最長的一條經脈，到背部還分兩條，背部是很大的範圍。

膀胱經「起於目內眥」也與眼睛問題相關。

「上額，交巔，其支者，從巔至耳上角」也跟耳朵問題有關。

「其直者，從巔入絡腦」也跟腦部關連。過去我們在外科加護病房做研究，常常看到很多腦部的病，也會在膀胱經看到問題。

「別下項，循肩髆內，挾脊，抵腰中，入循膂，絡腎，屬膀胱」跟膀胱有關，也跟神經有關。

為什麼一條這麼長的經脈，或者胃經，或者走三焦的經脈，它們的五腧穴都位於腳部，而不位於頭上？這與良導絡的問題一樣，為什麼要從末端下手，末端是自由可動的，頭則是沒辦法動的，能動的才能自由擺盪，強迫共振。

膀胱經跟循環關係密切「是動則病沖頭痛，目似脫，項如拔，脊痛，腰似折，髀不可以曲，膕如結，腨如裂，是為踝厥。」「是主筋所生病者」臨床上很多病人說抽筋，抽筋是風寒跑到膀胱經，不見得是缺鈣。

為什麼張仲景《傷寒雜病論》書中「太陽病」分成上、中、下三篇，因為膀胱經就是走這麼長的經絡啊！一條經脈可以分上中下三焦，也就是它必須管理三段不同的諧波，同樣一條膀胱經諧波二跟七，就是位於下焦的膀胱經。四跟七就是中焦，六跟七就在上焦。

若是你不能夠了解經脈存在這樣的關係，就好比不了解音符間的關係，你便無法作曲，無法譜出旋律，永遠只有單音 Do Re Mi Fa Sol，不會生出和弦，不會出現其它和聲。

7.8 腎經循行，對應於第二諧波

腎足少陰之脈，起於小指之端，斜走足心，出於然谷之下，循內踝之後，別入跟中，以上腨內，出膕內廉，上股內後廉，貫脊，屬腎，絡膀胱；其直者，從腎，上貫肝膈，入肺中，循喉嚨，挾舌本；其支者，從肺出，絡心，注胸中。

是動則病飢不欲食，面如漆柴，咳唾則有血，喝喝而喘，坐而欲起，目䀮䀮如無所見，心如懸，若飢狀。氣不足則善恐，心惕惕如人將捕之，是為骨厥。

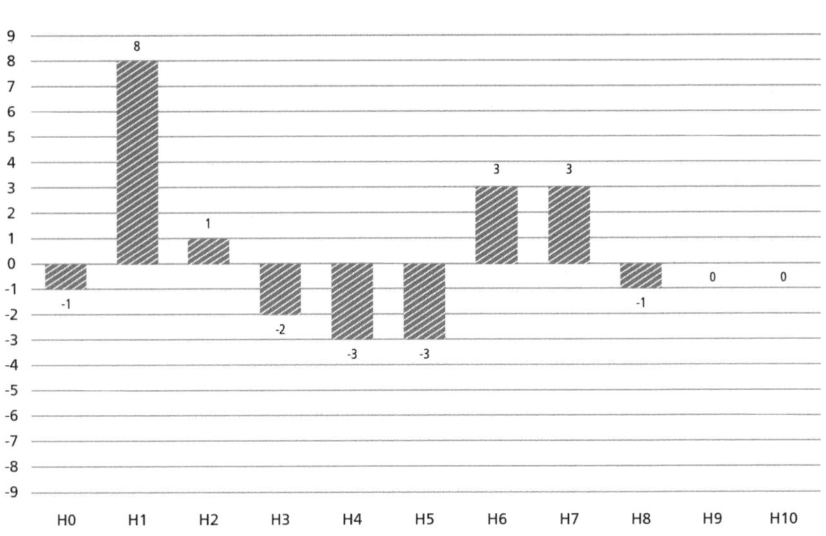

圖1-20

這是最常見外感的脈象，也就是感冒的血壓波變化。可以發現在足太陽膀胱經(H7,＋3) 明顯上升。

＊橫軸是血壓直流項(H0)與第一(H1)到第十(H10)血壓諧波。代表的分別是H0心包經、H1肝經、H2腎經、H3脾經、H4肺經、H5胃經、H6膽經、H7膀胱經、H8大腸經、H9三焦經和H10小腸經，合稱五臟六腑十一經脈。

＊縱軸能量虛實是諧波分量與參考平均值比較之後的標準差數值。正值為實，負值為虛。參考平均值與標準差資料取自20歲健康受試者的統計結果。

是主腎所生病者，口熱，舌乾，咽腫，上氣，嗌乾及痛，煩心，心痛，黃疸，腸澼，脊股內後廉痛，痿厥，嗜臥，足下熱而痛。（引自《內經》）

腎經不只是從下肢循行上來，它「貫脊，屬腎」，更重要的是它會「絡膀胱」。因此它不只與外面最長的膀胱經相連，它會「從腎，上貫肝膈」，於是進到肝，然後「入肺」，「循喉嚨，挾舌本，其支者，從肺出，絡心，注胸中」腎經走過腎、肝、肺、心四大臟器，只差沒到脾。

腎經為什麼那麼重要？它通過四個主要臟器，還通過一個非常重要的腑（即膀胱）。

「是動則病飢不欲食，然後面如漆柴」很多慢性腎衰竭的病人或是洗腎病人，臉都黑黑的，如漆柴。然後「咳唾則有血，喝喝而喘，坐而欲起」腎經會絡到肺，腎有問題同時肺也會出問題，會咳嗽。病人咳嗽不只肺經出問題而已，也必須考慮到腎經也會到肺。小青龍湯便是處理腎的寒氣到肺造成的咳嗽。

好比大家熟知《三國演義》中三顧茅廬的故事，都說劉備去拜訪諸葛亮三次，最後一次諸葛亮終於見了劉備，史上有名的隆中對，諸葛亮打開西川所有地

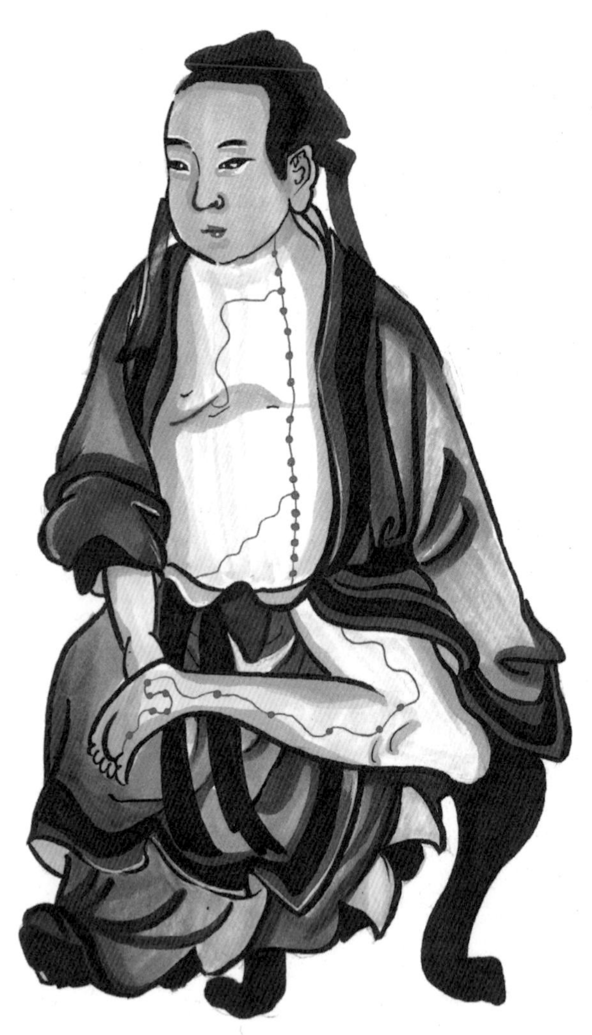

圖1-21 足少陰腎經

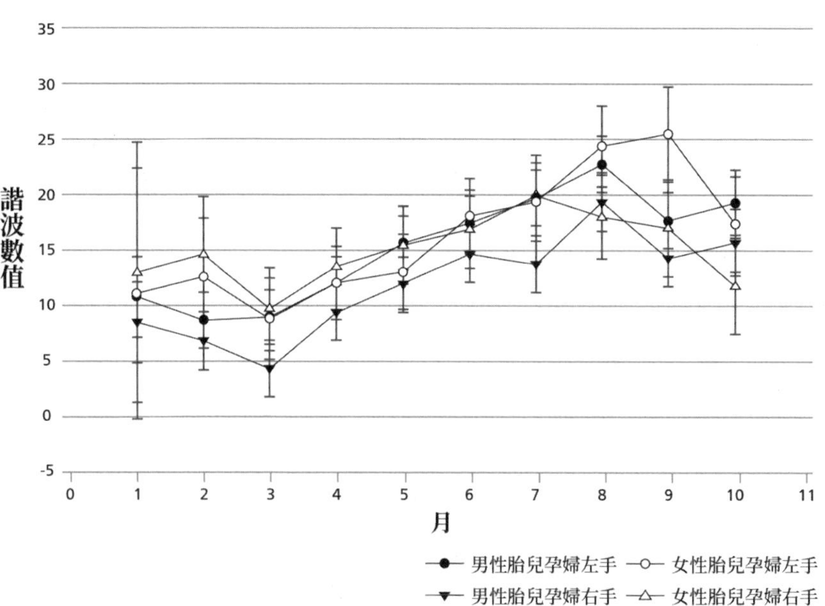

圖1-22

這是孕婦懷孕十個月臨床研究統計的脈象，可以發現第二諧波腎經明顯上升10% 以上。所以腎經為先天之氣，母親的腎氣提供胎兒發育成長，胎兒的心率也剛好是母親第二諧波的頻率附近。

＊橫軸代表月份。縱軸代表第二諧波震幅。

圖，讓劉備看到要如何去營運西川。

經絡等於人體的地圖，如果不知道地圖怎麼走，當然就不可能行軍打仗治好病，甚至根本不知道病人生什麼病。

7.9 心包經循行，對應於直流H0

心主手厥陰心包絡之脈，起於胸中，出屬心包絡，下膈，歷絡三焦；其支者，循胸出脅，下腋三寸，上抵腋下，循臑內，行太陰少陰之間，入肘中，下臂，行兩筋之間，入掌中，循中指出其端；其支者，別掌中，循小指次指出其端。

是動則病手心熱，臂肘攣急，腋腫，甚則胸脅支滿，心中憺憺大動，面赤，目黃，喜笑不休。是主脈所生病者，煩心，心痛，掌中熱。（引自《內經》）

「從肺出絡心，注胸中」再來從腎經分支，肺靜脈回左心房到左心室，走到厥陰心包經。

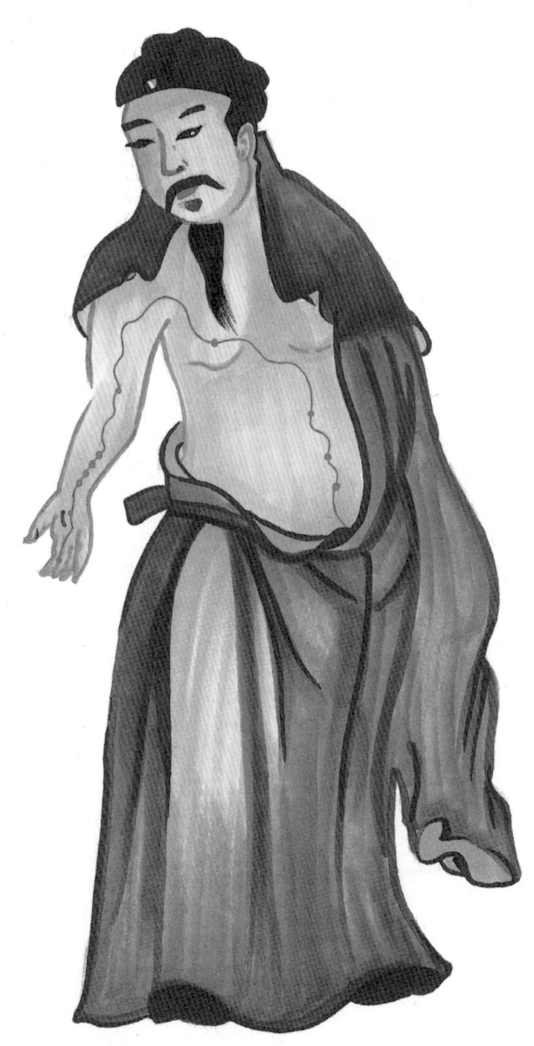

圖1-23 手厥陰心包經

心包經循行看起來很簡單，就是從胸中然後走到手的中指，可是其實這條經脈「出屬心包絡，下膈，歷絡三焦」，所以它的是動病則「病手心熱，臂肘攣急，腋腫，甚則胸脅支滿，心中憺憺大動，面赤，目黃，喜笑不休」主動脈弓上有兩條頸動脈分出上頭，所以這裡面便會產生很多情志的問題。當代的研究也聚焦在主動脈弓與腦部循環、失智、腦神經退化的問題。所以《內經》以心主手厥陰心包絡之脈稱「心包經」，也是代君主行事的「相火」，影響非常廣泛。

然後是「主脈所生病者，煩心、心痛、掌中熱」心包經跟心經最大不同在這裡，心經是真的心臟病，心包經並不是，它是「脈」所生病者，就是血管系統，若我們把循環系統看成心跟血管系統，心經就是所謂的「心」本身的問題，就是那個幫浦；心包經管的是血管系統，特別是主動脈弓與頸動脈。

7.10 三焦經循行，對應第九諧波

三焦手少陽之脈，起於小指次指之端，上出兩指之間，循手表腕，出臂外兩骨之間，上貫肘，循臑外，上肩，而交出足少陽之後，入缺盆，布膻中，散落心

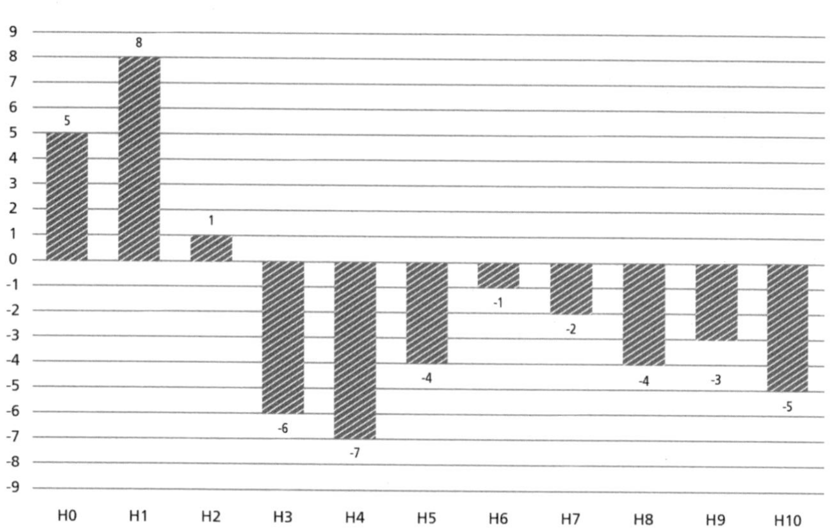

圖1-24

肺癌全身轉移病患的血壓波分析。也是典型心肝火旺，心火克肺金的脈象，心主手厥陰心包絡之脈(H0,＋5)與足厥陰肝經之脈明顯上升 (H1,＋8)，手太陰肺經明顯不足 (H4,－7)。勞心、用腦過度的病患也常見這樣的血壓諧波變化。

＊橫軸是血壓直流項(H0)與第一(H1)到第十(H10)血壓諧波。代表的分別是H0心包經、H1肝經、H2腎經、H3脾經、H4肺經、H5胃經、H6膽經、H7膀胱經、H8大腸經、H9三焦經和H10小腸經，合稱五臟六腑十一經脈。

＊縱軸能量虛實是諧波分量與參考平均值比較之後的標準差數值。正值為實，負值為虛。參考平均值與標準差資料取自20歲健康受試者的統計結果。

包，下膈，循屬三焦；其支者，從膻中，上出缺盆，上項，繫耳後直上，出耳上角，以屈下頰至䪼，其支者從耳後入耳中，出走耳前，過客主人前，交頰，至目銳眥。

是動則病耳聾渾渾焞焞，嗌腫，喉痹。

是主氣所生病者，汗出，目銳眥痛，頰痛，耳後、肩、臑、肘、臂外皆痛，小指次指不用。（引自《內經》）

三焦經走法看起來都在外部，可是分布上中下三焦，因而跟體內所有臟腑皆會相關，最後它會到「目銳眥」，眼睛的問題也會相關。

耳朵也經過，也與耳問題相關。也經過肩膀，很多五十肩的病人，也要考慮是三焦經的問題。

「是動則病耳聾，渾渾焞焞，嗌腫，喉痹」這些都是三焦經循行的地方。很重要的是「是主氣所生病者，汗出，目銳眥痛……」三焦經主「氣」所生病據於此。

三焦氣是第九諧波，最容易到體表來。因此一般人說幫病人灌氣，或者是練

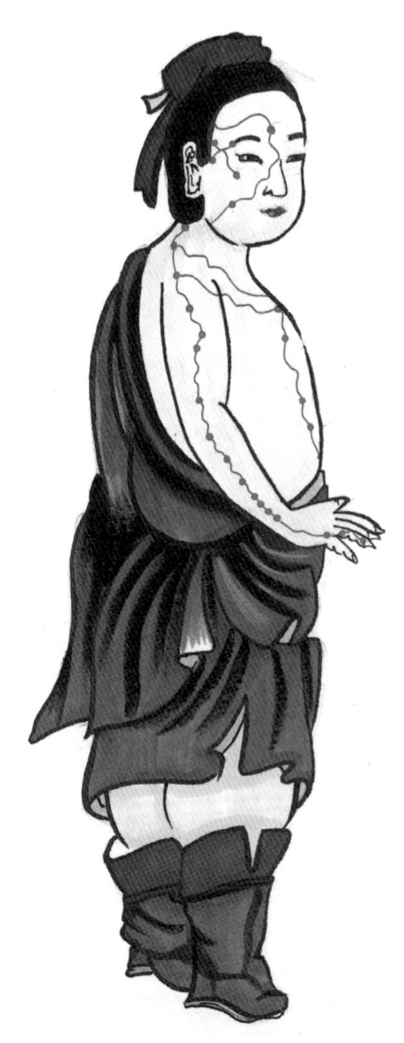

圖1-25 手少陽三焦經

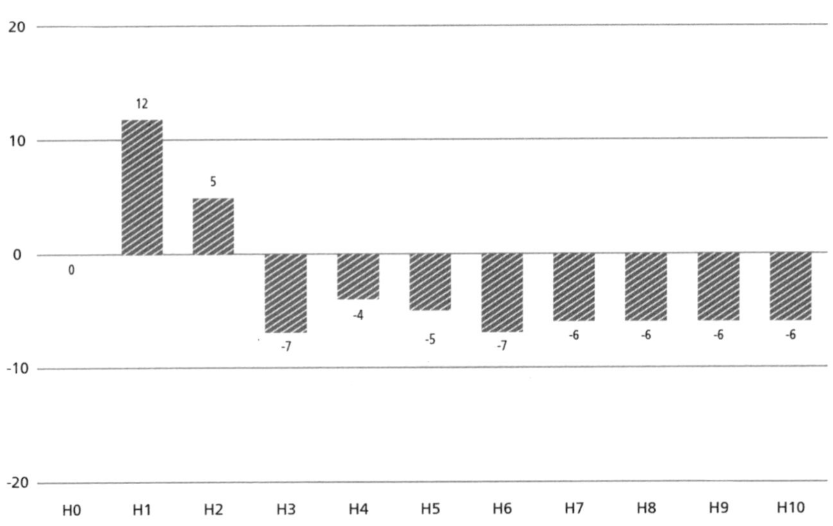

圖1-26-1

金鐘罩、鐵布衫，或者灌頂，就是練這個部份的氣，它位於最表面，最容易得氣，最好練，而且最容易感傳。尤其與大氣層舒曼波的頻率接近。

「汗出，目銳眥痛，頰腫，耳後、肩、臑、肘、臂外皆痛，小指次指不用」除了循行的問題，因為主「氣」所生病者，所以會影響到很多奇奇怪怪的現象，如練功不暢走火入魔。汗出的問題也屬三焦經，所有外感問題，不管有汗無汗皆與

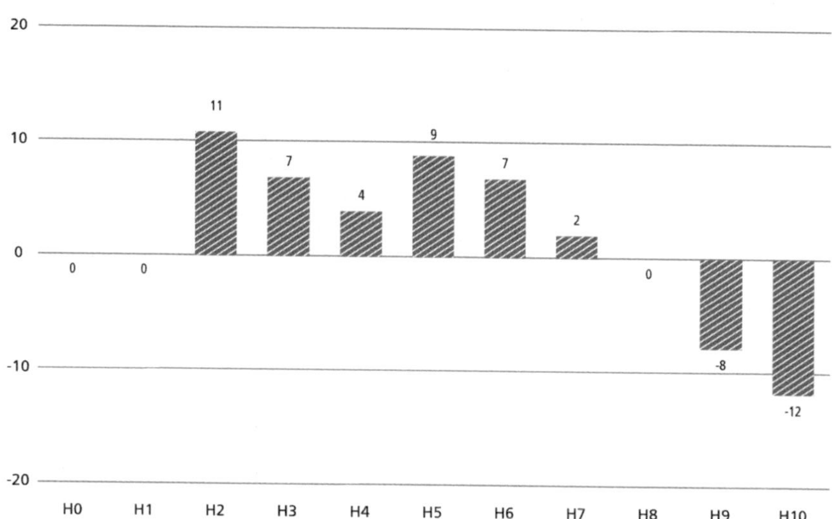

圖1-26-2

左右頁圖是慢性白血病病患的血壓波分析，可以看在第九諧波手少陽三焦經能量虛實(H9, —6) 與相位虛實(H9, —8) 皆發現明顯下降。

＊橫軸是血壓直流項(H0)與第一(H1)到第十(H10)血壓諧波。代表的分別是H0心包經、H1肝經、H2腎經、H3脾經、H4肺經、H5胃經、H6膽經、H7膀胱經、H8大腸經、H9三焦經和H10小腸經，合稱五臟六腑十一經脈。

＊縱軸能量虛實與相位虛實是諧波分量及相位與參考平均值比較之後的標準差數值。正值為實，負值為虛。參考平均值與標準差資料取自20歲健康受試者的統計結果。

三焦經息息相關。

7.11 膽經循行，對應第六諧波

膽足少陽之脈，起於目銳眥（眼外角），上抵頭角下耳後，循頸行手少陽之前，至肩上卻交出手少陽之後，入缺盆；其支者，從耳後入耳中，出走耳前，至目銳眥後；其支者，別銳眥，下大迎，合於手少陽，抵於䪼（音拙，眼眶）下，加頰車，下頸，合缺盆，以下胸中，貫膈，絡肝，屬膽，循脅裏，出氣沖，繞毛際，橫入髀厭中；其直者，從缺盆，下腋，循胸，過季脅，下合髀厭中，以下循髀陽，出膝外廉，下外輔骨之前，直下抵絕骨之端，下出外踝之前，循足跗上，入小指次指之間；其支者，別跗上，入大指之間，循大指歧骨內出其端，還貫爪甲，出三毛。

是動則病口苦，善太息，心脅痛不能轉側，甚則面微有塵，體無膏澤，足外反熱，是為陽厥。

是主骨所生病者，頭痛頷痛，目銳眥痛，缺盆中腫痛，腋下腫，馬刀俠癭，

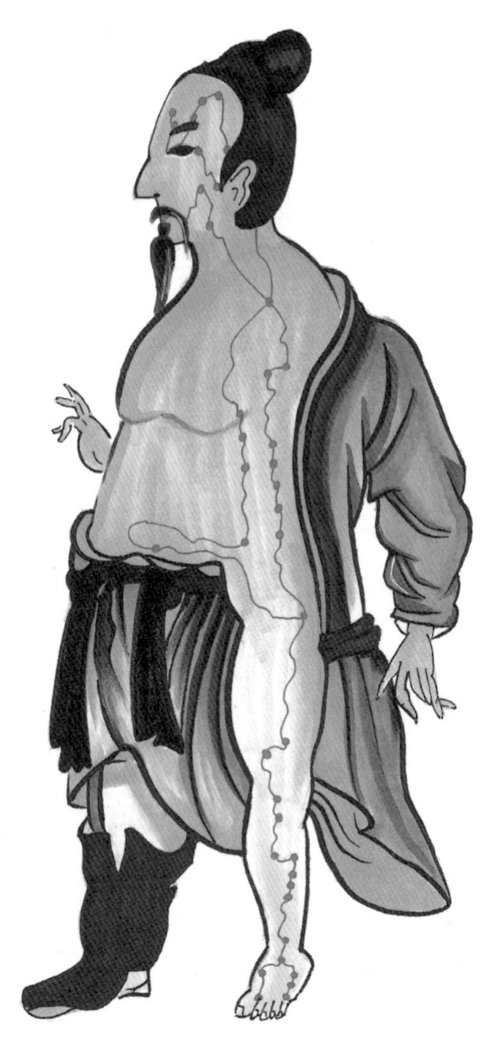

圖1-27 足少陽膽經

汗出振寒，瘧，胸、脅、肋、髀、膝外至脛、絕骨、外踝前及諸節皆痛，小指次指不用。（引自《內經》）

膽經循行非常地複雜，走整個人體側面。足少陽膽經的問題與人體側面相關。

六經辨證中三條走表的經脈，分別為足太陽膀胱經走背面，足陽明胃經走正面，足少陽膽經走側面。它們各自對應走裡面的經脈，足少陽膽經與足厥陰肝經相表裡。

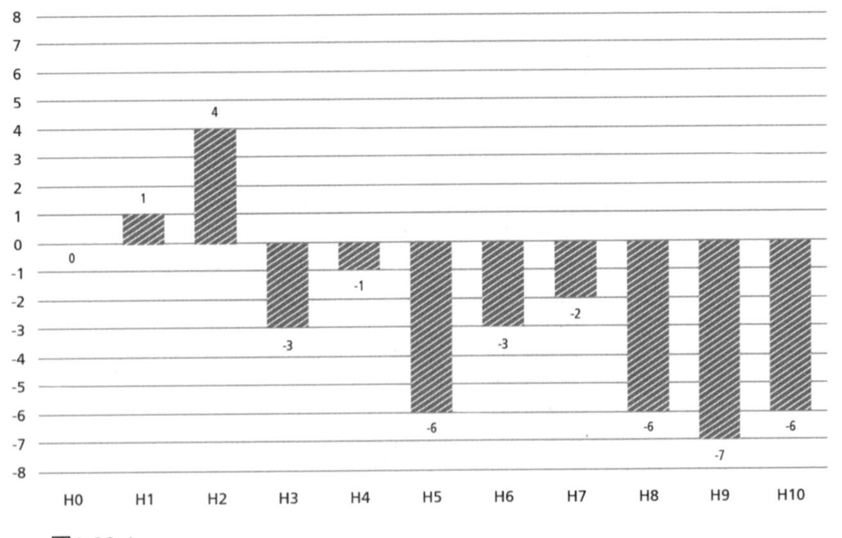

圖1-28-1

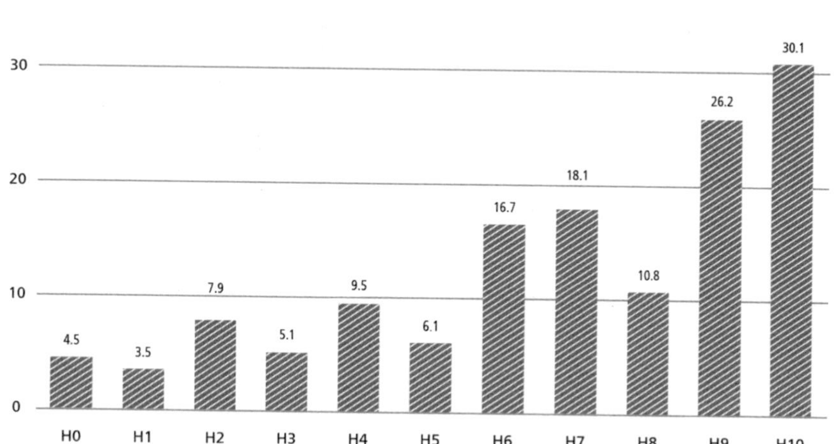

圖1-28-2

左右頁圖是一位幻聽病患的血壓諧波分析。

＊圖1-28-1縱軸能量虛實是諧波分量與參考平均值比較之後的標準差數值。正值為實，負值為虛。參考平均值與標準差資料取自20歲健康受試者的統計結果。

＊圖1-28-2縱軸能量變異是諧波分量變異係數(HCV)。單位是百分比。

這也就是為什麼分六經病的原因，外有少陽，內有厥陰，更重要的是我們剛才看到，足少陽膽經的循行會「合於手少陽」，也就是手足少陽經會相互影響。辨證時候要分得很清楚，同樣地，手足厥陰也互相影響，前面提及的手厥陰心包經，也會受足厥陰肝經影響。所以每一組包含四條經脈，剛好兩條相表裡，然後兩者同名如少陽或者是厥陰，相互貫穿。

人體整個經脈雖然是十二條，卻分成三組，每組四條，四條正好相表裡，然後同名相連。

手太陰肺經　手陽明大腸經　足陽明胃經　足太陰脾經

手少陰心經　手太陽小腸經　足太陽膀胱經　足少陰腎經

手厥陰心包經　手少陽三焦經　足少陽膽經　足厥陰肝經

膽經的是動病則病「口苦，善太息……，甚則面微有塵，體無膏澤，心脅痛，不能轉側」。

膽經是「主骨所生病者，頭痛，頷痛，目銳眥痛，缺盆中腫痛，脅下痛，馬

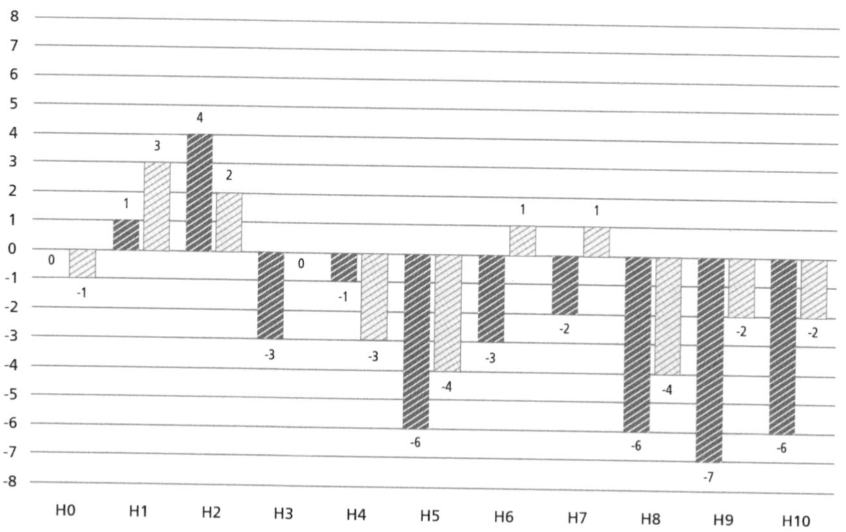

圖1-28-3

這是一位幻聽病患的血壓波分析，可以發現頭上的經脈能量明顯不足(H5～H10皆低於一個標準差以上)，諧波變異係數也明顯偏高。經柴胡劑治療一周後足少陽膽經(H6)明顯上升（－3→＋1)，頭上的經脈能量(H5～H10)也都明顯上升。深色柱狀是治療前，淺色是治療後。

＊橫軸是血壓直流項(H0)與第一(H1)到第十(H10)血壓諧波。代表的分別是H0心包經、H1肝經、H2腎經、H3脾經、H4肺經、H5胃經、H6膽經、H7膀胱經、H8大腸經、H9三焦經和H10小腸經，合稱五臟六腑十一經脈。

刀俠癭，胸、脅、肋、髀、膝外至脛、絕骨、外踝前及後皆痛……」這些都是膽經的循行。膽經循行皆在側面，所以不止與肝經相表裡，很多側面的問題與它相關，如不能轉側。

還有一點更重要的是，膽經雖屬足的經脈，可是它起於頭部一直走到腳，頭部循行非常複雜，因此整個頭部的諧波主要就是第六諧波膽經。

7.12 肝經循行，對應第一諧波

肝足厥陰之脈，起於大指叢毛之際，上循足跗上廉，去內踝一寸，上踝八寸交出太陰之後，上膕內廉，循股陰，入毛中，過陰器，抵小腹，挾胃，屬肝，絡膽，上貫膈，布脅肋，循喉嚨之後，上入頏顙，連目系，上出額，與督脈會於巔；其支者，從目系下頰裏，環唇內；其支者，復從肝，別貫膈，上注肺。

是動則病腰痛不可以俯仰，丈夫㿗疝，婦人少腹腫，甚則嗌乾，面塵，脫色。

是肝所生病者，胸滿，嘔逆，飧泄，狐疝，遺溺，閉癃。（引自《內經》）

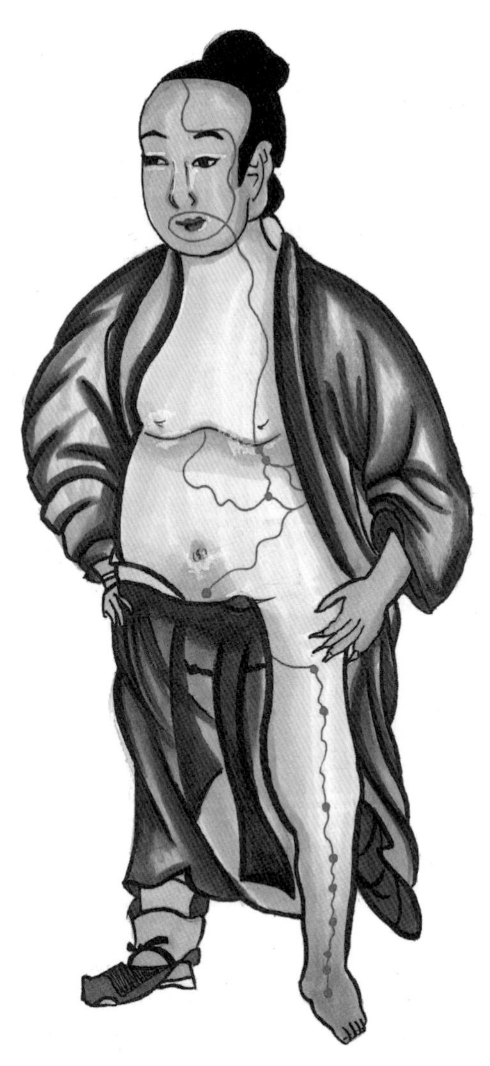

圖1-29 足厥陰肝經

肝經絡的臟器不只肝與膽，最後還會接到肺，於是肝經形成一個完整的循環。譬如說一個失眠的病人，你要問他是幾點醒來——如果是凌晨一點到三點，病在肝經；三點之後，病在肺經；凌晨三點跟五點之間，若是兩點到四點，就是從肝經走到肺經走不過去發生的問題。能整體掌握十二經脈，臟腑辨證會變得非常有趣。

「是動則病腰痛不可以俛仰，丈夫㿉疝，婦人少腹腫」所以骨盆腔的問題，包括疝氣的問題，都是與肝經相關。主肝所生病者，就會「胸滿，嘔逆，飧泄，狐疝，遺溺，閉癃」。所以許多隱疾怪病都是厥陰肝經的問題。仲景的厥陰病篇也記錄了許多重疾難治之症。

從漢醫的肝經循行來看，不要只想著肝就是西醫的肝，為什麼？經脈是同一組諧波，或者同一個共振頻率的器官，或者組織所構成的集合，因此只要相關都要考慮。

「與督脈會於巔」所以臨床上巔頂頭痛屬於肝經，更重要督脈的問題也與肝經相關。肝經循行點出了督脈，我們從十二經脈便要想到奇經八脈，而且要把奇經八脈歸屬於相關的十二經脈，才能去診斷相關問題。

臟腑辨證精髓在此。若不能掌握這個精髓，會變成和西醫的角度一樣。肝膽科只看肝膽，心臟科只看心臟，甚至還不看血管，西醫從功能出發，雖然容易理解它的作用，卻容易忽視人體臟腑功能的交互作用。

足厥陰肝經跟手厥陰心包經，這兩條經脈沒有直接相通，為什麼會互相影響？因為它們諧波的相關性，同名「厥陰」，頻率相近，都是低頻。手少陽三焦經跟足少陽膽經，同名「少陽」，它們內在循行會交併，彼此相關。

足厥陰肝經與手厥陰心包經何以如此密切？從血管系統來看，肝門靜脈往上走的上腔靜脈，是最大的一條靜脈，然後肝臟本身也有肝動脈系統，基本上就是一個很大的血管系統，與心包經的體循環構成完整的動靜脈系統，但最重要的是肝經是基頻H1，心包經是H0兩者相鄰。

好比膽經跟三焦經的關係，三焦經就是包覆臟腑漿膜這些成分，它影響所及便不只是膽經的部份，其實是全身走透透，手厥陰心包經也是如此，只要有脈的地方它都相關。手厥陰心包經會出現很多情志的症狀，因為腦部也是血管分布非常複雜的所在。當代的研究聚焦在主動脈弓與腦部循環的問題，就是左心室射血進入主動脈弓時產生了十二諧波，第六以上高頻的諧波主導了頭部的灌流。

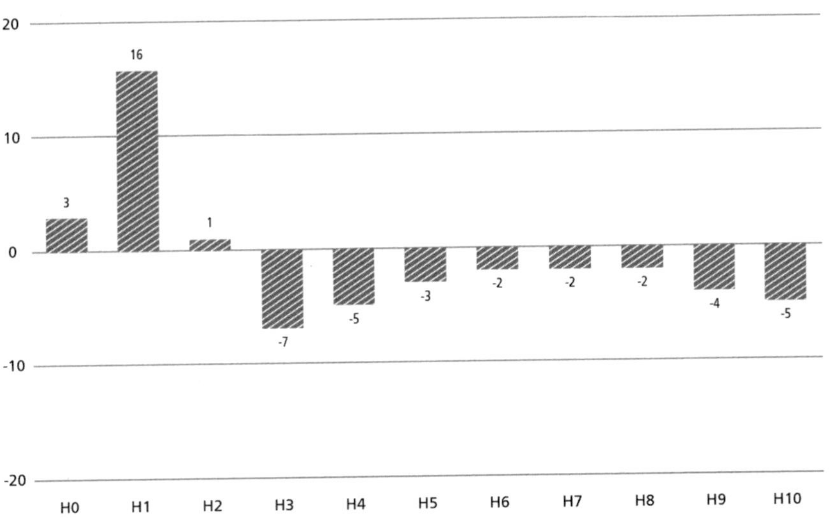

圖1-30

這是一位重聽病患的血壓波分析，可以發現頭上的經脈能量明顯不足(H5～H10皆低於兩個標準差以上)，第一諧波明顯偏高(H1,＋16)，顯示足厥陰肝經增加能量代償其他頭上經脈能量不足的現象。難怪《內經》稱「肝為將軍之官」，必須到處征戰，以解決其他經脈循環不足的問題。

＊橫軸是血壓直流項(H0)與第一(H1)到第十(H10)血壓諧波。代表的分別是H0心包經、H1肝經、H2腎經、H3脾經、H4肺經、H5胃經、H6膽經、H7膀胱經、H8大腸經、H9三焦經和H10小腸經，合稱五臟六腑十一經脈。

＊縱軸能量虛實是諧波分量與參考平均值比較之後的標準差數值。正值為實，負值為虛。參考平均值與標準差資料取自20歲健康受試者的統計結果。

漢醫和西醫最大的不同，就在於它是用波動（頻率、諧波）的角度看待事情。我們在看經脈時，必須理解它們彼此間是一個廣泛的影響。譬如說肝經走完，接著又回到肺經，肺經是手太陰肺經，中間會連到手陽明大腸會接著連到足陽明的胃經，這兩個是相連的，所以你容易理解陽明經彼此相關。

可是接下來到脾經，脾經是足太陰脾經，跟手太陰肺經它是什麼關係？它們在脈診上分別屬第三諧波跟第四諧波，是相鄰的。同樣的肝經是第一諧波，心包經是第零諧波，兩者也是相鄰，所以它們是相近的諧波關係。

8 任督二脈

督脈位於背部，與膀胱經疊合一起。它會往頭部走，延伸至腦內部，督脈的下半部則往下肢走。然而督脈與膀胱經相疊，因此一定要避免風寒，每次受風寒要用精確的方法處理好，否則會衍生其他整體的問題。督脈其實也包含了人體重要的脊神經，因此也與交感神經、副交感神經相關。

我們可以這麼理解「督脈」，督脈是胚胎或生命體在發育過程中一個最重要的管道間，從這個管道間發育出神經與血管系統，成人的督脈已經是胚胎後期存留下來的遺跡，大部分功能已經被膀胱經或其他相關功能取代，因此保養督脈與保養膀胱經是類似的。

督脈其實還有一些原始功能，雖然現在看起來不明顯，卻能隱隱影響到人的生理。《內經》《傷寒雜病論》皆曾提及督脈、奇經八脈的病變。《傷寒雜病論》〈平脈法〉提及「督脈傷，柔柔不欲伸，不能久立」影響到整體伸展，那怎麼診斷呢？「督脈傷，尺脈大而澀」。

由此可見，督脈影響到的不只是脊椎與血管。好比進行腰椎穿刺（脊椎穿刺）的部位，那裡有一個神經叢包裹的鞘，裡面充滿脊髓液。這其實是一個很大的腔室，是胚胎時期保留下來的。當西醫抽取脊髓液時，覺得脊髓穿刺影響不大，可是其實很多人做完後會有影響，甚至有些人會出現脊髓液滲漏。

對漢醫來說，這不是純粹一個身體空腔，是有其重要的功能。漢醫奇經八脈跟身體的腔室關係極為密切。尤其督脈往上走還會到腦部，跟第三腦室、第四腦室都是相關的。這才是我們漢醫在看待共振腔很不同的觀點。

人體若脊髓液滲漏，脊髓腔室就如同一只經常充不飽的水球，一些功能便受到影響。以現在我們對「壓力」更多的理解，便知道不只在血管中變成血壓，在各腔室中也形成壓力。從督脈來說，我們可以看到脊神經腔的影響，其實我們的器官或是包覆器官的膜狀體，都是體液，這些體液與腔室，與之前提的三焦經第九諧波息息相關。

三焦主氣所生病者，奇經八脈與三焦相關，因為它們都是膜狀組織，充滿體液。體液若不能維持很好的壓力，整個身體便不會處在好的共振。所以督脈有如此非常重大的功能，因為腦室、脊髓液沒辦法用血管體系來涵蓋它。

與督脈相對的任脈，其實也就是腎經與胃經往內側走，就像三焦經包覆內側的器官都有一些網膜，我們在任脈會看到更多大網膜，就是把器官一層一層疊包起來。這些器官其實在胚胎時期都是相通的。在成長過程中，就像房子的管道間，蓋房子的時候要從這邊傳輸不同的材料，等房子蓋好之後，就變成一個維修通道，更重要的是裡面還有水管、電路各種不同輸送體系都走在這個空間裡。我們的身體也是如此。

現在的生理學太重視血管系統的傳輸，其實漢醫的經絡系統不只是談動脈、靜脈、微血管，淋巴、體液也包括在內。更讓我們驚喜的是，用共軛焦顯微鏡看到體液流這一層，完全顛覆過去的想法。

以前解剖大體使用福馬林乾燥，體液這一層便不見了。現在使用共軛焦顯微鏡觀看，原來我們皮層下有一層就像下水道系統一樣，是那麼的豐富，人體中大部分的水皆在這裡，如同我們的器官泡在海底世界一樣。從演化上來看，就是我們是從海底來的，更重要的是我們一直能維護這層體液環境，才能讓功能正常。別忘了，神經傳導物質或內分泌都是在這一層去作用。

任脈與督脈若不能用腔室的觀念去看待它們，便會像西方醫學的解剖學一樣，好像看到類似的東西，卻不了解它的功能。原因在於西方醫學重視的是物質，可是除了西方醫學的物質觀念之外，人體還是包含很多能量、訊息的部分，其中最重要的是波的部分。波的部分我們看不到也摸不到的，然而它確實引導生理、生化的作用，這也是為什麼我說奇經八脈這麼重要。

我們的專利便是透過「波」可以量取到任督二脈生理訊號，實際上去量測便知道與我們之前量測十二經脈諧波一樣，與人體生理有密切的關係。包括三十年前從王老師開始的「到底心經是哪一諧波」之研究，後續在我們的研究之後，發現絕對不是在第一諧波之上的諧波，它是在第一諧波之下的。我們現在已經成功分出呼吸波（0.25 Hz左右）、0.7 Hz左右還有另一諧波，這些才真正與心經相關，其他還有八個分數諧波，便是所謂的「奇經八脈」。

再往裡面探索，便是修行人最喜歡說的「中脈」，這是一個最大的「沖脈」，過去是非常難量測到，因為「中脈」等同是心臟噴出來的那瞬間的能量，作用於身體內部最中間的主動脈上面。當我們做越多循環研究時，越發現過去所知的很有限。

於是當我們了解越來越多，越發現我們知道的更少。包括最近的睡眠研究，當睡眠時血液灌流減少，腦脊髓液會流進腦細胞之間，這等於是在「洗腦」的過程，也就是奇經八脈與循環系統的交互作用。這一發現於過去根本難以想像，可是這種波動傳遞就是漢醫最核心的所在。

因此我們臨床上常常處理失眠，然而處理方式和西方醫學完全不同，在西方醫學吃安眠藥不能解決的事情，對我們來說剛好很簡單，因為都是經脈波動不通的問題。光吃安眠藥會產生很多的副作用，因為其中太多的機轉現代醫學不清楚。

人體中血液、體液這些波的變化，其實才是漢醫最迷人的部分。而且是現代醫學剛打開大門，剛要往裡面走的時候。

9 運用經脈血壓計的漢醫診療室

在我的門診中，女性病人常因甲狀腺亢進前來求助，然而在我們看來通常是心臟先發生了問題，甲狀腺為協助心臟運作，慢慢才成為『問題』。要如何理解這個現象呢？為什麼甲狀腺出問題，要從心臟來解呢？

當一位甲狀腺問題的人來到面前，透過經脈血壓計，我們至少可從三個層面得到訊息，進而診斷——

首先確認是否處在外感，第二掌握患者循環系統的狀況（內因），第三理解其心靈活動層面（情志）。此三個層面又彼此息息相關，呈現漢醫獨特的整體系統觀點。

9.1 是否病毒感染？

許多研究證明越來越多甲狀腺亢進問題與ＥＢ病毒（Epstein-Barr Virus）感染有關。從漢醫角度來說，這就是「外邪」（外感）。

病人感染外邪，身體為了要跟病毒打仗，進而產生抗體，當自體免疫抗體攻擊甲狀腺細胞上的促甲狀腺激素受體（TSH receptor），造成甲狀腺組織增生並分泌更多甲狀腺素（T3與T4），於是演變成甲狀腺亢進等症狀，進而產生更多病理的變化。

EB病毒其實不只影響甲狀腺，也是造成鼻咽癌一個重要病毒，與頭頸部癌症密切相關，所以不只是甲狀腺機能亢進，有些結節，甚至低下問題等，都是甲狀腺遇到病毒感染，產生自體免疫破壞，不同階段產生不同的代償作用，因此治療的時候這些因素同時皆要考慮。

臨床上看到大部份病人，尤其是女性甲狀腺病人，通常是心臟發生問題，甲狀腺來幫忙，這便是代償作用。

更重大的發現是甲狀腺亢進或產生結節的病人，可以說是自體免疫系統產生問題。對漢醫來說，這也與病毒感染有關。病毒感染後產生抗體，然後促進甲狀腺素分泌。

9.1.1 病毒感染也是外感（外邪）

在診間，我們很難一下子和病人說清楚「外感」是什麼，於是借用西醫的語彙，使用患者可以迅速理解的字眼，如感冒。很多病人說「我沒感冒啊！為什麼有外感！」這便是病人硬把感冒與外感等同，認為只是上呼吸道的感染。

西醫的「感冒」講的是感冒病毒，或稱作「類流感」。但對漢醫來說，外感不只是病毒感染（腸病毒、流行性感冒病毒等），也包括細菌感染，也可能是物理性的。

一旦發生外感，便有特殊的治療方法。漢醫經典《傷寒雜病論》提出六經辨證，運用方劑處理外感，當然針灸等方法也是其中之一。既然是外邪，去邪至為關鍵。

9.2 為何與循環代謝息息相關

從漢醫整體的觀點來看，甲狀腺素分泌與心臟循環代謝息息相關。

甲狀腺素調整身體的代謝率，讓心跳加快，增高基礎代謝率，幫助心臟調節身體代謝跟機能。原本是正常的現象，可是當人體常常處於病毒感染狀態，這一機制便容易失衡。

從西醫角度來看，甲狀腺素太低造成心臟衰竭，太高增加心臟負荷。因此處理的方式，通常是吃藥或是切除。

從漢醫系統來看，其實是心臟先出問題（不是西醫角度的器官問題），功能不足，藉由多分泌甲狀腺素，提高代謝率，兩者互為因果。也因此臨床上治療，通常會先處理心血管問題，解決心臟問題，甲狀腺問題也才能有解。

許多人最後選擇甲狀腺切除手術，一般手術會切除四分之三，不會全部拿掉。剛剛切除時可能還好，當一下子變低下，甲狀腺素不足開始服用甲狀腺素，於是他便不能夠停止服藥，一旦停藥後容易心臟衰竭。那這種過程中其實就是一體兩面，因為心臟負擔不了，一個甲亢高的病人，他會代謝代償高一陣子，年紀大之後整個代謝便會掉下來。

門診中也常常有這樣的病人求助。雖然切除之後服用西藥，維持所謂的「穩定」，其實是一種很不靈活的穩定。

人體的甲狀腺素分泌，是隨著時間而變化的，服用西藥之後，可以控制在一定的劑量，一定的血清濃度，可惜也失去調節能力。

漢醫可以調理的原因在於雖然剩下四分之一，卻能調度整體讓機能發揮。人體通常會預留六倍的運作量，去除四分之三其實還有四分之一乘以六，依然有一定能力去調整。

人體最奧妙的地方，對醫師來說最難的地方是人體依循日夜節律，精密調節。以甲狀腺素分泌來說，早上醒來時分泌最高，下午到晚上時間慢慢降下來，同時另外的內分泌開始運用，譬如說褪黑激素。如此細緻的調節有賴於循環系統作用，才能夠將內分泌送到該去的組織，循環調好了，效率就自然便會提高。

對我們來說，人體的內分泌系統同時跟甲狀腺等腺體，這些與循環系統是息息相關相關的。甲狀腺素分泌雖是局部組織分泌，可是它必須送往身上其它的地方。如果交通不通暢，自然效率變差，便產生亢奮或者不及的現象。健康身體的維持有許多平衡的機制，不過一旦失控，往往變成惡性循環。

以甲狀腺素來看，它其實就是最高的腦下垂體，分泌促甲狀腺激素（ＴＳＨ），然後會先刺激甲狀腺，產生Ｔ３、Ｔ４去作用，可是Ｔ３、Ｔ４太高，腦下垂體會形成一個負的回饋，分泌太多，反而會抑制回去。

這其實是一個整體的現象。古代漢醫沒有這麼多的生物化學知識，可是他們明白臟腑之間會互相影響，運用系統觀來看人體，也會得到類似的結果。所以甲狀腺以及腦下垂體、下視丘這些因素，在西醫研究看起來是同一系統的，對我們漢醫來說，其實也是同一經脈，漢醫的系統便是所謂「十二經脈臟腑虛實」。

9.3 為何與飲食相關

甲狀腺位於漢醫經脈體系的「足陽明胃經」這條經絡上。與甲狀腺相關的疾病，從臨床上看來，也與「足陽明胃經」息息相關。甲狀腺位於胃經上，也表示著是跟痰濕或者虛火這些問題相關，在治療與臨床，我們也會同時去處理這些問題。

甲狀腺結節裡面皆是一些黏液，其實就是我們漢醫講的「濕」，這也就是為什麼我們在臨床上要求病人，如果濕的體質一定要小心，盡量減少水果、飲料、麵食等飲食。

食物的影響至為要緊。身體無論偏寒濕或者濕熱，皆會造成不一樣的影響。寒濕比較偏向於甲狀腺低下，濕熱就比較亢進，卻也不能完全如此區分，每個病人體質還是有差異的。

9.4 心靈活動(情志狀態)

壓力源也是其中互為因果的關鍵因素之一。

坊間常有人說女性甲亢是性子太急了，可是正如上文說的，她其實可能受病毒感染（外邪），又可能工作家庭壓力大，因此造成心臟負荷過大，甲狀腺素增加是為了增加代謝率，協助心臟。種種因素皆是互為因果的。

甲狀腺基本作用，便是提高代謝率。遇到壓力時，身體為了應付緊急狀況，不只伴隨著甲狀腺素增加，腎上腺分泌也會增加，這些都是為了提高代謝率，應付危機。

應付危機應該是短期的，可是若沒有適當的調整，身體便一直處在高度緊張狀態，長期下來形成身體病態，甚至出現自體免疫的問題，就像車子一直卡在高速檔，沒辦法停車或倒退。

臨床上常見莘莘學子由於課業壓力開始誘發，最初是過敏問題，可能是鼻子過敏。接下來往裡面走，變成咽喉問題，再往裡面變成甲狀腺問題，病機一步步來由輕而重。

能不能恢復正常，除了避免病毒感染，適當飲食，其實與我們教育價值單一化有關，一直以來學校教導學生努力用功，很少教導學生如何偷懶放鬆。臨床上，我常和病人說，學著偷懶、學著摸魚，不然病好不了，甲狀腺問題通常發生在求好心切的個性體質。

▨ 2021-08-23 17:18:10 血壓：138 / 74 mmHg 心跳：75 / 分鐘

能量虛實

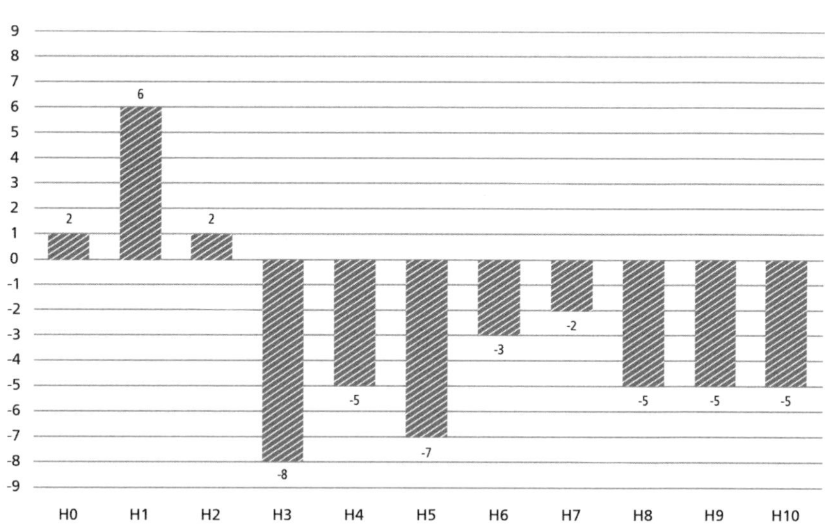

圖1-31

甲狀腺亢進病患併發乳癌的血壓諧波分析。脈象可見足太陰脾經與足陽明胃經顯著低下(H3,－8 & H5,－7)。足陽明胃經循行穿過甲狀腺與乳房；足太陰脾經環繞胸腹部，也與乳房息息相關。更重要的是，若是手少陽三焦經也明顯低下(H9,－5)，就要考慮任脈的問題。

＊橫軸是血壓直流項(H0)與第一(H1)到第十(H10)血壓諧波。代表的分別是H0心包經、H1肝經、H2腎經、H3脾經、H4肺經、H5胃經、H6膽經、H7膀胱經、H8大腸經、H9三焦經和H10小腸經，合稱五臟六腑十一經脈。

＊縱軸能量虛實是諧波分量與參考平均值比較之後的標準差數值。正值為實，負值為虛。

參考平均值與標準差資料取自20歲健康受試者的統計結果。

CHAPTER

2

漢醫的
意識科學

二千多年前《內經靈樞》
便已昭然若揭如何看待精神（意識）問題，
不只是純粹現象探討，
更是從治療者的角度出發。

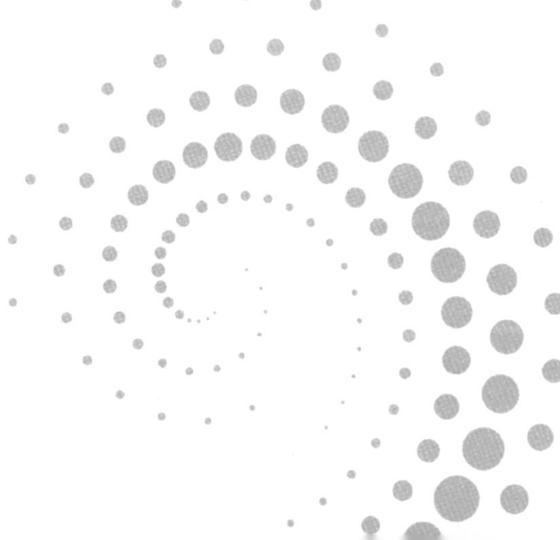

黃帝問於岐伯曰：「凡刺之法，先必本於神。血、脈、營、氣、精神，此五臟之所藏也。至其淫泆離藏則精失、魂魄飛揚、志意恍亂、智慮去身者，何因而然乎？天之罪與？人之過乎？何謂德、氣、生、精、神、魂、魄、心、意、志、思、智、慮？請問其故。」

岐伯答曰：「天之在我者德也，地之在我者氣也。德流氣薄而生者也。故生之來謂之精；兩精相搏謂之神；隨神往來者謂之魂；並精而出入者謂之魄；所以任物者謂之心；心有所憶謂之意；意之所存謂之志；因志而存變謂之思；因思而遠慕謂之慮；因慮而處物謂之智」。《內經靈樞・本神第八》

很多時候我們以為漢醫只處理血、脈、營、氣，然而其實還包含「精神」，以現在大家可以理解的語言便是「意識」，漢醫還處理「意識」。

漢醫體系認為任何針刺之法必先本於精神（凡刺之法，先必本於神），而精神藏在五臟裡，五臟不只蘊藏血、脈、營、氣，也藏含精神（血、脈、營、氣、精神，此五臟之所藏也）。一旦我們遭遇外邪，失去藏在五臟的神，魂魄不見，意志混亂，智慮去身，任何治療也枉然。

二、三千年前《內經靈樞》便已昭然若揭怎麼看待精神（意識）問題。書中所示不只是純粹現象探討，更是從治療者的角度出發。「天之在我者德也，地之在我者氣也，德流氣薄而生者也」這是漢醫體系最核心的部分，也非常複雜。我們以一整章來跟大家討論，我們將會看到什麼樣的事情。

《內經》之後五百年《難經》第二十二難中講述「五臟藏七神」，更為清楚闡述漢醫體系最奧妙之處。「臟者，人之神氣所舍藏也。」，所以「肝藏魂，肺藏魄，心藏神，脾藏意與智，腎藏精與志」《難經》提出比《內經》更細緻說明，五臟不只是藏神這統括的說法，《難經》分得更清楚，一個神分成七個部分。這是很大膽的說法，《難經》展現這樣的體系，如同《內經》那一時代，已經不是描述性的，不是假設性的，是用來治療的，而且是治療經驗的累積。

如此抽象的事情，蠻難理解。分享門診一位病人的例子。

1 老太太爲什麼發狂

石老太太中風後半身不遂，無法說話。每次來診所時而大哭，時而大笑，或

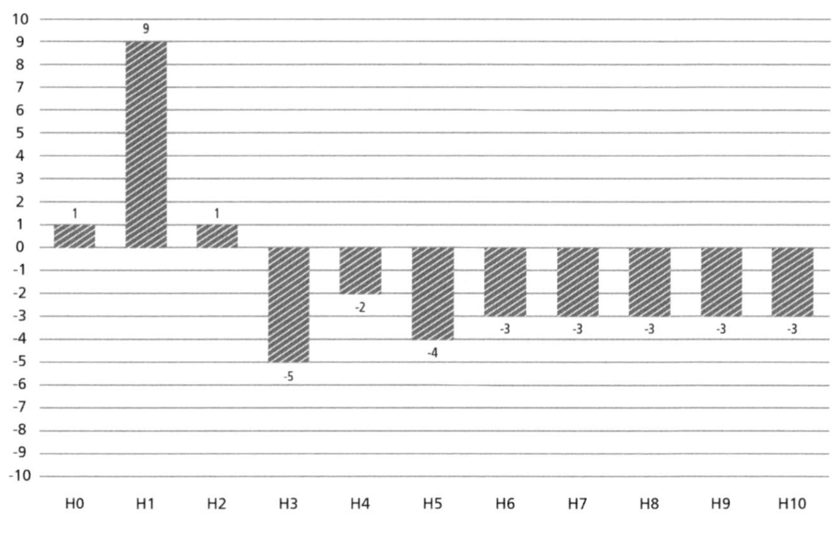

圖2-1-1

大聲吼叫，大家以為她中邪了。

我們透過脈診儀看到石老太太的脈象是心火大，肺氣不足，肝火大，而且還有肝風。「重陰者顛，重陽者狂」，顯示於這位病人。來門診出現咆哮呼喊，如見鬼神。若以漢醫角度來看，石老太太五臟虛實已失去平衡，寄於五臟的七情也就混亂了，肺主悲、腎主恐、心主喜、肝主怒；甚至超過原來系統的極限，於是腦部極度缺氧導致中風。站在西醫角度是什麼病症呢？石老太太是中風之後，由於腦部血液灌流已經不穩定，便沒辦法維持精神的平和。

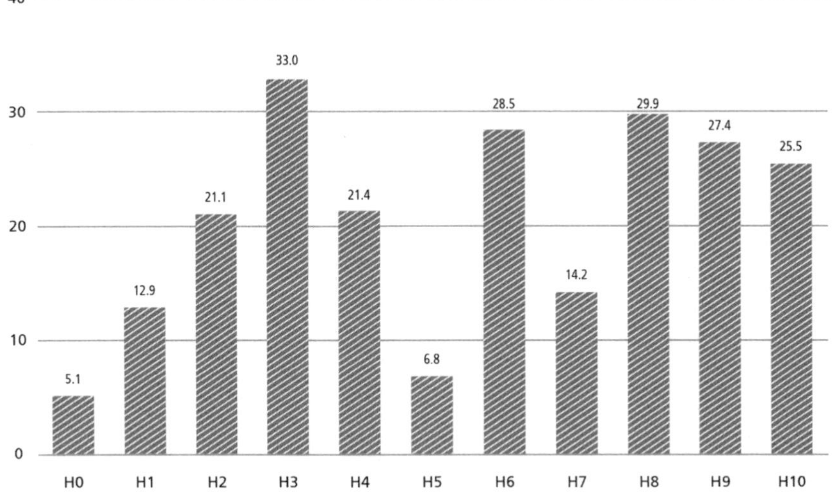

圖2-1-2

左右頁圖是中風後患者的血壓諧波。心肝火大 (H0,＋1& H1,＋9)，脾肺氣不足 (H3,－5 & H4,－2)，高頻諧波能量皆不足(H5～H10,－3)，而且還有肝風，血壓諧波變異係數(HCV1, 12.9%)，其他諧波變異係數也隨之上升。

＊橫軸是血壓直流項(H0)與第一(H1)到第十(H10)血壓諧波數。代表的分別是H0心包經、H1肝經、H2腎經、H3脾經、H4肺經、H5胃經、H6膽經、H7膀胱經、H8大腸經、H9三焦經和H10小腸經，合稱五臟六腑十一經脈。

＊圖2-1-1縱軸能量虛實是諧波分量與參考平均值比較之後的標準差數值。正值為實，負值為虛。參考平均值與標準差資料取自20歲健康受試者的統計結果。

＊圖2-1-2縱軸能量變異是諧波分量變異係數(HCV)。單位是百分比。

漢醫怎麼去治療這樣的病？如《內經》所言以針灸或者以藥物，平衡七情，治法一樣從五臟去治。為什麼七情會變好呢？人體往頭上的循環，其實受五臟低頻部分影響。二千年前漢醫對意識出現問題的治療方法，是過去西方醫學無法想像的。然而現今呢？已有循環的前瞻研究認為腦的問題出在主動脈弓上，這不正是心包經是動病「喜笑不休」的問題嗎？

2 過去西方醫學如何處理精神問題

回看西方醫學史便能明白，二、三千年前漢醫處理人在精神方面的問題，比起西方醫學更加人性化。西方醫學過去三百年之間做了哪些事情？我們暫且不論，中世紀時的歐洲，將精神病患當作女巫來燒死或者囚禁。

2.1 外科手術治療精神疾病

十九世紀西方醫學以外科手術來治療精神疾病。接受治療的不是一般乞丐或者居無定所的遊民，而是當時社會上的中上階層，偉大的音樂家舒曼也是其中一員。頭痛與幻覺讓舒曼相當痛苦，於是尋求治療。舒曼接受當時流行的腦部清創消毒術，為一種外科手術。後來外科手術失敗，克拉拉與布拉姆斯不得不送舒曼到精神病院。

當時他們懷著非常大的信心，找尋歐洲名醫治療。就像今天我們如果心臟出問題，跑去找振興魏大夫，或是跑到台大找某某名醫一樣，當初動腦部清創術的人都是歐洲的名流，也只有他們才負擔得起手術費用。

二十世紀三十年代到五十年代，西方用來治療精神疾病仍是外科手術，也就是前腦葉白質切除術。開創者莫尼斯醫師，甚至還榮獲諾貝爾醫學獎。試問今天還會有人去動這手術嗎？當然不會。西方醫師動了大量的前腦葉白質切除術後，看到患者的後遺症，才確認不再執行這一手術。

2.2 內科治療時期

佛洛伊德的出現讓精神醫學從外科進展到比較接近內科，可是佛洛伊德依然還不是一個內科體系，直到精神醫學發展出ＤＳＭ體系（Diagnostic Statistical Manual of Mental Disorder），佛洛伊德的精神醫學已經不是當代主流的精神醫學，經過二次世界大戰之後，治療精神疾病藥物的發展介入許多receptor觀念，以及各種不同的分子生物學進展。

現在的精神醫學已經跟佛洛伊德的精神分析截然不同，可是這種透過精神疾病診斷與統計手冊的方法，依然還是當代主流。也就是說我們看西方精神醫學的時候，很像看到漢醫「望聞問」體系，皆是藉由對精神病患外在症狀的表現，歸納出診斷跟治療。

當今投以藥物治療精神疾病，只是讓它失去某種可以作亂的功能，方便管理。試想，如果你的小孩子送到保母家，保母為了讓小孩子不要吵鬧，給他吃安眠藥，假如你的親人不得不安置精神病院，以這樣照顧小孩的方法照顧，你可以安心嗎？這便是今天精神科學的困境。

面對精神疾病或是意識疾病這樣的診斷體系足夠嗎？能夠探測出意識如此抽象的體系嗎？過去三四十年來，儘管精神科學發展很多工具，如functional MRI，或者腦磁儀，或者是電腦科學，或者人工智慧的發展，讓我們可以慢慢看見以前看不到的地方。但依然還是不夠的。

3 漢醫如何治療精神問題

從整個人類醫學史來看，相對於西方醫學史，三千年前漢醫對精神疾患的處理，運用針灸或者藥物治療已經非常人道。為什麼漢醫可以如此人性化？正是漢醫掌握著西方醫學到現在還不能了解的觀念，也就是「五臟藏七神」。

古代漢醫認為腦部的精神變化，與人體內在低頻循環是相關的，除了神經系統，還包括其它心肝脾肺腎，都跟腦部的功能是相關的。接受西方醫學或者精神醫學訓練的醫師，他們常認為這是匪夷所思的事情。基本上今天的精神科醫師，雖然受到內科訓練，可主要還是神經科學的訓練，或者神經內科的訓練。

在我們的研究中，藉由血壓諧波的分析，血壓諧波亂度的分析，我們可以看到很多過去循環體系理論中看不到的現象，我們把血壓諧波當做一個衡量工具，就是漢醫過去幾千年的脈診，以及基於脈診的治療方法。

我們必須還是要有一種新的方法、新的工具去探討，西方醫學以為對循環系統的掌握已經非常了解，可事實上西方醫學對循環系統中的血液流體動力學，已經遇到困境四十年無法突破。

漢醫脈診（血壓諧波量測）對於精神科學有效嗎？這正是當代精神科學與心理學是否能夠發展出一套整合分子生物學到整體系統觀的應用科學，彌補精神科學或神經科學與心理學之間的斷層，這是當代最重要的題目。

當代太多的精神疾病，而治療的發展，好比之前提到額葉切開術，或者藥物治療，讓我們遇到很大的瓶頸，如果我們真的走到精神病院病房，其實病人們還是接受不理想的治療方法。

3.1 波與無線傳輸

為什麼會這樣呢？如果去看漢醫的體系，它認為我們的精神疾患，不只是受身體影響，也受大環境影響。於是你會了解如果不處理大環境問題，身體問題便不會好，身體問題不會好，當然精神這一次系統也會發生問題。

為什麼現在精神疾病會更盛行？過去，大自然裡只有少數的波動源，幾棵大樹，或許就是那周圍可能最主要的一個波的產生者，宇宙運行也可能是很微小的電流、電場或者是磁場。

人最容易受到外在影響的是第九諧波三焦經，三焦經頻率剛好與我們大氣層舒曼波頻率接近。大氣層舒曼波是直接影響到人的第九諧波，這是最常講得外氣的問題，於是便很容易解釋某些共同的行為。舒曼波本身振動，一定時時受外在星體影響。波動過多過少時，常常就是地球重大問題，或是集體行為發生的時候。

當我們談「漢醫」，一定要談及外在體系、大體系、內在體系、低頻體系、高頻體系等彼此間的關係，古代漢醫以「波」以「氣」建立其體系，所有的體系是波，彼此互相影響，天人合一從波的角度也很容易理解。彼此間影響是非常直接的，透過共振，根本不用什麼其它媒介，甚至人與人的互動、緣分，以波來解釋便很容易理解。

漢醫為什麼講「氣」？只要是週期性的波或波動的現象，其間的耦合是互相影響，完全超過我們過往以物質的觀念所理解的。彼此太容易互相影響，於是形成一個整體的場，所以我看腦部的功能，都是以「波」的角度在看。

今天我們經常使用手機，手機的基地台它的電波、它的磁波遠遠大於我們以前演化幾千萬年來遇到的「場」。高科技工具透過「無線傳輸」，我們肉眼看不見，卻可以作用於物與物之間的聯繫。

這些會不會對人產生影響呢？沒錯，所有的哺乳類動物皆設計出一個非常大的腦殼，阻蔽這些波的影響。可是我們從來都不了解，無線耳機放在耳朵上當作隨身聽，到底對我們腦部的影響是什麼？戴在手上的小米手環，不斷發出ＬＥＤ電波、光波，到底對身體有沒有什麼影響？實際上我們從來都不去討論這些，也因此無從知道，現在精神疾患的盛行到底從何而來。

漢醫最常講的「望而知之謂之神」，是望「神」而非望「色」。大自然環境對居於其中生物造成影響，其中人為萬物之靈，更是這個影響中最關鍵的顯示。當人過得不好時，也可以預想其它生物大概也不會過得太好。同樣，當一個人他的「神」不明的時候，這個人本身也不能發揮自己最大功能的發展。

「神」就像是英國女王皇冠上那顆最大的珍珠，觀察一個人本身是不是健康的時候，基本上就是望他的「神」，他的神總體來講，即是他整體精神的表現。

3.2 透過脈診搜集五臟訊息

漢醫是怎麼來看的呢？

臨床上診療病人，我們常常詢問他一些問題，看他如何回答。便是看其神志清不清楚。神志清不清楚漢醫還分得更為詳細，不只分神志，還分肝藏魂，心藏神，肺藏魄。這代表什麼？

你也許可以想像說，病人進到醫院急診，我們去看他的昏迷指數（Coma Scale、CS），看他的眼睛瞳孔反射，評估聽覺，或者發出聲音的能力，甚至四肢行動狀況來決定他的神志情況。但我們在加護病房研究發現GCS與諧波亂度相關。

漢醫來得更簡潔，直接量測七神的狀況，如何量得到七神狀況？《難經》直接告訴你量測五臟狀況即可知曉。為什麼量五臟可以得到七神？「五臟藏七神」人體高頻諧波若是由低頻五臟諧波所決定，當然低頻的循環就決定高頻的灌流量，剛好高頻諧波就是腦部血管的頻率，其實就是第五諧波到第十諧波。

供應到腦部的這些諧波，我們可以想像成是電台，它用的高頻頻率，必須低頻穩定，高頻才穩定，低頻不穩定高頻就不穩定。亦即，如果低頻開始產生雜訊，高頻自然跟著混亂。生命與無生命最大的差別就是無生命會趨於最大亂度，而生命系統是秩序且規律的；正如克勞德．夏農提出的資訊理論（Information Theory）資訊就是負熵(entropy)即負的亂度。

生物資訊是生命系統最重要的特性，生命資訊如果失去秩序，代表生物生病了，生物資訊若趨於混亂，代表生命秩序趨於崩潰。每當我們望「神」之時，便是看此人的「神」，是否表現出秩序、規律，抑或已經進入混亂、渙散的狀態。

為什麼石老太太中風已經結束，血管不再出血，細胞不再壞死，可是她的神志依然不清楚呢？從我們的脈診分析之下會看到，她的五臟早已受損沒有完全恢復，同樣地她六腑這些高頻諧波，也無法恢復。如此，她一定不會健康。

石老太太度過急性中風階段，來到我們門診時，我們努力恢復可以恢復的，然而有些已經不可逆，於是她便處於癲狂狀態。這便是為什麼越早介入治療效果越好！那些已經缺氧受損的細胞，如果能夠盡快修復，無論漢醫西醫都明白能改善，可是要如何改善它呢？

漢醫跟西醫最大的差別在於，即使都知道得如此治療，漢醫的確能更進一步

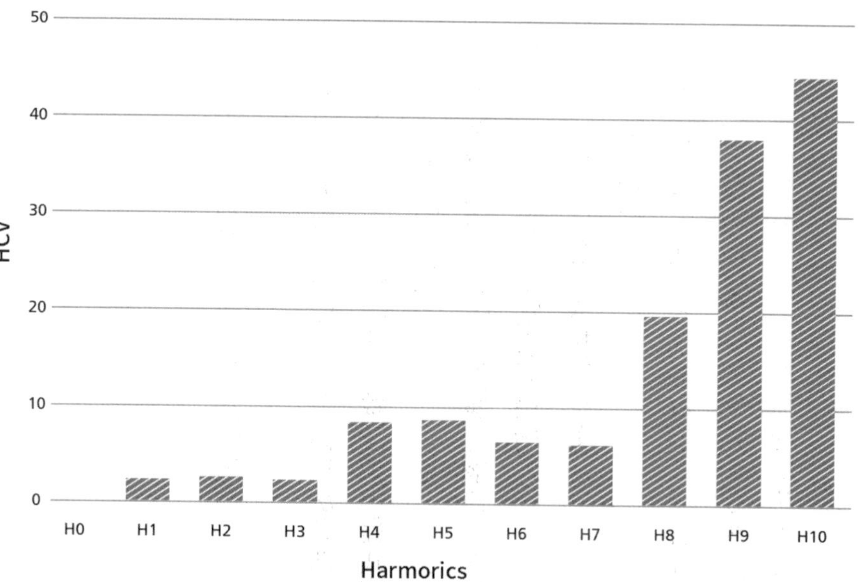

圖2-2

這是外科加護病房中硬腦膜下血腫昏迷病患的血壓諧波變異係數。昏迷指數是E1VTM1，幾乎沒有任何神經反應。手陽明大腸經(H8)、手少陽三焦經(H9)與手太陽小腸經(H10)血壓諧波變異係數顯著偏高。

＊橫軸是血壓直流項(H0)與第一(H1)到第十(H10)血壓諧波數。代表的分別是H0心包經、H1肝經、H2腎經、H3脾經、H4肺經、H5胃經、H6膽經、H7膀胱經、H8大腸經、H9三焦經和H10小腸經，合稱五臟六腑十一經脈。

＊縱軸能量變異是諧波分量變異係數(HCV)。單位是百分比。

讓病人其它功能趕快恢復，不只是不用洗腎，不用插管，不只是這樣而已，漢醫會希望病人身體的共振都能夠恢復，否則低頻不穩定，高頻就不穩定。

4 類電腦科學的漢醫系統觀

如同電腦科學一樣，如果你無法營造一個完整的硬體，軟體系統也不能發揮功能。更進一步，軟體就算做好了，程式寫得不夠好，或者系統設計不夠好，也不能發揮最大的功能。

漢醫看人體的時候，很像電腦科學看到的某部分。如果換成現在最流行的語言就是人工智慧，生物資訊最極致的表現莫過於人腦，人類腦部的記憶、思考、計算、分辨、理解、邏輯跟模擬、意識等高度智能的運作，形塑出每一個人獨特的人格跟精神性。

也就是說每個人都是獨特的，而且你幾乎看不到有一個人是一樣的，也許雙胞胎長得一模一樣，可是他一旦笑起來，你會發現兩個人笑起來是不一樣的，講話的方式也會不一樣，甚至他的情緒表現也不同。這些精神性的表現，形塑著每個人獨特的人格跟精神性。

4.1 電腦科學模擬「自我」意識的困境

透過電腦科學的人工智能研究，我們發現要模擬每個人的特殊性是非常困難的，為什麼？十年前是所謂類神經網路研究發達的最末期，之後類神經網路突然消失了。直到最近五年，又開始急劇發展。

現在我們可以清楚看到為何會如此發展，怎麼說呢？人類的辨識能力經過兩三年的學習後，稚齡幼童便能夠分辨出椅子，或者周圍的同類物體，可是像辨識椅子這樣的題目，其實對人工智能開發是一個重要的里程碑。

一開始大家認為去寫一個辨識椅子的程式，只要幾行程式就可搞定，沒想到寫了幾百萬行還做不到。直到現在認出貓跟狗其實還是很難的。本來認為輕而易舉的題目，經過幾十年之發現依然存在很大的瓶頸，為什麼？最大原因在於電腦沒辦法先認知到自己的自我，沒有一台電腦可以知道「我」這件事。人類能先認識「我」，小孩子已經先知道「我」，他才可以分出來外物，然後才知道這是椅子，這是桌子，這是貓，這是狗，前提必須是先知道「我」。

光要寫認出「我」對電腦科學來說就是非常難的題目，「我」本身對自我的認識，就是「意識」的部分，就是意識的第一點，從0到1的第一個。這件事直到現在還是最難的題目。

二〇〇五年日本萬國博覽會展現的「愛子」，別看它一副純純可愛的無意識與無神，卻是日本傾二十年全國之力，發展出的人工智慧結晶。若你以為日本是由於廣場協定讓經濟蕭條二十年，其實是他們選了一個特別難的題目，然後做不出來，因此在萬國博覽會，一定得把花了那麼多人力物力財力的題目展示出來，「愛子」就是醜媳婦還要見公婆的狀況。

可是也不是只有日本如此。其實在全世界像這類型的公司，每年多少家公司募資啟動，多少家公司又倒閉。過去二十幾年許多公司前仆後繼，大家都在做這一題目，覺得這題目最迷人，又認為這會決定人類的未來。這題目就是我們剛才提到的「意識」的問題。

4.2 腦神經科學的限制

現在到底腦神經科學研究解決這問題了嗎？我們電腦科學人比較誠實，我們知道自己遇到什麼問題。然而一些醫學科學家，譬如說前陣子馬斯克秀出猴子打電動的影片，馬斯克旗下的Neuralink公司於猴子行動皮層區域，植入二千多個電極以傳遞大腦電子訊號，Neuralink 可記錄與解讀這些訊號。過去所有的精神科，或者是神經科醫師都不敢這樣做，為什麼？因為它是侵入式的方法，侵入式的方法不可能應用於一般人，一定應用在已經中風或者身心障礙的人，他們才會接受試驗啊。

大約十年前，韓國以胚胎植入帕金森症病人，手術後這十幾位病人皆說效果非常好，恢復了活動，之後便沒有任何消息。後來追查，胚胎植入幾週後，這十幾位病人開始頭痛，全都痛不欲生。

這些侵入式的治療方法，完全反映出西方醫學對人體治療的物質性觀點。科學家認為植入細胞或者胚胎，可自然而然在身體成長。韓國治療帕金森症的例子告訴我們，胚胎雖然有完整的基因，有完整的生理條件，可是種到貧瘠的細胞組織裡，它還是會死亡。

病人為什麼當初會得帕金森症？就是腦部循環已經變差。循環不恢復，植入再多幹細胞，再多胚胎細胞，還是跟之前的腦細胞一樣會萎縮，拿不到能量，喪失功能，最後死掉。這一點便是東方醫學跟西方醫學最大的不同，也就是說當我們宣稱我們對腦部有多大的認知，要是一個最根本的問題沒有了解，也就是「人類腦部細胞是如何受支持拿到能量」如果不了解這一點，其實我們是沒辦法往下走的。

人類腦部細胞血液灌流的供應機制並不如我們理解的，只要給一條水管灌溉它，腦細胞便能存活，不是這樣運作的，腦細胞的生存必須靠很多條件滿足之下才會發生。

從哺乳類的演化史可以看到腦細胞供應機制如何形成，大部分哺乳動物都是低著頭，不會抬頭，熊偶爾才會抬起頭來，熊發怒的時候才會站起來。低頭做什麼？一直進食，幾乎整天都進食，如果不吃東西，便沒有能量去維持生命。

人發生了什麼事，人可以思考可以做許多事情，需要許多條件配合，人身難得也在於此啊。第一要件，人要直立，人要吃熟食，才能夠讓原本只待在腸胃的這數條高頻經絡往上發展，這是探討人的意識之前，我們從來不去研究的基本問題。

回到今天我們對神經科學的了解，就是很像之前類神經網路研究遇到的困境。我們一直認為我們可以用我們原來的知識來解決，殊不知如果不了解神經或腦系統是如何運作，根本沒辦法突破。

5 信息場

現今人工智慧或所謂腦科學是當代的顯學。古代中國人怎麼看待這樣的事情呢？古代中國人其實比較接近用信息場的方法來看，這個信息場的方式就像iphone手機一樣，手機裡面的記憶體是有限的，它讓你存到一個遠端硬碟上面，我們現在稱之「雲」。又譬如說你的電子信箱是用Google，所以你的信件是存在Google雲端硬碟上面。

我們人類是不是也這樣做呢？我們的記憶是不是這樣呢？我們是不是常常覺得可以無限擴充容量？從小到大的事情似乎記住卻又模模糊糊，最容易想起來的是什麼？叫「觸景生情」，看到以前女朋友送給你的卡片，你浮想聯翩，那到底記憶是記錄在這張卡片？還是記錄於卡片背後的事情？

引用電腦科學的角度會說，卡片就像一個指標，像是一個窗口，點到後便打開記憶，或者它是一個入口網站，我點了後便整個進去。可是若你如果沒看到卡片，你甚至都忘記了，以前女朋友長什麼樣子都記不得了。

如此才比較能夠解釋你的記憶是什麼，如果記憶是放在腦中的某一部分，那我們要怎麼去連結它？為什麼有時候會忘記？從漢醫的角度要怎麼解釋？還是與我們剛才講得「腦部灌流」有關。無論它是不是真的存在那裡，還是它只是存了一個標記在那裡，如果這個部分的血液灌流到不了，當然叫不到這筆資料，血液灌流由誰決定的？由循環體系來決定的。

人在健康狀態時，腦部的血液灌流是循環系統第一優先考慮的，也就是循環系統第一要務是要確保腦部的血液灌流是足夠且固定的。進入病理的狀態，如帕金森、失智失能的病人，事實上常常都先是罹患內科疾病之後發生的，若從病態的意識問題往回看，便會明白人要維持正常意識運作，其實是付出很大的代價。

5.1 外在記憶

如果我們沒有「信息場」的觀念，便很難理解外在的記憶。外在記憶若是一個信息場，是不是每一個人之間的生命或者世界，有一個共同的地方呢？這便很接近德國哲學家海德格所謂的「整體存在」。如果今天要存儲這麼多人的集體記憶，那是一個非常龐大的體系。以「資料庫」來講，大家要把共通的放在一起，於是產生集體記憶，否則亂度非常的大。那怎麼去收斂資訊亂度？很像傳輸資料和資料存儲的時候，如何去打包、壓縮跟解壓縮的問題。

日常生活我們常常遇到想要回想某些事情，有時得經過很多的準備動作才想得起來，甚至要進入催眠或者各種方法。腦神經科學其實與現在的電腦科學，存在很多共同的地方，可是古代漢醫幾千年來都已經是用類似電腦科學體系去看待與治療病人。

5.2 魂魄與作業系統

「天之在我者德也，地之在我者氣也，德流氣薄而生者也，故生之來謂之精，兩精相摶謂之神，隨神往來者謂之魂，並精而出入者謂之魄。所以任物者謂之心，心有所憶謂之意，憶之所存謂之志，因志而存變謂之思，因思而遠慕謂之慮，因慮而處物謂之智」。

「任物者謂之心」靠心去運算、處理各種不同的狀況，「心有所憶謂之意」存進來變成是記憶，「憶之所存謂之志」不只存起來，還變成是一個關鍵條件就是「志」。「因志而存變謂之思」建立某些價值體系，運用到外在變動的「思」，依據「思」考量到之後的狀況，計畫下面的事情是什麼謂之「慮」。然後「因慮而處物謂之智」，假如每次處理事情都做得很好，等於是有智慧。這便是我們漢醫認為的意識的運作狀態。

「生之來謂之精，兩精相摶謂之神，隨神往來謂之魂，並精出入謂之魄」這是最難懂的。魂與魄是道家講得最多的，也就是談「心」本身。也就是你的iphone手機，受到「魂跟魄」影響著，iphone手機很多功能不在手機本身，而是在蘋果總公司的雲端。

近幾年比爾蓋茲後悔了，比爾蓋茲過去販售Window跟Office，就是把魂魄都賣給你。二〇一〇年以前你的電腦裡面只要灌了Office，實際上就是有了魂與魄。現在他開始慢慢不要賣出魂魄，他要你365，亦即每天要付他一塊錢，他才能把功能還給你。更重要的是，Window跟Office的作業系統是怎麼產生的？

「兩精相搏謂之神」兩精相搏的基礎之道，就是拿父母的精卵來作用。生物學提到減數分裂之後，將父母兩邊的DNA做一種重整，那我們就可以知道「故生之來謂之精」，我們一開始就擁有全部的這些基因的條件，必須經過父母的兩精相搏，就是兩個東西必須減數分裂之後，再放在一起，它才能夠真正產生這個「神」。「神」要表現就要有魂魄，這是古人的說法，我以現在的科學知識來理解它，漢醫其實不是一個描述性的科學。

6 漢醫的「神」是什麼？

古人思考事情他並不是用觀察的角度，而是明明白白告訴你，為什麼針灸會有效？因為一開始就掌握了「神」。

「神」是什麼？以新冠病毒為例，大家最容易理解。

新冠病毒是新的病毒，人類從來沒有感染過，因此我們現在訂了非常多對它的防範，我們假設我們的免疫系統，不能夠處理新冠病毒，當疾病剛發生的時候，我們這樣理解是合理的。

可是經過一年來，大部分百分之八十是輕症，甚至百分之五十沒有症狀，死亡率大約百分之二，真正重症不到百分之十，這代表什麼？我們人體的免疫系統事實上是有一套對抗它的方法。於是很容易理解，人體本來就存在一個免疫系統方程式，去應付未知的事物，它是可以運作的。約百分之二的人會像感染流感一樣，不幸喪生。

流感存在人類世界已經一百多年了，不斷地演化不斷地變異，大約還是存在萬分之一左右的死亡率，新冠病毒死亡率比流感高，但還是表示人類的免疫系統依然有一套能夠對抗它的方式。

對漢醫來說，不管是處理「意識體系」（如石老太太的例子），或是處理外感病邪的「免疫系統」（如新冠病毒），用的都是同樣的方法。非常有趣的是，免疫系統以及意識體系（意志或者是腦功能），它們的發展時期，恰好都是小孩子第一個成長期結束，也就是青春期之前。

6.1 「神」與循環體系

古代漢醫對人體的所有功能，都是以「神」來看待。也就是即使抽象如「腦體系」，或是對抗外在生物的「免疫體系」，漢醫皆可用同樣的方法來治療。為什麼如此？因為它們背後都有一個共同體系——負責氣血循環的「經脈體系」，也就是漢醫經典所說的「神」。

人的誕生從一顆受精卵慢慢有絲分裂，到一個多細胞體系，大概在第四週的時候，產生的第一個系統就是循環體系，循環系統輸送血液之下慢慢發展神經，發展內分泌，發展腸胃道，發展其它的系統，出生完之後，人的呼吸體系開始運作。循環系統發展之前，誰主導發育呢？經脈還是基因？或許需要兩者齊備。

這些生物學知識便是漢醫經典告訴我們的，透過父母天生的基因去表現，與後天外在的環境，各種波動物質能量匯集在一起，生命才能像幼苗一樣茁壯。從有形身體發展出無形精神，隨著精神的運作與外在世界交流，這才是最重要的。於是形成「意識」，也就是說我們剛才講「心先去任物」，然後依據外在的條件而去產生志思慮智，漢醫提及的「氣」，或許是我們現在說的波的互相交流，才會產生意識，藉由三魂七魄將抽象的生存反應與演化天擇，形塑出有形的基因表現跟遺傳紀錄。

現在可以看到表觀基因不斷記錄外在事情，它一直不斷儲存，存了之後，某種程度上來說，經過一段長期累積之後，它本來是存在表觀紀錄，然後寫入基因，這個過程就是演化。

西方生物學以「演化」描述這一過程，漢醫不用「演化」來形容，漢醫認為是一種動態表現，不斷地進行。經過天擇之後，形成有形基因表現的遺傳紀錄，變成一種資訊基礎，交由心來執行精神跟身體的總體表現，進而會有記憶的「意與志」，有思考、計算、分辨、模擬的「思與慮」，有理解邏輯的高度智能的累積跟傳承。

三千年前漢醫便從「神」的角度來看待一個人的治療，身體及心靈必須全面恢復才是「完整的治療」，這是漢醫最微妙幽遠的部分。為什麼說「望而知之謂之神」，身體不健康，也就沒辦法支撐活靈活現的精神狀態。「望而知之謂之神」，藉由望診分辨整體神色的精神表現，是診斷的最高境界，高度審辨作用的畫龍點睛與出神入化。

臨床上病危的病人，重症急症的病人、發高燒的小孩，甚至脈象和緩瀕死的老人家或病患，鑑別精神狀態的靈活或呆滯，是診斷最重要的依據。也就是說漢醫認為「神識的表現」是最關鍵的生理功能。換句話說，如果我們看不到一個人完整的神識表現時，那麼一定可以找到其他部分相對應的病症。

7 「五臟藏七神」的科學解讀

現在，透過經脈血壓計我們也可以看得很清楚「神識表現」，甚至沒有經脈血壓計的時候，自古以來相傳的把脈之法，例如大陸脈學家壽小雲的心理脈學，便可以知道人的情緒狀態，還知道過去二三十年來，曾經發生過什麼樣的精神挫折，甚至還知道這個人會不會忽然變成資優生？或者是出現什麼問題，這些資訊其實都記錄在人的血壓波裡面。

7.1 為什麼從血壓波可以看到這些資訊呢？

左心室將血液射入主動脈，血流在主動脈弓內，撞擊富含彈性組織且逆轉一百八十度的主動脈弓，百分之九十八動能轉換成彈性位能，以徑向振動的形式儲藏於動脈管壁，並以血壓脈波的方式沿著動脈管徑向末端傳遞。

在主動脈弓內，產生第一至十諧波。高頻諧波隨著左右頸動脈，克服地心引力往上傳輸，成為負責頭部與腦的主要血液灌流自然頻率。腦部細膩的神經活動與血液灌流密不可分，特定部位灌流不足輕者影響功能不全，重者造成功能的喪失而有失智、巴金森症等重度障礙。這些問題與特定諧波分量及亂度有關。

人體心臟規律地跳動，量測脈搏看到週期性的血壓波變化，現代數學處理週期性波動現象的經典方法，就是傅立葉分析與轉換。王唯工教授以傅立葉分析發現其中的血壓諧波與人體十二經脈與臟腑的對應關係。

過去三十年的研究已經透過徑向共振方程式跟徑向共振理論，解出五臟六腑的共振體系。經脈是同一個共振頻率，而五臟六腑是強共振腔，穴位是弱共振腔。

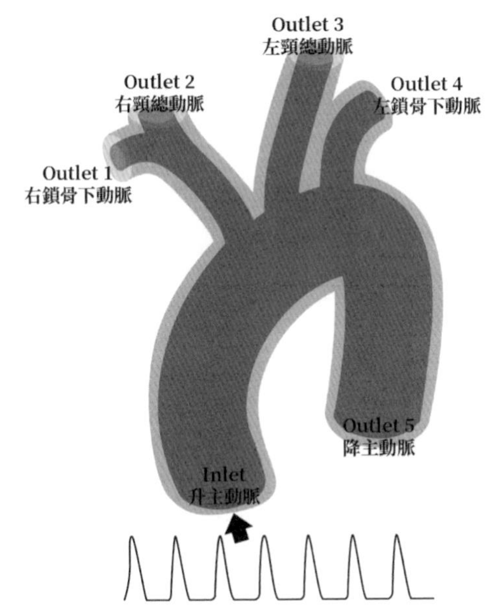

圖2-3-1 左心室波動狀的射入血流到主動脈

五臟六腑分別對應到心經第0諧波，第一諧波是肝經，第二諧波是腎經，第三諧波是脾經，第四諧波是肺經，第五諧波是胃經，第六諧波是膽經，第七諧波是膀胱經，第八諧波是大腸經，第九諧波是三焦經，第十諧波是小腸經。

從第四諧波往前都是「陰」經，第五諧波以上全部都是「陽」經，剛好陽經往上行，陰經無一往頭上走，只有肝經循行上頭部，其它地方都是陽經才往上。

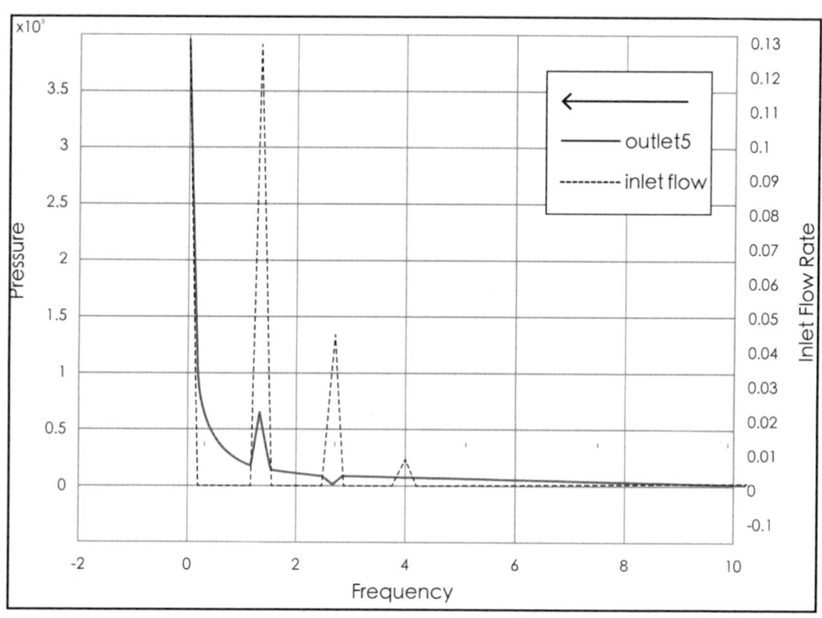

圖2-3-2

這是左心室波動狀的射入血液到主動脈，血流在主動脈弓內，從動能轉換成彈性位能，產生血壓諧波。

＊橫軸是血壓直流項(H0)與第一(H1)到第十(H10)血壓諧波數。

＊縱軸是壓力。單位是mmHg。

在徑向共振理論的推導下，第六諧波以上的「陽」經，都是由低頻五臟「陰經」的諧波耦合生成而來，因此「五臟藏七神」的生理意義方容易理解。也就是五臟提供了六腑共振所需的物理基礎，而六腑「陽經」，這六條經絡，在人體的設計下，不只供應消化系統與泌尿系統的循環所需，也提供頭部與腦部的循環所需，這在演化上是一大突破。

循環系統的首要任務便是無時無刻保持腦部供血的恆定，漢醫的經絡系統觀點下，幫助循環系統維持腦部供血的任務為到達頭上的六條經絡。

7.2 情志，物質、能量與資訊三合一的觀點

在上述的物理與生理的基礎架構下，《難經》中有關情志的論述與漢醫心理學的範疇，自然可以由「五臟藏七神」推演出完整而清晰，且迥異於西方心理學的面貌。事實上，西方醫學重視的是物質的角度，而漢醫則提供了另一個能量與資訊的觀點。

7.3 醫學工程的角度

胚胎發育到了第三週，血管跟心臟已經形成，第三週末時心臟開始跳動，循環開始啟動，心臟血管系統稱為第一個真正具有功能的器官系統，之後其它器官系統才慢慢分化出來。換言之，循環系統形成之後，其它組織系統才具有基礎條件一一分化而成。

隨著胚胎發育成長，循環系統不斷增加其供給分配的範圍，這便是漢醫經絡基礎的主體，生物資訊也就是由此而來的。

循環系統藉由血液供應營養跟氧氣，運送代謝廢物，以及提供各細胞組織發育生長所需，從物質供應的角度來看，當然非常重要。

從醫學工程的角度來看，除了遺傳疾病或者基因突變之外，位於每個細胞內的生物資訊，都要完整正確轉錄到細胞核中間的基因體，但要分化成不同的組織系統，必須藉助循環系統的架構，構成綿密的血管床，以建構整體物質跟能量輸送和分配的系統。

這些血管床組成的細胞組織分化增生的環境，讓不同的組織系統能夠在特定的位置跟時間分化，這就是王唯工老師在《水的漫舞》提到的，經絡系統跟DNA分別是生物資訊表現的經與緯。

每個組織器官發育成熟的時候，複雜的血管床如何分配血液，是系統分化重要的基礎過程。這時也是胚胎最容易流產的時候，也就是在第三週或第三第四週之間，要長出心臟的時候。

7.4 完美的典型

多細胞生物最重要的演化難題就是解決物質與能量的輸送，以及分配調度，藉由物質能量的輸送分配，建構出系統化的生物資訊應變模式，處理內外在環境變化延伸的複雜生理問題。

人體循環系統不管從過去傳統生理學，或者是傳統醫學來看，或是從醫學工程來看，都可以稱為「完美的典型」。

循環系統本身的運作，具備物質、能量與生物資訊三大系統元素，是形成其他生理功能的基礎，也是漢醫經絡系統構成的主體。若是運作時遇到障礙，自然影響其他器官系統，造成整體的系統崩壞。

為什麼人的循環系統是「完美典型」？人體從休息到開始動作這一瞬間，身體各組織的血液分配即刻系統性的調整，除了腦部血流保持不變之外，心臟本身冠狀動脈血流增加三倍，心輸出量也增為三倍。我們覺得這理所當然，其實並不是的，停電後電廠即使立即啟動，啟動後是沒辦法立刻供應原來的電量，為什麼？需要一段時間慢慢產生電力，可是我們的心臟不需要，增加三倍的血液，立刻跑出三倍的輸出量，人體比發電廠更厲害。

與此同時，骨骼肌肉系統血液分配會增加十倍，皮膚為了散熱增加四倍，消化系統只減少百分之二十四，泌尿系統減少百分之五十四，人體是怎麼做到的？因為共振機制的設計啊！

從經脈血壓計便可以看到當單頻分配不到血液，也就是奇數頻拿不到血液，數值立刻掉到一半以下了。也就是雙數頻率的肌肉系統得到供血，單數頻率的消化系統跟泌尿系統設計減少供血。

人體的循環系統功能設計真的是令人讚嘆。我們從來都無法用這個角度去看待身體，因為我們都覺得理所當然，難怪我們做不出來人工心臟，也無法模擬

「自我」意識，因為我們根本不知道人體的巧妙。為什麼是完美的典型？瞬間立即彈性處理系統分配，這是當今科技追求的極致。

更不用講「病理狀態」，當人體一旦進入病理的發炎反應，從一開始的血管反應，到最後要修復也是血管反應，循環系統提供應變外在條件，所有的病理條件也都反應在循環系統之內，如果不了解循環系統，也就不能了解其它系統如何運作。

循環系統不僅輸送物質與能量，本身運作又掌管系統性能量形式的生物秩序，簡單來說就是循環系統決定分配到身體各處的氧氣與物質。內分泌系統跟免疫系統完全靠循環系統運作，循環系統運作正常與否，決定著激素系統的生物秩序，以及免疫系統的病理動員跟防禦。

所以怎麼能不重視血液循環系統？更何況每一組織、每一系統背後，皆蘊藏一套循環系統特殊的建構方式。

7.5 分頻管理

現代人類飽受「缺氧」之苦，我們吸進去的氧氣不足以供應身體的時候，不只是現在空氣污染對人類造成影響，遠溯我們自水生動物跑到陸地來，「缺氧」就一直是很重要的題目。對人類來說更是如此，人類的腦細胞根本連三分鐘的氧氣庫存都不到，病人中風太久，便難以救回，原因在於產生不可變化、不可逆的受損。

人類的氧氣供應只能靠循環，供氧是循環系統第一優先要務。人類腦部沒有存放氧氣的地方，都是用現貨，沒有期貨。缺氧的時候沒可以代替的東西，血糖還有，腦部的血糖不夠，可以用一點點酮體來做能源發電，可是氧氣完全沒有辦法，這可說是萬物之靈設計的極限。

六條上到頭部高頻的經脈都是陽經，這些陽經為什麼取名胃經、膽經、膀胱經、大腸經、三焦經、小腸經，而且幾乎都是消化系統的經脈，這些經脈以前都是工作完就休息，演化上的大突破就是在於人體的設計，運用它們來做別的事。

哺乳類動物能夠吃飽閒著，大概只有人類。老鼠整天進食，牛跟馬也是一樣，整天低頭吃草，它們的胃不斷消化中，它們的循環系統只服務腸胃系統，好不容易到了萬獸之王獅子，吃飽一頓飯躺在草地休息好幾天，獅子不吃熟食，吃生食，消化系統效率太差。

人類設計的奧妙，在於懂得用火，可吃熟食，可以直立，腸胃才有排空之時，兩頓飯之間腸胃排空後，這些消化系統的經脈才能往上供應腦部，才能用腦思考。差不多兩個小時之後，血糖又不夠，開始想睡覺，因為要開始分解肝糖，血液往下到中焦，除非肝火變大同時供應中上焦，否則就如同飯後，用腦會想睡覺打瞌睡，便是由於血液上不到頭，跑到腸胃肝膽來，腦部若是沒有足夠的供血，是無法取得足夠氧氣與血糖來運作的。

後來我們研究發現，六條上頭部的陽經都是屬於六腑，都是高頻諧波，由低頻陰經諧波「耦合生成」。什麼叫「耦合生成」？就是若無低頻，不會產生高頻，所以一旦低頻出問題，高頻便不會穩定。

我們的人體改變初始的設計，演化讓陽經可以暫停原先處理消化的工作，轉來做別的工作。就和變頻冷氣機一樣，本來第五諧波胃經在中焦以四五諧波運作，等到人吃飽了，拉到六五諧波，變成往上走作用到腦部。為什麼古人說「食色性也」？古代皇帝吃飽後，往下拉變成到二五諧波，「飽暖思淫欲」也不會想上朝了。

如果人類沒有直立跟熟食，促進腸胃迅速的排空，透過生活條件的改變，六條陽經才可以「分頻管理」，演化上六條陽經效率提高，這可解釋為什麼黑猩猩的基因跟我們差一點點，但兩者腦容量有極大的變化，人類是用六條經絡設計支持腦部，就像電腦一樣，假如電腦不能夠散熱，CPU就不能夠加快。

更不用說我們的供應系統血液灌流要處理多少重要的問題。所以「分頻」最重要的祕密，就是寫在「五臟藏七神」，不只是如此，分頻決定的細胞功能，決定了系統，決定了各種不同關鍵的重要部分，它才能解決與整合多細胞生物信息、能量跟物質三個層次的大前提。

大腦生理的恆定功能，如果沒有下層的結構，像是如同電腦的這個中央處理器，記憶體、螢幕、電源供應器這些低層的硬體，構成穩定的系統，才能搭配軟體系統，才能處理複雜的資訊運作紀錄，分析統計規劃、語音分析類似人工智能的智慧，也就是下層決定了上層，所以如果下層不穩定，上層不可能做好。

8 漢醫的整體系統觀

幾千年以來，漢醫便一直將循環系統當成核心，來建構其整體的系統觀，《內經素問．第八靈蘭秘典論篇》言「心者，君主之官也，神明出焉。……膻者，中正之官也，決斷出焉。……凡此十二官者，不得相失也。……主不明十二官危矣，使道塞閉而不通，形乃大傷」。清楚地提示心臟血管系統在整體生命系統中核心的地位，並表現出神而明之的精神性。

8.1 人體交響樂團

若把人體系統比喻成交響樂團，則肝經、脾經、肺經、腎經等相關特化系統的十二官，如同各種不同的樂器編制組織，包括弦樂部的大、中、小提琴，管樂部的法國號、黑管，定音鼓等等構成完整的樂音系統，彼此之間必須協調配合，才能產生和諧的樂曲。

生命樂曲如是表現。

「心者，君主之官，神明出焉」，你可以想像「心」是一位交響樂團的指揮，可是交響樂的指揮，如果大小提琴部分都拉得不好，指揮再厲害也沒有用，可是你若每一部樂器都很好，交響樂團指揮再做好，那當然交響樂團的音樂性便能更好的呈現，也就是我們剛才說的精神性。

當你聽柏林愛樂，聽維也納愛樂，絕對會聽出不一樣的地方。這些樂癡一聽，便明白就是不同的樂團，甚至同一個樂團，不同指揮也是不一樣的詮釋方法。

當我們把身體當做是一個交響樂團，肝經、脾經、腎經、肺經就像是不同的樂器編制的組織，如果想表現得非常和諧的交響樂曲，一定得彼此協調，其中最重要的角色便是指揮，指揮背後就是漢醫講的「系統觀」，如果沒有「系統觀」，便無法理解，人之神氣所藏，「肝藏魂、肺藏魄、心藏神、脾藏意與智，腎藏精與志」七情表現，就是生命的樂章。

8.2 生命樂章的獨特性

每一個生命都好比是獨特的樂器。「肝主怒、心主喜」就好比當我們演奏樂器時，演奏得太用力，發出來的聲音，雖然是不和諧不好聽，卻依然具備樂器本身的特色。

人不只發展自己內在情緒系統，也受外在的條件影響。好比天氣悶熱，每個人容易脾氣不好，可也不是每個人立刻發病或者發脾氣，人本身還有內在體系，透過分頻管理，系統性地調和。

「肝主目司視、腎主耳司聽、脾主口司味、肺主鼻司嗅」「肝主怒、心主喜、肺主悲、腎主恐、脾主思」也都是分頻管理。想像身體是把吉他，每一條弦發出不同的聲音，每一條弦功能不同，某條弦走音時，彈奏某一樂曲（系統）時便可以聽出哪一條弦音不準。當你平衡的時候（六條弦不走音時），情緒喜怒哀樂思，行於內，動於中，不顯於外，可是有些人很容易一受到刺激，便發脾氣，其實是身體已經超過負荷，這些皆可從脈診量測出來。若是出現肝火特別大，或者心火特別大，非常嚴重的時候，便變成漢醫所說「癲狂」。

8.3 健康與病態

漢醫對「健康」的理解是內外在可以規律和諧。不單只是身體健康檢查上的數字，而是身心靈整體的平衡。一旦你的外在或者是自身內在的能量沒辦法平衡，便會產生病態的狂癲。

規律的外在條件如四時有常、起居有序、飲食有節，內在心理與精神情緒便容易保持和諧。反之外在條件非常混亂時，內在也容易紛亂暴躁。尤其是相對應經絡系統的虛實，也就是身體五臟六腑十二經脈的偏盛與否。

因此用同樣的方式，古人做出體質的分類。性急善怒說是肝盛的人，積極好樂是心盛的人，悲觀愛哭是肺虛，恐懼善驚的人是腎虛的，憂慮多思是脾虛的人，於是發展出漢醫獨特的金、木、水、火、土五行人不同的分類理論。

在漢醫的系統觀下，不同的生理或心理機制皆可以透過十二經脈的盛衰，加以分類或解構，渴望或退縮，亢奮或頹廢，狂躁或抑鬱；病理或藥理的作用也同樣可以依此類推，從迷幻毒品到抗憂鬱藥或鎮定劑，十二經脈的共振頻譜依然清楚解析物質（藥物）如何對循環系統產生作用，進而影響到神經系統或心智。

在正常範圍之內，變化不過是身心對應外在環境的調適與表現，超過身心可以調適的共振範圍，即形成了病態，其可回復與否又依共振條件恢復的程度而定。

如何保持在正常範圍內？就是所謂的「修養」。如果不能夠修養變成病態，讓醫生治療，才能夠恢復，就變成常態性的病態，也就漢醫講的「習性反應」。

8.4 病的根源：習性反應

「習性反應」就是我們隨著外界的條件，形成一種特殊的慣性，佛家稱「習氣」，平常人叫「慣性」，習氣是身心兩方面都有的，習性反應是價值觀念與習慣的總和，表現於日常生活的行為，或者是起居生活的飲食與情緒，甚至與周圍有情無情眾生的互動。

當一個醫生若是不能夠看懂這個部分，以為江山易改本性也容易移，便不容易治好病。當我剛剛開始看診，看得很淺的時候，看不到這一點。習性反應不改變，根本治不好病，而習性反應從何而來？就是受「心、意、慮」或更之前的

「魂、魄、神」所影響。

佛家大概二千年前傳進中土，可是漢醫更早之前便已經透過這十二經脈盛衰，看到長期的習性反應。若你不懂《內經》將身體、心理、精神、語言等視為一個整體，便不能看到客觀的脈絡，也不能夠當好醫生，更重要的是也可能自陷於其中，不了解身心靈是一體的。

為什麼漢醫診斷最高的境界就是「望診」，最重要是觀神氣，並且從神氣知道五臟六腑十二經絡的盛衰，此為其它診斷最難以望其項背的。「望而知之謂之神，聞而知之謂之聖，問而知之謂之工，切而知之謂之巧」其中的區別就是六腑的高頻諧波，本來就不容易用血壓諧波切脈，所以把脈時，一般厲害的醫生，只能把到五臟的脈，高頻的無法把到，只能藉由望診來看，神氣的精神表現，常是病情輕重跟死生存亡最重要的指標，這就是傳統漢醫身心靈三個層次健康的重視，而且視其為環環相扣的關鍵，在臨床更是如此。

肝盛的病人會產生一系列問題，譬如說會性急、善怒、神情容易煩躁，此時疏肝理氣會得到改善，無論針刺或者漢醫方劑，通常可以立即的改善。

可是病患如果長期身處壓力緊張的環境不能避免，甚至好怒成習慣性，病情

2021-08-25 20:18:50 血壓：158 / 109 mmHg 心跳：55 / 分鐘

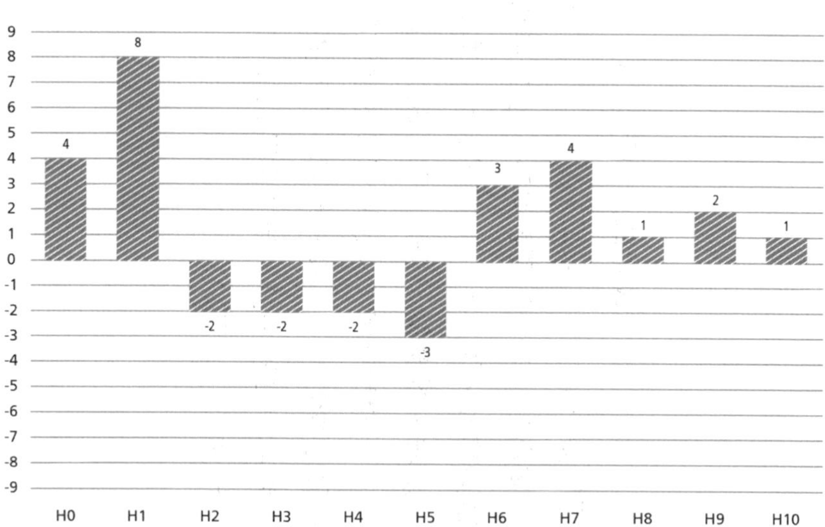

圖2-4

這是高血壓同時有長期失眠患者的脈象（血壓諧波）。心主手厥陰心包絡之脈 (H0,＋4)與足厥陰肝經明顯上升 (H1,＋8)，足少陰腎經(H2,－2)、足太陰脾經(H3,－2)、手太陰肺經(H4,－2)與足陽明胃經明顯偏低 (H5,－3)，足少陽膽經(H6,＋3) 明顯上升。心肝火旺，心火剋肺金，肝火反侮肺金，心火反侮腎水，肝膽木剋脾胃土的脈象。

＊橫軸是血壓直流項(H0)與第一(H1)到第十(H10)血壓諧波數。代表的分別是H0心包經、H1肝經、H2腎經、H3脾經、H4肺經、H5胃經、H6膽經、H7膀胱經、H8大腸經、H9三焦經和H10小腸經，合稱五臟六腑十一經脈。

＊縱軸能量虛實是諧波分量與參考平均值比較之後的標準差數值。正值為實，負值為虛。參考平均值與標準差資料取自20歲健康受試者的統計結果。

便會時緩時重，慢慢累積肝火傷陰的病機，腎虛也跟著出現了，就容易影響到睡眠。

這時候患者就常常抱怨，半夜一點到三點的時候會驚醒過來，此時主肝經循行的時間，原本此時夜臥血氣歸肝，結果肝火上亢反而生熱難眠，煩悶醒來。眼睛一張開肝氣又開始外放，他不知道去休息，起來看電影、看書、看電視，結果不但養不到肝陰，精神又來了，只好藉由讀小說消磨光陰，最後精疲力竭了才入睡，如此消耗氣血反而加重，惡性循環。

接著下到另一條經絡手太陰肺經，失眠的時間就更長了，延長到肺經循行的三點到五點，只能等到天亮才入睡，又傷到肺氣，影響到氣體交換的效率。於是整天缺氧沒精神，傷到肺陰就變得容易悲傷，甚至觸景生情。如此陰陽五行的病機也可以延伸到心盛、腎虛、脾虛等五臟六腑十二經絡的虛實，甚至影響到下一條經絡，一系列的病變貫穿著天時、生理、心理，反應出身心靈彼此不可切割的關係。

8.5 精神內守，病安從來

怎樣才能夠「健康」？如何才能身心靈平衡？

八字心法「精神內守，病安從來」。二千年前古人的智慧依然好用。《內經》將身體、心理、精神、語言視為一個整體。「知其要者，一言而終；不知其要，流散無窮」。如果你不知道「精神內守」，然後想要用任何其它方法，皆是緣木求魚。

「精神內守」如何落實生活中呢？

這兩年新冠病毒的狀況彷彿一種集體瘋狂，全世界的集體瘋狂。對於百分之二上下死亡率的病毒，雖然傳染力R0值從一開始三點多，大家一直恐懼它，然後世界大亂，現在已經無所不用其極了。人與人之間的意識確實會感染，特別是恐懼的意識。

開車要不要戴口罩？醫生市長說一個人開車戴什麼口罩，可以不用戴吧？可是兩個人呢？總指揮決定要戴，因為兩個人會傳染。還有衛生局長要求民眾在家也要戴口罩，這些說法顯現出我們集體恐懼到焦慮的程度了，戴口罩已經不是保護自己並防止傳播病毒，而是一個最容易執行限制的法令。病毒已經傳播於無形，重要的是戴口罩保護「自己」。可是從這個集體恐懼看到，其實是在限制「公眾」不要害到自己，不是保護「自己」。疫情之下的每個人似乎築起對別人的不信任，要別人做什麼，可是輪到自己的時候，根本不一定遵守，為什麼？本來就是別人做，不是我做，是要保護我，不是保護你。

現在我們看到集體恐懼裡面最根本的假設，就是如果可以統統消滅新冠病毒，不要看到，回到最初的那天，那個人最好被隔離孤獨死掉，便不會生出這些災難，其實不是如此的。

海德格說存在是整體的存在，現況是我們的集體意識以及行為造成的，包括疫情流行，包括現在的恐懼皆是如此，如何打破這個部分，就是「精神內守」。外在資訊強烈影響著每一個人，為什麼歷代集權政治無論墨索里尼或者是納粹，皆運用洗腦的方法，而且一定奏效，因為絕大部分的人難以「精神內守」啊。

任何資訊進來，不經過思考，立刻產生一個脊椎反應、反射動作。獨裁者最希望你沒有智慧，叫你做什麼就做什麼，現在就像獵巫，對象就是任何人，每個人都可能是帶原者。其實最好大家都待在家裡面，可是待在家裡面會餓死的，怎麼可以這樣做呢？

「精神內守」是什麼？其實一開始就不要恐懼，百分之二的死亡率代表什麼？代表我們的免疫系統本來就有能力去對抗這個病毒，就跟流行病的感冒一樣，你就應該維持一個身心規律的方式，每天不要焦慮，好好睡覺養生，甚至可能是提升免疫力最有幫助的。

從歷史上來看，病毒的流行是常態，也唯有如此深入的了解，才能知道可以做什麼。目前唯一能做最積極的事情，就是讓人民打疫苗。

疫情中怎麼「精神內守」？人腦的運作過程中，自有一套收斂亂度的方法，如果你選擇的方法可以收斂亂度收得比較好，那就是「精神內守」。如果你選擇每天看新聞就緊張兮兮，自然亂度收斂得比較差。我每天都還是平常心，尚未打疫苗前，還是天天認份去看診。

更重要的是必須讓心與神能夠主動收斂。生命與無生命最大的差別，在於能不能收斂亂度，「精神內守」某種程度就在收斂亂度。人是萬物之靈，或者是萬物之靈中可能由神選中的，未來會進化的，你的心與神就要能收斂亂度，當然不只收斂你自身的亂度，同時也收斂周圍的。每個病人，來我都告訴他們不用太擔心，如果真的得病你也不用擔心，現在可以視訊看診，我寄藥給你，你不會無助的。

現在社會上最無助的人，就是檢測出新冠肺炎的人，無人通知他們，讓他們在家裡面等。我想有一些人或許是嚇死的，沒人供應飲食，嚇死又餓死的。政府應該要好好照顧已經確診，又被貼標籤說「他們是新冠肺炎的人，會傳染別人，會害別人死」，應該先救活他們。好幾例新冠往生者，都是由於政府無視確診者的人權，沒安排醫療照護，一個人或一家人待在家無人照顧，作為民主人權國家，這是非常不應該的。更不用提有整棟大樓幾百人都被強制隔離，難怪日本首相在國會針對台灣的防疫直言不諱，不會運用拘役與罰鍰的方式防疫。但這樣的防疫政策，卻讓日本醫療體系一度瀕於崩潰邊緣。

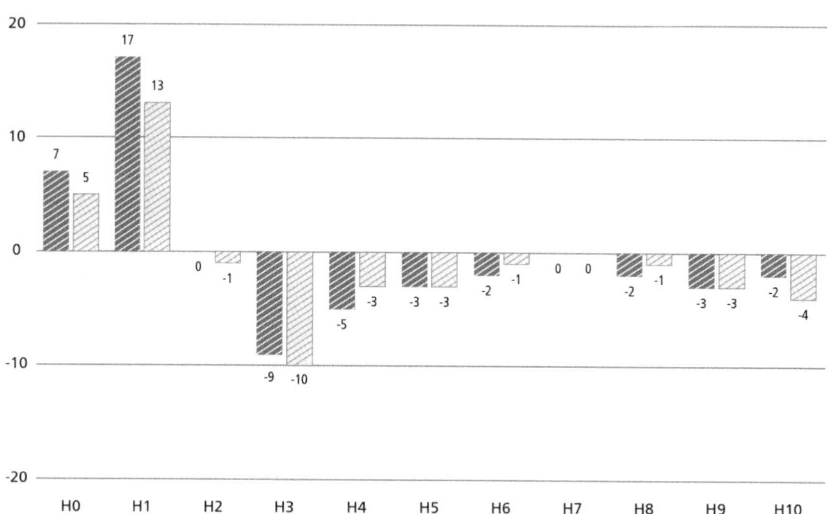

圖2-5

這是感染新冠肺炎病患，隔離治療六週後出院的血壓諧波。病患Ct值已30以上，沒有感染力。但肺部受損，沒有氧氣供應無法維持血氧值在92以上，並且難以站立及行動，神志昏沉，只能以救護車載至診所樓下，在車內平躺由醫師診療。根據脈象以大黃劑治療兩週後，病人已能攙扶上樓就診，不用氧氣供應，血氧值也維持在95以上。心肺功能改善後，神志狀態也明顯進步。深色柱狀是治療前，淺色柱狀是治療後。

＊橫軸是血壓直流項(H0)與第一(H1)到第十(H10)血壓諧波數。代表的分別是H0心包經、H1肝經、H2腎經、H3脾經、H4肺經、H5胃經、H6膽經、H7膀胱經、H8大腸經、H9三焦經和H10小腸經，合稱五臟六腑十一經脈。

＊縱軸能量虛實是諧波分量與參考平均值比較之後的標準差數值。正值為實，負值為虛。參考平均值與標準差資料取自20歲健康受試者的統計結果。

CHAPTER

3

漢醫藥物與方劑：擷取萬物頻率，共振治病

漢醫不是分一個病到什麼期什麼階段，
漢醫是將所有的病都放在它系統的 Clock 裡面，
走到哪裡，就要用這個藥方，
同時搭配與當下病症相關的藥。

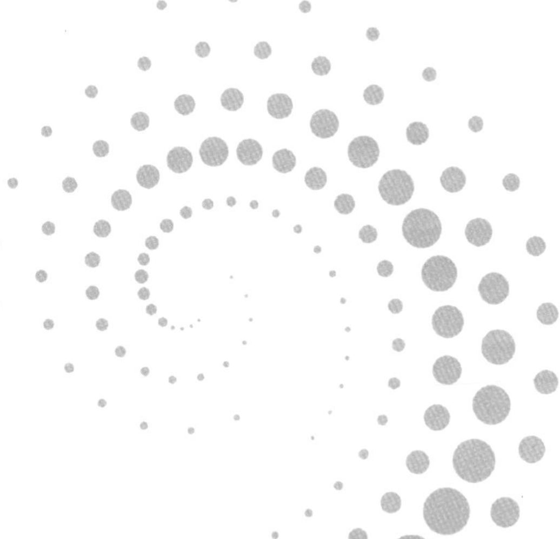

二千年前黃帝問岐伯要怎麼治病，岐伯不直接說使用什麼藥物治病，而是說如何治療之法，這些治療法以現代醫學觀點來看，簡直匪夷所思。他先講「風淫所勝，平以辛涼，佐以苦甘，以甘緩之，以酸寫之」依序為熱淫、濕淫、火淫、燥淫、寒淫等外感六淫，每一種邪氣要如何處理[1]。

黃帝治療疾病的方法，與我們今日大為不同，整體概略式的治療，抽象難懂。然而這也是張仲景《傷寒雜病論》的根本，也是漢醫藥理的基礎。

1 西方藥理模型的瓶頸

直到現在我們依然使用西方藥理模型來理解漢藥藥理（藥物與有機體如何作用）。不只是台灣杜聰明院長如此，杜院長說他繼承日本的做法，中國也是如此，美國也是如此。不可否認，藥理模型是最接近臨床，也是基本醫學學科的橋樑。

過去一百年來，透過藥理模型研究中草藥的妙用，促成如鴉片（由罌粟提煉）、麻黃素（麻黃）、青蒿素（青蒿）、銀杏葉等成分與衍生物的發現，進而成為臨床上的新藥。它們都已經進入西方醫學，看起來已經相當科學化，然而這模型卻限縮中藥的療效，為什麼？因為漢醫藥臨床應用的理論非常抽象。

舉例來說，漢醫臨床使用「麻黃」只要一點點便見效，西醫臨床使用「麻黃素」不管在急診室或加護病房，必須以注射而非口服，更何況麻黃素的純化量已經很高，到底為什麼會如此呢？

純天然的藥物其組成的有效成分，可能成百成千，萃取分離之後，便可能失去有效的活性。而有效的成分劑量與劑型，臨床上也明顯差異。漢醫使用極少量便有效，也與漢醫方劑組成相關。

1.1 清冠一號的矛盾

「清冠一號」為什麼讓人產生矛盾的印象，主要在於它

1__ 帝曰：善。治之奈何。岐伯曰：司天之氣，風淫所勝，平以辛涼，佐以苦甘，以甘緩之，以酸寫之。熱淫所勝，平以鹹寒，佐以苦甘，以酸收之。濕淫所勝，平以苦熱，佐以酸辛，以苦燥之，以淡泄之。濕上甚而熱，治以苦溫，佐以甘辛，以汗為故而止。火淫所勝，平以酸冷，佐以苦甘，以酸收之，以苦發之，以酸復之，熱淫同。燥淫所勝，平以苦濕，佐以酸辛，以苦下之。寒淫所勝，平以辛熱，佐以甘苦，以鹹寫之。《內經素問．至真要大論》。

並不是一個真正以前古時候的藥方，它是經過現代醫師重組出的藥方。作為漢醫師又是西醫師的我，認為「清冠一號」有兩個部份值得討論。

清冠一號共有八種藥物黃芩、魚腥草、栝蔞實、北板藍根、厚朴、薄荷等。相關研究指出此複方成分能拮抗體內ACE2膜蛋白與嚴重急性呼吸道症候群冠狀病毒2型的棘蛋白結合，阻斷病毒感染、抑制病毒3CL蛋白酶活性、抑制肺泡巨噬細胞分泌IL-6和TNF-α等細胞激素，並抑制細胞激素風暴。藥方中「黃芩」、「魚腥草」是清除病毒關鍵成分，「黃芩」同時兼具抑制細胞激素風暴效果。薄荷萃取物據研究也是抑制嚴重急性呼吸道症候群冠狀病毒2型活性效果的潛力藥物[2]。

這一藥方是典型的「反向工程」。也就是說為什麼選出這些藥物來搭配，是因為知道其中某些藥物的成分，會抑制棘蛋白的結合。這和漢醫用藥原理看起來很像，但其實卻是顛倒的。這裡出現方法論的謬誤，以西方藥理模型來說，當我們發現某些藥物能抑制棘蛋白，應該往下找出藥物中的哪些成分作用於此，而不是變得更為複雜。否則根本拿不到專利，也無法保障智慧財產權。

清冠一號的組成，一部分用藥理模型開發出來的抑制病毒的成分（少數特定的藥），另外又與漢醫治療瘟疫的方劑結合在一起。這個方看起來很漂亮，事實上卻是刻舟求劍。他可能於病程某一階段有效，也可能病程前面後面都沒效。這與瑞德西韋（Remdesivir）異曲同工，不能取得美國FDA的藥證，只能以輔助食品販售。

若是西方醫學的思路，找到一個抗病毒的成分，他們會萃取出來，大量純化，大量做臨床試驗，先做動物實驗，然後再做人體臨床實驗。好比「八角」這一藥物，萃取出純化後變成治療H1N1克流感的藥物。這是西方藥理典型的做法，中草藥其實有很多這樣的成分。想把它找出來，就如大海撈金。

藥理模型也決定著你要找什麼藥，在臨床試驗時和漢醫的療效差異也很大。

像新冠病毒流行傳播得很快，病情進展也非常快，漢醫在治療時得分非常多步驟。事實上「清冠一號」在漢醫治療思維下，也分成三部分，現在只拿出其中一部分來販售。這對漢醫師們來說也是無法理解，或者存在矛盾情結。其實漢醫由少數藥物所組成的經典漢方，便

2__以上相關資料取自維基百科。

可以治療大量廣泛不同的疾病。

「清冠一號」和二〇〇三年SARS時用的藥方，皆有類似的幾個特定藥用來抗病毒，漢醫稱之為「君藥」，再搭配其他經絡上的藥，那麼這樣的做法可發揮效用嗎？

1.2 偉克適（Vioxx）止痛藥天價賠償

我們以默沙東藥廠偉克適（Vioxx）止痛藥天價賠償事件，來說明西方藥理模型面臨的瓶頸。

一九九九年，COX-2抑制劑通過美國食品藥物管理局（FDA，U.S. Food and Drug Administration）的審查，上市的商品名稱為偉克適，隨後行銷全世界八十個國家。

偉克適主要用來治療退化性關節炎、經痛和急性的疼痛，後來也適用於類風濕性關節炎導致的疼痛。然而在二〇〇〇年的預防大腸息肉復發癌化的臨床試驗，卻意外發現偉克適導致心肌梗塞、心絞痛、缺血性中風等心血管方面副作用增加。

二〇〇四年藥廠公告此研究結果，停產偉克適，召回市面上所有的偉克適。二〇〇五年美國食品藥物管理局做成決議，偉克適仍可上市，但須加註黑色警告標示。醫師需與病患充分討論才可開立處方。

二〇〇七年默沙東藥廠同意出資四十八億五千萬美元庭外和解，補償高達兩萬七千例的偉克適訴訟案件。

1.3 完美的西方藥理模型失靈

偉克適是當代盛行的接受體模型理論下，非常傑出的藥品。傳統止痛藥（NSAID）會同時抑制COX-2與COX-1[3]，而偉克適只專一（specific）抑制COX-2，對COX-1無抑制作用，因此服用偉克適較少發生消化性潰瘍、胃出血及腎功能異常副作用。

3__ 一般的止痛藥 (NSAID) 的作用會同時抑制 COX-1 和 COX-2。當 COX-2 被抑制時，會產生消炎止痛的作用，但亦會促使血小板的凝集，當 COX-1 被抑制時，則會導致傷胃傷腎等副作用，且會抑制血小板的凝集而較易出血。

偉克適止痛藥的研發與上市，原本就是西方醫學藥物開發的理想典範，後來卻發生無法預估的風險。臨床上出現的嚴重心血管事件，竟然無法預先以藥理模型排除。

過去西方醫學界以藥理模型大量篩選化合物，再應用於開發與臨床，正面臨瓶頸，其中藥物的副作用，對人體系統性的影響與交互作用，正是現代醫療最大的風險之一。

1.4 實證藥理模型面對「未知」的局限

以我們現在的知識，面對藥物與人體之間千絲萬縷複雜的關係，是無能為力的。我們沒辦法完全掌控。所以為什麼二千年前，岐伯會用概略系統性的方式回答如何治療，而不是一一列舉某藥可以治療某病症。

偉克適止痛藥的悲劇，對美國來說也不是首例。德國杜巴斯博士（Dr. Dobus，2007）研究引用全美統計死因排名，第四大死亡原因正是藥物不當使用，每年因不當藥物致死的人數，超過美國第二次世戰死亡的人數（約四十萬人），而非成癮性藥物如止痛藥等其實最為嚴重，每年死亡人數超過越戰死亡人數（約六萬人）。

去年新冠肺炎發生時，義大利重症與死亡率比例相當高，後來研究者追溯這些病人的病歷，發現他們大部分都服用布洛芬（Ibuprofen），消炎止痛或是退燒藥。現在只明白布洛芬會增加ACE2受體的可能性（也就是增加感染率）。

從漢醫的觀點來看，所謂「非成癮性藥物」，亦即症狀治療的藥物如止痛藥、消炎藥等，常是致命的藥物，這類藥物也抑制了人體的免疫系統。然而這也是人性，似乎關掉警報器，便不知有危險，或者無知於警報器的作用，這些想法才都是最危險的。

藥理模型的矛盾顯而易見，然而為什麼依然持續使用呢？這與人的認知相關。當我們決定用「藥理模型」，所謂以實證（evidence base）分辨事情，我們便已假設我們的知識或者認知，可以理解全世界，包含「未知」的領域，然而人的意識狀態是有限的，由此可以看到整個西方醫學史，皆是人站在有限的智能去判斷、認知，架構出整個醫藥的世界。

1.4.1 血癌病人的例子

最近我治療一位血癌病人，他已經罹癌二十年。第一次來看診時，白血球指數高達四萬多。他來找我是由於近期白血球指數從三萬多升到四萬多，於是他的主治醫師轉診給我診治。我依據脈診結果開藥，用藥之後，他的白血球值仍往上走，最高達到五萬多。由於脈診指標皆沒有改變，我明白藥是有效的，所有症狀皆改善，唯獨白血球指數一直上升。

於是我知道一定有非藥物因素，或是非我的治療因素在其中，一直追查，終於查到他下肢皮膚發炎發癢，二十年來一直塗抹藥膏。我立刻問他藥膏含不含類固醇，他立刻拿出藥膏，果然含類固醇。停掉類固醇兩週之後，白血球指數從五萬八千多又降回三萬。

他接受治療已經三個月，脈象皆沒大改變，可是他的白血球值依然降不下來，但是一拿掉類固醇就讓病情走向完全不同。或許大家會訝異於如此的結果，可是回到偉克適止痛藥事件，原理是一模一樣的。

止痛藥就是抑制發炎，然而發炎對漢醫病理來說是最為關鍵的。我們若是要完全治療這位病人，到底是要協助發炎，讓發炎趕快結束，還是讓他不發炎？臨床上醫師看到發炎，看到發燒，一定想降下發炎，病人也是如此想。如果不這麼做，病人會纏著醫師問，為什麼還在發燒？為什麼不退燒？醫生害怕免疫風暴，所以很快就下類固醇。這就像宋高宗追求偏安，寵信秦檜以「莫須有」的罪名誅殺精忠報國的岳飛，因為岳飛將軍的驍勇善戰阻礙了「和平」。

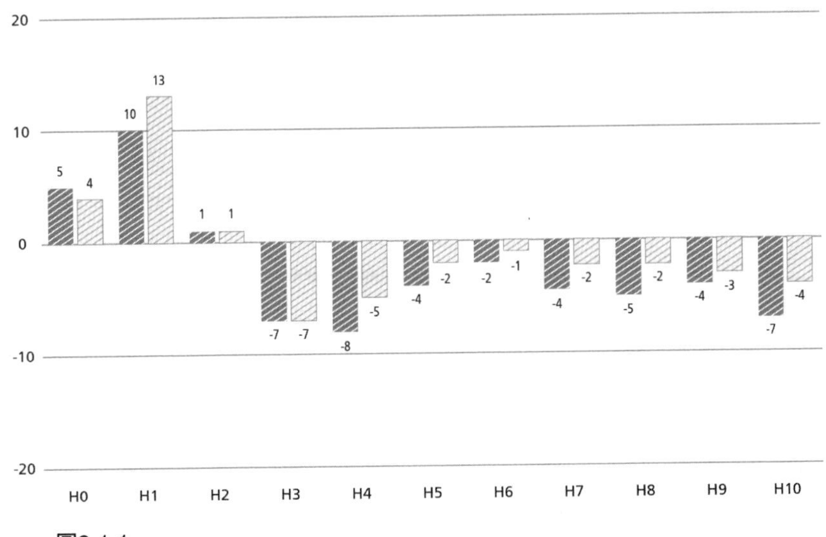

圖3-1-1

▨ 2021-05-04 19:36:17 血壓：114 / 68 mmHg 心跳：87 / 分鐘
▨ 2021-05-18 19:34:40 血壓：144 / 72 mmHg 心跳：85 / 分鐘

能量變異(%)

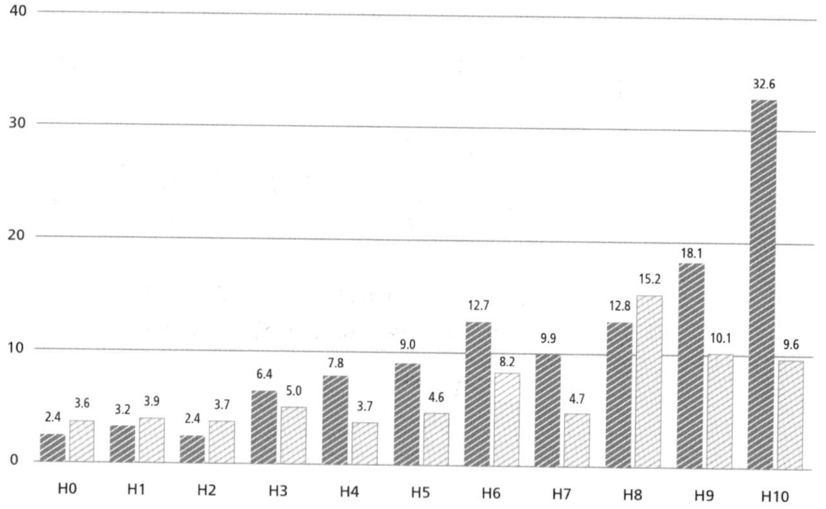

圖3-1-2

215頁圖與本圖是長期塗抹類固醇藥膏慢性白血病患(CML)與停藥後兩週的血壓諧波分析比較。

＊橫軸是血壓直流項(H0)與第一(H1)到第十(H10)血壓諧波。代表的分別是H0心包經、H1肝經、H2腎經、H3脾經、H4肺經、H5胃經、H6膽經、H7膀胱經、H8大腸經、H9三焦經和H10小腸經，合稱五臟六腑十一經脈。

＊圖3-1-1縱軸能量虛實是諧波分量與參考平均值比較之後的標準差數值。正值為實，負值為虛。參考平均值與標準差資料取自20歲健康受試者的統計結果。

＊圖3-1-2縱軸能量變異是諧波分量變異係數(HCV)。單位是百分比。

2 漢醫以整體循環掌握「未知」

「偉克適」事件沒讓西方藥學界理解遇到的是什麼樣的「未知」，他們用另一個「未知」展開。西方藥學界認為這個模型沒問題，是由於人有各種不同的基因，尚沒辦法完全理解，若是了解基因之後，藥理模型所出現的問題一定可以克服。

然而從漢醫整體循環觀點來看，並不是不能以基因角度來探討，而是源頭之處便錯失對循環的理解。體內基因如果要運作，人體一定在生理設計（或是藥理設計），必然是系統性的。

2.1 漢醫的陰陽即是最源初的系統性

什麼是「系統性」？當我們量測心跳，得出數個諧波時，分出單數諧波與雙數諧波，這便是漢醫所謂的「陰陽」。在西方就是奇數與偶數，最初始的設計便已經分成兩群，然後繼續去分，如此的系統設計，也是演化理論最重要的問題，也就是當人類整體遇到生存的問題時，可以有效率地處理。

「專一性的抑制劑」以漢醫循環觀點來看，是最末端的最專一做法，其背後一定連接極其複雜的體系。這體系今天可能大部分以交感神經或副交感神經，或是拮抗劑或抑制劑等等不同的用詞來描繪。

2.2 漢醫掌握藥物頻率，西醫想透過基因

像COX-2這樣的酶或是酵素，背後存在著更複雜的系統性問題，身體的運作絕不是簡化的受體藥理模型可以詮釋掌握的。人體胚胎到了第三週、第四週，原初的心臟跳動著，整個循環系統逐步建構成形，也定型了（如同timer/clock）。當我的心臟如此規律跳動的時候，便決定我的體質，決定我以這個頻率在跳動，不是以另外一個頻率，那麼其他組織或器官必須跟上這個頻率，步伐比它快兩倍，快三倍或快四倍五倍等整數。

人體如此精微的系統性設計，是如今科學尚無法明白的，縱使要回到基因層次討論，也必須先面對漢醫科學研究的生理、病理、藥理的基礎，即所謂「頻

率」確實存在於所有細胞與組織之間，然而我們卻沒好好去探討。

今日西方醫學討論所有的疾病，最後一定要再透過基因來解釋。但我們要問的是，基因也是我們尚未了解的信息（information），也是資訊體系的一個系統。電影《模擬遊戲》（The Imitation Game）中圖靈發明類電腦的計算器，用以破解納粹德軍的密碼，正如我們想透過基因了解疾病般如出一徹。

然而密碼背後依然有一套密碼系統，我們想要了解密碼當然還是得從「密碼系統」入手，同時也要知道密碼的功能。從基因理解系統性問題是好的開始，卻不見得是有效率的開始。

漢醫在黃帝內經時代已經建構出密碼系統，漢醫很早便知道系統建構是分群而來的，而且它的分群與我們看到外在世界的動植物皆是相關，也就是從演化而來，是物質、能量與資訊三個體系的整合。

2.2.1 為什麼只有前三天有效？

耶魯大學鄭永齊院士企圖用基因的方法來理解漢醫，他運用細胞內基因群組的反應，探討漢醫傳統方劑加減組合的作用，並應用於臨床治療。鄭院士以漢醫知名的經典方劑黃芩湯治療大腸癌，從西方研究觀點來看，黃芩湯無論對慢性發炎轉成急性，或是抑制化療藥物的發炎作用，或是提供源祖細胞生長、移動、分化皆有很好的作用。

然而臨床實驗上卻遇到一個問題，實驗用藥時，三天或三天之內有效，第四天便無效，那麼下一步要換什麼藥呢？幾年前曾有緣與鄭院士討論黃芩湯的臨床運用與治療，我提及臨床用藥常在兩三天內見效後，便須調整處方。鄭院士驚訝地告訴我，他的臨床實驗與細胞內基因群組的反應皆是如此。

後來他去請教中國的漢醫師，協助他如何讓黃芩湯怎麼變化。最後還是遇到一個難題，這些加減方皆有效，可是什麼時候用呢？對西方醫學來說，大腸癌就是大腸癌，應該用同樣的藥來治。

那麼是分階段嗎？要分成幾個階段呢？就像現在的「清冠一號」，其實它分成清冠一號到三號，分成輕症、中期、重症。可是這樣的分法有效嗎？

2.3 漢醫藥理獨特的Clock 觀點

這是漢醫有趣的地方，漢醫不是分一個病到什麼期什麼階段，漢醫是將所有的病都放在它系統的Clock裡面，病走到哪裡，就要用這個藥方，同時搭配與當下病症相關的藥，也就是君藥。

怎麼說呢？如果今天大腸癌病人出現黃芩湯脈象，就得開黃芩湯當作機轉（就是在Clock裡面，走到哪裡，就要用這個藥方），等於部陣守在這裡，但光是這樣病不會好，必須再開一味抗癌的藥，也許是牛樟芝，也許是某種特殊抗癌的藥物，甚至西藥也可以，病況才會得到改善。

2.4 缺少好的量測工具影響治療策略與效果

血癌病人二十年身體不見起色，他常常塗抹類固醇，當然不會好轉。類固醇的藥效就是叫白血球回來排排站，不要打戰。這不是和秦檜以十二道金牌硬要岳飛回來，身處戰場中又要打仗又要撤兵，肯定打敗戰啊。這樣的觀念在漢醫已經流傳幾千年了，難道西方醫學還沒演化出這樣的體系嗎？我覺得最主要原因在於如此的系統性知識缺少好工具去衡量。

2.4.1 為什麼不用「良導絡」

漢醫「脈診」可以提供人體系統化的圖像，人體十二經脈都可以從中看出。很多人問我為什麼不用「良導絡」，「良導絡」也可以呈現十二經脈的訊息。我回答「不一樣，『良導絡』呈現的是經脈的個別訊息，經脈與經脈間的關係沒標示出來，以經脈血壓計量測，可以完全整合出十二經脈間的關係。」利用「良導絡」可測出每條不同經脈上面的代表穴位，只能看到這條經脈是不是電壓太低，或者電阻太低，並不會看到其他經絡及彼此間的關係。

漢醫最為寶貴之處在於建構出「系統性」知識，能夠整合出如此系統性的知識，可見漢醫已經能掌握個別系統之間的關係，漢醫視人體為一個整體，人體內的許多次系統是與整體相關的。

2.4.2 靜態系統的量測工具無法捕捉動態資訊

從鄭永齊院士的努力，可以看出若還是採用隨機雙盲系統，是無法檢測動態系統的，人體就是「動態系統」（漢醫觀點），隨機雙盲系統是「靜態系統」，若是無法洞悉這一點，便無法看見隱藏其中的珍寶。

兩百年前，傅立葉的老師拉普拉斯（Pierre-Simon, marquis de Laplace）給他的博士論文題目就是解一個波動，即是解動態系統，如果想用靜態系統去解，當然解不了。就像練習射箭時，靶是不會動的，可若是去野外打獵，獵物跑來跑去，兩者運用的方法當然是完全不同的。

時至今日，所有西方醫學的工具，皆是屬於靜態系統。不管是電腦斷層、磁振造影（MRI或是functional MRI），皆需要訊號靜止，用的數學是「平均」，「平均」之後看見的便是靜態圖像。「平均」可以將每秒振動一百次的物體除以時間，當時間拉長就變成是靜態。為什麼醫學科學家不去思考這問題呢？這已經是科學哲學的領域了。

當一個人做刻舟求劍的事情，並沒有意識到自己在「刻舟求劍」，會覺得自已用的是很好的方法。所有在做影像處理的學者都是在做將動態變成靜態的事。

3 面對「未知」的動態系統

不管東方或西方，歷史悠久的文化當中，皆會創造出面對未知的「系統」。黃帝時代面對「未知」，其實已經給出解答，簡單來說就是「萬物一體」。在古代還沒有像傅立葉分析這樣的數學，古人怎麼直覺地呈現

五臟六氣圖

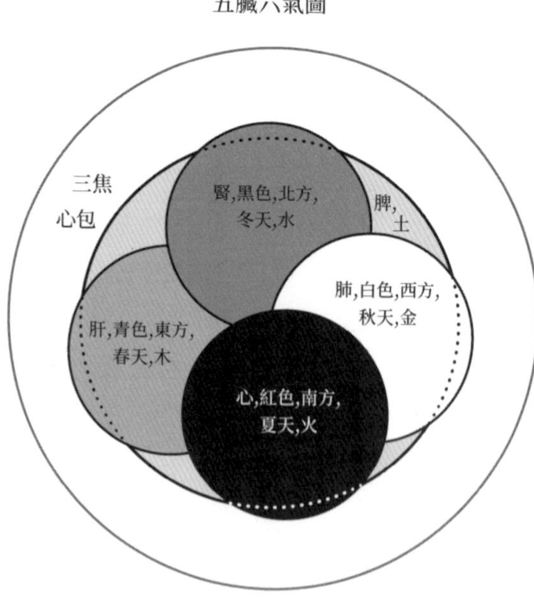

圖3-2

呢？用圓來呈現，用來收斂混屯與未知。

天地間規律的四時流轉，日夜不息，週期且循環的波動，影響著人體，人體如何與天地相應，人的心臟規律的跳動，不分晝夜。古代人找出天地人間共有的週期性的波，用這動態循環的系統面對紛至沓來的「未知」。

3.1 萬物一體的圓

漢醫學用圓來表示萬物一體，圖3-2最外圍的大圓三百六十度是循環不已的，大圓內代表三焦、心包。其中有四個小圓互相交疊，肝，代表青色屬木、春天，方位為東；心，代表紅色屬火、夏天，方位為南；肺，代表白色屬金、秋天，方位為西；腎，代表黑色屬水、冬天，方位為北。背後有一個四時皆有的圓，代表脾，屬土，也就是五行「木火土金水」。

翻開農民曆便會發現，春天從立春之後九天，開始走到青色，當走到立夏之前九天跟後九天，這十八天裡面表現什麼？木已經衰退，火剛要起來，中間交替之時，土的性質最為明顯。同樣到了夏天快結束過渡到秋天時，土也會最明顯。

過去兩百年來，深受西方實證科學影響的我們，認為這根本不科學，不可信。直到傅立葉分析出現才能說明，幾千年前的古代人或許比我們更為科學。

阿茲提克帝國曾經擁有燦爛輝煌的文明，最後阿茲提克帝國國王相信流傳下來的神話預言，後來國王看見西班牙人時，他說這就是我的宙斯，於是全部投降。一個帝國的滅亡決定於領導者的意識，再回到美國食品藥品管理局審查藥物的機制，不管多麼民主的國家，找一群委員審查也很像做「平均」，誤差值縮小，卻缺乏穿透力。這是民主國家的困境，也是人的困境，最終也是哲學上的問題。

如此的困境黃帝時代已經有了解答，這便是我對漢醫產生極大興趣的原因。從東方系統性的智慧來看，波動本身也是能夠有一定的預測性。

好比台灣今年遇到的狀況，也是必然的。面對新冠病毒這樣的傳染病，若用圍堵的方式防疫，不讓R0值3的病毒進來，病毒也在演化進化中，「人擇」圍堵的結果，R0值5更高傳染力的病毒便會攻進來。一旦進來，早該預備好疫苗施打與專責醫療體系，系統性的防疫戰略就是在這裡。人體設計有一定的基本結構，也有盲點，可是盲點一定不大，人類才會演化至今天，治療也是如此。

3.2 內經的系統性治療

岐伯那個時代，早已彰顯出治療的系統性。

他將疾病分成六類，疾病來自於「司天之氣」，也就是四時運行而生的風寒暑濕燥火「六淫」，造成六種疾病，各有不同的治療方法。可是只有這六種嗎？是的，基本有六種變化，然而這六種變化會隨著不同的年，一甲子六十年週期變化而不同，中國使用天干地支系統，便是以週期性解釋系統的動態變化，而也確實掌握週期性。

《內經》告訴我們週期性，不只出現在地運國運，人也會受這些系統的影響。《內經》告訴我們治療方法的原則，可以依照治療方向，用以調配藥物。而這些藥物原料儲存在我們周圍的植物、動物、甚至礦物，這也是為什麼我一直提及海德格的「整體存在」。

3.3 藥物的二元性：解藥或毒藥

人活於世上，此一世界本身是經過天擇，天擇的過程中，不只人是神選的，周圍萬事萬物皆是被選的。漢醫的治療便是擷取與人一起共存的外在事物，進到人的系統內調整其中的不平衡。人的不平衡源自於對外在條件變化的不能適應，而剛才提及的鴉片、麻黃素、青蒿素、銀杏葉等這些藥物，本來便是中性的，沒有絕對好或壞。

可是為什麼「鴉片」被當作毒品？鴉片是藥品還是毒品呢？近代清末鴉片戰爭之時，鴉片對英國來說是醫藥用品，用於止痛安神。輸出到中國也是以藥品之名，然而它讓人成癮，並產生奇幻的效果。什麼時候鴉片在英國也成為毒品，一直到阿司匹靈成功運用到臨床取代鴉片以後，英國政府以鴉片的「成癮性」認定為是毒品，才開始禁用。這讓我們明白醫藥的商品化，隨著時代而有所不同。

麻黃素也是一樣，麻黃素是從中藥提煉出來第一個很棒的藥，可是現在它用來做「安非他命」，它也變成毒品。

3.3.1 藥的成癮性

當藥的效用很強，皆很容易變為「成癮性」。為什麼呢？共振體系最厲害之處在於它是不斷地循環共振，一旦進入共振，便難以停下來，直到系統崩潰為止。高中物理課本提過拿破崙軍隊進入意大利，過橋之時不能齊步走，因為一齊步走，產生破壞性共振，橋最後會垮掉。

以人體來說，共振於生理範圍之內是好的，讓系統的能量得以保存而提升效率，但超過生理變成病態便不好了。這也是為什麼有些藥物會有耐藥性（Tolerance），也是身體巧妙的設計。有效的藥一定會引起人體能量上的共振，但要留意不要超過可恢復期。這就是我們看待藥的不同角度，這樣的視角與基因系統有異曲同工之妙。

多細胞生物的資訊體系一定有其上限，也就是不管漢醫西醫，必須回答生命體系能量、資訊與物質的問題。這些問題與設計體系能不能提供有效率的方法維持生命，息息相關，同樣地，這樣的設計也絕對不會完美，必然存在盲點，那個盲點就是外在條件改變時，體系能不能跟著外在條件而變，越完美的體系表示可以變動的地方越小，這也是我們治療過程中最難的部分。

4 漢醫獨特的「歸經理論」

「歸經理論」是治療過程中最難的部分，內在與外在條件相互影響，如植物、動物、甚至大環境如天氣。外在條件如何影響內在，漢醫稱為「歸經理論」。如同「經絡理論」之於診斷與臨床，「歸經理論」對於中草藥與針灸的實際應用，有決定性的地位，也可視為「經絡理論」對外在物質領域反應的延伸。

就好比在西方醫學領域中，藥理學是生理學的延伸，如自主神經系統 $\alpha\beta$ 接受體理論，是最為根本的。神經與精神醫學很多藥都是從這理論延伸出來的，更不用說身體其他交感與副交感作用的藥，也是從這裡衍生而來的。一旦掌握最基本身體的生理狀況，便會延伸出許多藥理模型與藥物。

4.1 類似近代生物分析法

從漢醫來說，系統性一開始是「陰」與「陽」，之後還談到「五行」。陰陽這一群論，還不夠去處理內外互相影響如此複雜的體系，乃至發展出十二經脈，可見系統的複雜性。「歸經理論」就是將數以千計的本草礦物，依據進入人體後對不同經脈產生的反應，做藥理性的分類。

漢醫比起西醫更為精簡，用十二經絡分配，若是作用某經絡的氣分或血分，都稱之為「入某經」。作用在經絡的反應，如果是氣分上增強則稱為「補氣」，氣分上減弱則稱為「瀉實（火）」，血分上增強則稱之為「補血」或「滋陰」，減弱則稱之為「去瘀（滯）」。同一藥物可能同時作用在幾條不同的經絡，根據這些經絡上的生物反應所形成的特殊印痕，每一種藥物被歸納成不同歸經的系統化標記。

其實這種生物反應所形成的特殊標記，用來做為生理或藥理反應的評估標準，不管是在過去或甚至在當代，仍然應用在藥理學的許多領域，因而有專門術語生物分析法（bioassay）。

例如神經性蛇毒的作用評估，或神經內分泌物質在腸道的反應分析。只不過以經絡理論此單一指標，做為所有藥物的分類標準，如此系統性的龐大工程在西方醫學並不可見，唯有自主神經系統αβ接受體的複雜分類與衍生物稍可比擬。

這種近似生物系統學知識的理論，起源於三千年之前的遠古時代。相傳神農氏嘗百草，為部族尋覓可食用的本草，常常一日間數次中毒，神農氏並以累積的知識解毒，但最後亦不幸死於雷公藤之毒性。

4.2 創建系統化的歸經理論

這一近似於神話的故事中，描寫著老祖宗神農氏可以清楚觀察食入體內各種藥物的反應與作用，然後將這些各種植物或動物的藥理作用，提升到系統化的歸經理論。這種以人體做為生物分析法的努力，確實普遍存在許多原始部落與族群，但發展成完整而詳細的系統化藥理性歸經理論則絕無僅有，只形成於漢醫的歷史文化之中。

歸經理論在十二經脈的基礎上，將各種藥物依作用分類成不同的族群，並以歸經作用的範疇疊加成方劑。這些分類的結果固然與品種、部位有一定的關係，但更重要的是，在各種疾病病理狀態下，藥物與方劑提供十二經脈失衡下可能的平衡方式，而更具備臨床治療的實用性。

這樣輔以四氣五味的歸經理論，歷代的本草學家奉為圭臬，但有能力體驗並傳承的醫療者鳳毛麟角，僅發生於神農氏、黃帝、岐伯、伊尹、扁鵲、華陀、葛洪與李時珍這樣的聖賢或神仙人物，其餘大多數醫療人士僅能品嘗出五味，至於四氣與歸經，只限於少數特殊體質或修煉氣功的人士。

所以到了近代，非常抽象的「歸經理論」常被斥為怪力亂神，而忽略其重要性。特別是漢醫經絡理論受到質疑的過去年代，在當代盛行的西方藥物化學與藥理模型的分析方式之下，漢醫藥物與方劑的藥理研究，險些喪失寶貴的核心價值與特色。

5 「歸經理論」的科學化研究

過去三十年漢醫的基礎科學逐漸建構起來，一九九〇年王唯工教授及研究團隊從數學開始，運用第二諧波生成及能量不變定理，推導出古代五行相生相剋的理論[4]。物理上，導出徑向共振理論與方程式。生理上，我們運用脈診儀來量測經脈上的變化，並將經脈與諧波對應起來。再以病理去看經脈的過與不及，然後才進到藥理。

5.1 中草藥歸經實驗

漢醫的「歸經理論」透過王唯工教授的研究得到證實，比如說臨床上瀉心火的黃連，經過小白鼠動物實驗，代表心經諧波出現下降的反應。臨床用於疏肝的柴胡則在代表肝經的第一諧波出現上升的反應[5]。

一九九一年王唯工教授設計這實驗，並非依傳統藥理學原理，追求定量，他給予每隻小白鼠的中藥劑量完全不同，一來是他並不清楚要給小白鼠多少次劑量，二來他追求的是定性，也就是藥物作用於經脈的共同趨勢反應。這樣的實驗設計在當時非常創新，也是造成爭議的原因。

另外還有針刺足三里穴位的實驗，足三里是胃經上最常用的穴位，無論入針或出針，都可以看到第三諧波（脾經）跟第五諧波（胃經）會上升。因此不只藥物，針刺也有歸經的現象。

針刺的作用在同一條經絡上的穴位線，作用趨勢是類似，幾乎一樣，然後在不同經脈如腎經屬「陰」經則相反，低頻上升，高頻下降。胃經屬「陽」則高頻上升，低頻下降，這一趨勢非常清楚。

健康人服用粉光參的實驗[6]，吃下去作用和針刺足三里穴很像，低頻腎經下降，高頻上升。人參洩腎比粉光參更明顯，補肺也更明顯。後來王教授發展出一個動物模型，以人參餵大白鼠，發現大白鼠前五個諧波反應與人很接近，於是使用這一模型，廣泛地來看各種不同藥物的作用。

4__ 王唯工，王林玉英，徐則林，蔣宜：由脈波來研究經絡及能量之分配，生物能量醫學研討會論文集，1990。王唯工，王林玉英：由血流理論看中醫，Journal of The Biomedical Engineering Society Of The R.O.C.,Vol.11,March,1991。

5__ Wang Lin Y.Y., Sheu J.I., and Wang W.K：Alteration of Pulse by Chinese Herb Medicine：American Journal of Chinese Medicine Vol. 20, No.2：181-190, 1991

6__ Wang WK, Chen HL, Hsu TL, Wang YY. Alteration of pulse in human subjects by three Chinese herbs. Am J Chin Med 1994; 22:197-203.

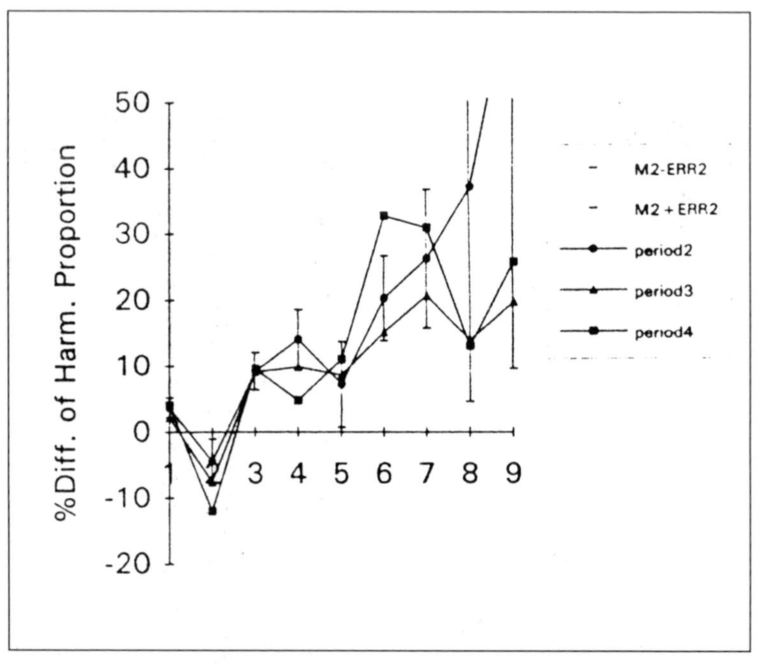

圖3-3

健康人服用人參的諧波反應。

＊橫軸是血壓直流項(H0)與第一(H1)到第九(H9)血壓諧波。代表的分別是H0心包經、H1肝經、H2腎經、H3脾經、H4肺經、H5胃經、H6膽經、H7膀胱經、H8大腸經和H9三焦經。

＊縱軸能量虛實是諧波分量與參考平均值比較之後的數值百分比。正值為增加，負值為減少。參考平均值資料取自服藥前受試者的統計結果。

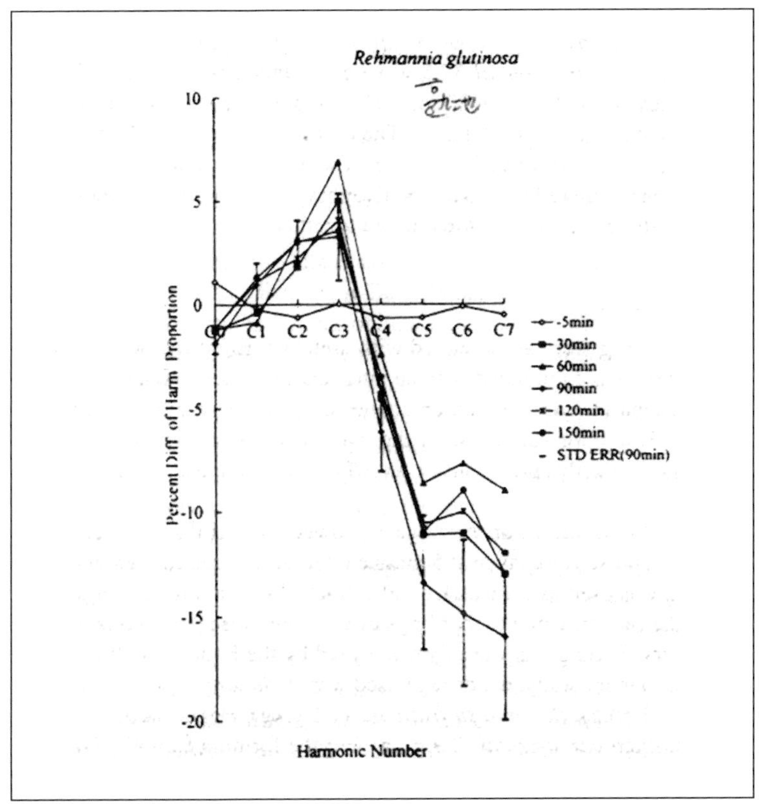

圖3-4

大白鼠服用熟地黃的諧波反應[7]。

＊橫軸是血壓直流項(H0)與第一(H1)到第七(H7)血壓諧波。代表的分別是H0心包經、H1肝經、H2腎經、H3脾經、H4肺經、H5胃經、H6膽經和H7膀胱經。

＊縱軸能量虛實是諧波分量與參考平均值比較之後的數值百分比。正值為增加，負值為減少。參考平均值資料取自服藥前受試者的統計結果。

7__ Wang WK, Hsu TL, Wang YYL. Liu-Wei-Dihuang: A Study by Pulse Analysis. The American Journal of Chinese Medicine 1998; 26:73-82.

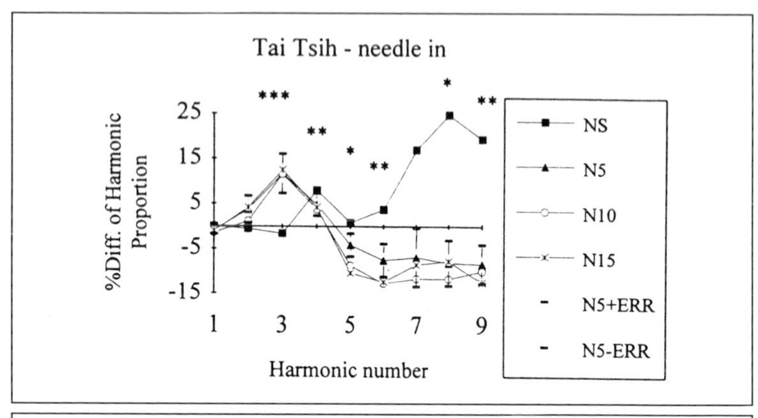

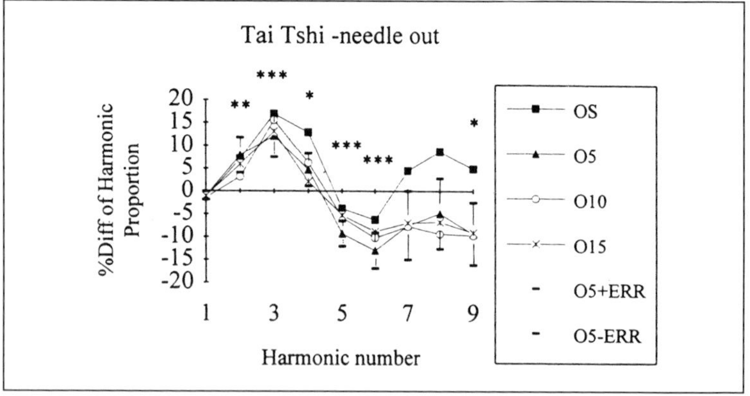

圖3-5

健康人針刺腎經原穴太溪的諧波反應[8]。

＊橫軸是血壓直流項(H0)與第一(H1)到第九(H9)血壓諧波。代表的分別是H0心包經、H1肝經、H2腎經、H3脾經、H4肺經、H5胃經、H6膽經、H7膀胱經、H8大腸經和H9三焦經。

＊縱軸能量虛實是諧波分量與參考平均值比較之後的數值百分比。正值為增加，負值為減少。參考平均值資料取自服藥前受試者的統計結果。

8__ Wang WK, Hsu TL, Chang HC, Wang YYL. Effect of acupuncture at Tai-Tsih (K-3) on the pulse spectrum. The American journal of Chinese medicine 1996; 24:305-313

首先以六味地黃丸裡面幾味重要的中藥如熟地黃、山茱萸、牡丹皮、澤瀉，分別與大白鼠服用。

熟地黃與針刺腎經原穴太溪相同，一二三諧波高，高頻諧波往下掉。

山茱萸、牡丹皮、澤瀉都是第二、第三諧波高，這幾味藥都補腎，皆會讓第二諧波出現高峰。

5.2 看得出藥物炮製前後的差異

補脾的草藥第三諧波會出現高峰，如白朮、茯苓、半夏、陳皮、黨蔘皆是如此。其中甘草最為有趣，生甘草[9]不只讓脾經上升，也會瀉心火；以蜂蜜炒過之後，炙甘草[10]瀉心火的作用便消失。甘草的研究結果也清楚記載於《本草綱目》與《本草備要》中，可見用諧波分析的方法，連藥物炮製都看得出來。

現在我們對炮製的理解，或許是用油脂性的原料保留某些成

9__ 行政院衛生署中醫藥委員會八十七年度委託研究計劃成果報告編號：CCMP87-RD-006「以脈診研究中醫藥之歸經原理」。

10__ 行政院衛生署中醫藥委員會八十七年度委託研究計劃成果報告編號：CCMP87-RD-006「以脈診研究中醫藥之歸經原理」。

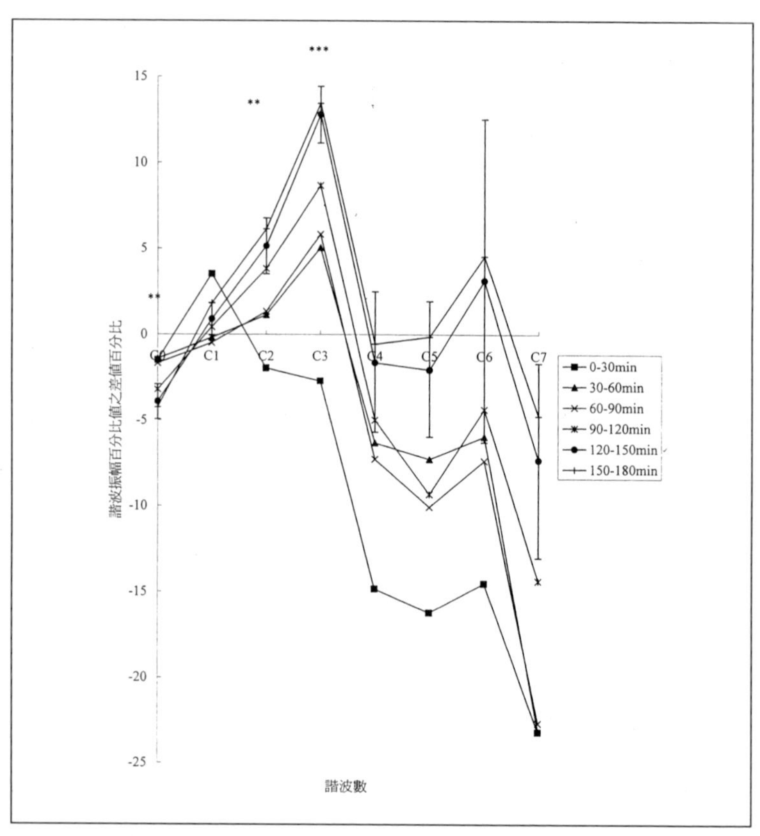

圖3-6

大白鼠服用生甘草的諧波反應。

＊橫軸是血壓直流項(H0)與第一(H1)到第七(H7)血壓諧波。代表的分別是H0心包經、H1肝經、H2腎經、H3脾經、H4肺經、H5胃經、H6膽經和H7膀胱經。

＊縱軸能量虛實是諧波分量與參考平均值比較之後的數值百分比。正值為增加，負值為減少。參考平均值資料取自服藥前受試者的統計結果。

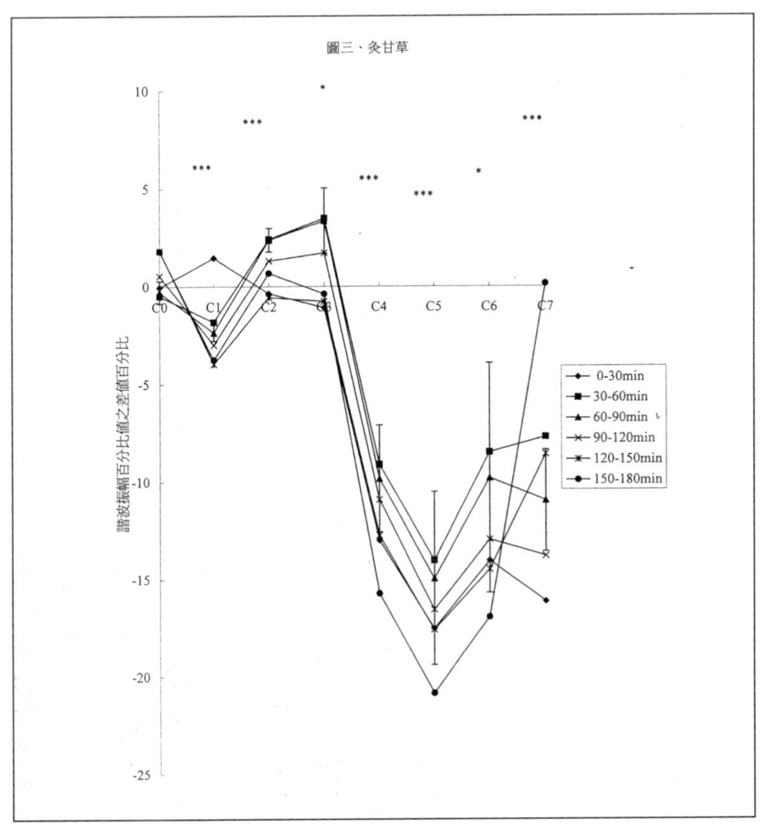

圖3-7

大白鼠服用炙甘草的諧波反應。

＊橫軸是血壓直流項(H0)與第一(H1)到第七(H7)血壓諧波。代表的分別是H0心包經、H1肝經、H2腎經、H3脾經、H4肺經、H5胃經、H6膽經和H7膀胱經。

＊縱軸能量虛實是諧波分量與參考平均值比

分或萃取。炙甘草就是用蜂蜜來炒生甘草，古人很有創意地以蜂蜜保留成分在裡面，炒過後其他成分氧化掉了作用便完全不一樣。

古人實在很有智慧，然而為什麼要這麼做呢？他們一定對草藥非常了解，才知道以蜂蜜炒過後，會出現特殊的療效，而且臨床上用炙甘草用得比生甘草還多。

王唯工教授想找出歸經的方法，讓病理上的經絡反應轉成藥理，這一面向看懂得的人非常少。這些研究真真實實告訴我們，「歸經理論」是存在的。如果我今天能懂得醫聖張仲景的經方之祕，都是從這些基礎知識思考推導出來的。當然，每一位病患都是我的好老師，二十五年來每天累積的上百萬臨床病例，提供了真實數位醫療的大數據。

6 方劑作用的科學研究

看完了藥物作用，我們便了解漢醫其實不是使用單一味藥來治療，他們使用「方劑」。

「清冠一號」為什麼放了八味藥，真正抑制病毒只要兩個就足夠，其他的藥多放或是少放，標準是什麼呢？即是主要的藥必須搭配其他什麼藥，才能作用於當下。對張仲景來說，他要分「君臣佐使」，君藥專門治療當下某個症狀或是這個病的藥，同時也必須平衡失衡的其他經絡，回到前面說的「司天之氣風淫所勝」，也就是平衡「外感」對經絡的影響，這便是方劑的作用。

一千七百年前醫聖張仲景已經總結先人的智慧結晶，對藥理做出系統性的回應。如何讓系統性的治療得到更廣泛的作用，便是要使用方劑。方劑怎麼評估？是用矩陣疊加的方式，在經脈上疊加。

6.1 病理與藥理的關係

王唯工教授以數學矩陣的觀念，解釋病理與藥理的對應關係。

每一個病患在不同的疾病或階段，都可以用五臟六腑十一經絡的虛實所形成的矩陣來表示。如腎肺經外感風寒，便可見到【－；－；＋；－；＋；－】的上震下坎的解卦，可視為風寒的病理矩陣。那麼有效的治療就必須找尋一個相反的藥理矩陣【＋；＋；－；＋；－；＋】上巽下離的家人卦，來平衡五臟六腑十一經絡的虛實，這就是漢醫的治療原理。

6.1.1 藥理矩陣

單一藥物不容易達到完美的虛實對應，常常補了東牆，虛了西牆，所以古人發明「君、臣、佐、使」的方劑組合，藉由一群藥物的組合，來達成完全的虛實對應。每一組方劑都是因時制宜，量身定做的結果。

這種因人而異，因地制宜，因時變化的治療方法，正巧與當代製藥業針對特定基因形態，量身打造專屬藥品的新觀念相符合，也與免疫學中，抗體製造透過基因重組以簡御繁的原理一致。

只是其中的信息傳遞，在西方醫學以染色體中鹼基配對的基因型式表現；而在漢醫的邏輯中，以陰陽五行的卦象與脈象來呈現與對應，由此可窺見漢醫完整保留華夏文化醫易同源的傳統。

6.1.2 黃耆建中湯的實驗

好比最常用的「黃耆建中湯」，王唯工教授的大白鼠實驗中[11]，我們看到黃耆建中湯瀉肝火，讓脾經上升。黃耆建中湯有幾個主要成分，白芍、黃耆、桂枝甘草湯這三組以數學疊加，跟原來整個方相比，前五諧波幾乎是一樣的。也就是說，你吃黃耆建中湯，或者分不同組吃，作用是類似的，可是為什麼要配出這方劑呢？

黃耆建中湯症是一個很常見的狀況。臨床上一看到某些年紀大的病人，常常會心律不整，心跳太慢，看到這樣的脈象，便開「黃耆建中湯」，其實必須同時看到第一諧波有肝火，才用瀉肝火的藥。看到第三諧波是虛的，病人提沒精神，稍微補第三諧波、第四諧波，讓他有精神，可又不能補太多腎氣。每一個方皆有其特殊的作用。

方劑配伍組合的主要方向，並非如鍊丹術般為化學合成反應的物質變化；所以經方中最多藥物配伍的烏梅丸、大黃蟄蟲丸、鼈甲

11__ Wang, W.K., Hsu, T.L., Huang, Z.Y., T.L.,and Wang Lin,Y.Y.：Collective Effect of A Study of Xiao-Jian-Ziong-Tang. American Journal of Chinese Medicine Vol.23, No.3-4：299-304,1995

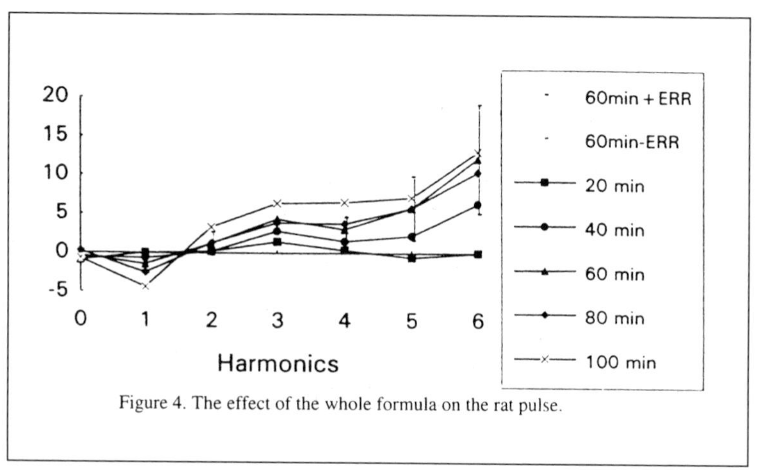

Figure 4. The effect of the whole formula on the rat pulse.

圖3-8

大白鼠服用黃耆建中湯的諧波反應。

＊橫軸是血壓直流項(H0)與第一(H1)到第六(H6)血壓諧波。代表的分別是H0心包經、H1肝經、H2腎經、H3脾經、H4肺經、H5胃經、H6膽經。

＊縱軸能量虛實是諧波分量與參考平均值比較之後的數值百分比。正值為增加，負值為減少。參考平均值資料取自服藥前受試者的統計結果。

煎丸等皆為丸劑而非湯劑。

最重要的作用，是方劑中個別藥物的協同反應，透過反應在血液流體動力學上生物物理的諧波相互疊加，形成一股趨勢，來達成五臟六腑十一經絡能量與信息的虛實平衡，進而有效的控制與管理物質與資源的分配，並實現生命體的恆定。就像是電路學中藉由電場形成電動勢，趨使電子向特定方向移動而匯集成電流；而非化學反應中，不同原子間電子的移動與結合。

6.2 病理反矩陣

每一個方的藥理矩陣會對應到一個特殊的病理矩陣，一位好醫師必須熟悉這些病理矩陣，發現後必須知道如何解它。就像解微積分一樣，有一百零八種方法，厲害的數學家一下便知如何解，不厲害的便要想辦法用微積分原理去推，得花很久時間才解出來。

在尚無微積分的時代，可能要花一百年或是五十年才能發展出所有的微積分解法，這些解法就是在張仲景之前一千年發生的。像是後來的「六味地黃丸」，加桂枝與附子變成「腎氣丸」，「腎氣丸」作用又與「六味地黃丸」不一樣。強心之藥「四逆湯」[12]，用了君藥附子，再加乾薑與炙甘草，發揮更大的作用。

12__ Wang W.K., Hsu T.L., Chiang Y., T.L., and Wang Lin, Y.Y.：Pulse Spectrum Study on the Effect of Sie-Zie-Tang and Radix Aconiti. American Journal of Chinese Medicine Vol.25, No.3-4： 357-366, 1997.

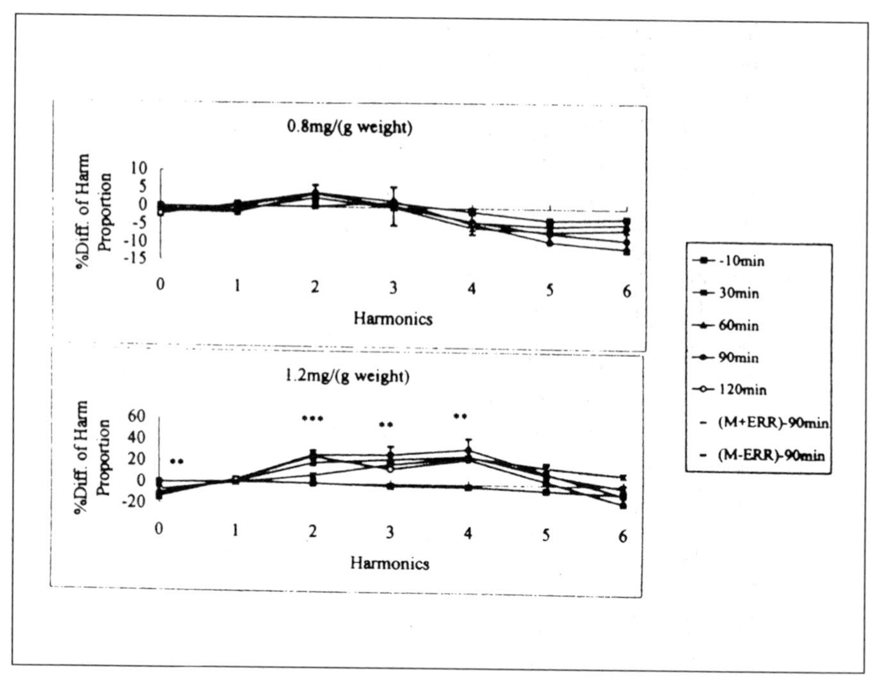

圖3-9

大白鼠服用四逆湯的諧波反應。

＊橫軸是血壓直流項(H0)與第一(H1)到第九(H9)血壓諧波。代表的分別是H0心包經、H1肝經、H2腎經、H3脾經、H4肺經、H5胃經、H6膽經和H7膀胱經。

＊縱軸能量虛實是諧波分量與參考平均值比較之後的數值百分比。正值為增加，負值為減少。參考平均值資料取自服藥前受試者的統計結果。

6.3 方劑代表疾病的證型

一個方劑代表的正是疾病發展的一種證型，或者陰陽五行家所謂的「卦」或「局」。所以才有「風淫所勝，平以辛涼，佐以苦甘，以甘緩之，以酸寫之」，這樣頻率的疊加組合，以形成反向波動來平衡病態的十二經絡變化。

因此漢醫運用方劑時，必須熟練所有的藥理矩陣，臨床上看見病人的病理矩陣，開出反矩陣便能得到治療效果。可是最重要的還是要治療後，有沒有「收斂」，一個對的治療對應一個病理狀態，若是治療有效，便會收斂。這即是漢醫方劑科學化中，我們用的科學方法，其實不是只有漢醫有歸經，西藥也會作用於經脈上，只不過西藥瀉的作用比較多。

7 雷射針灸：漢醫定量研究

西方醫學檢視臨床研究的客觀性有兩個重要的方法，雙盲實驗與劑量效應。取得博士學位之後，我便致力於針灸與經脈的定量研究。

經過十年辛苦卻沒有突破性成果的困境，終於找到一個重要的工具：雷射針灸。雷射針灸無痛、非侵入性與可選擇劑量的設計，剛好可以解答針灸與經脈的定量研究，並且回應針灸安慰劑效應的懷疑。

二〇〇七年，德國一個大型雙盲實驗的針刺治療下背痛臨床研究，比較兩組受試者的療效，結果實驗組與對照組都有顯著療效，對照組假針灸止痛的安慰劑效應還大於實驗組的針刺止痛作用[13]。這個結果讓針灸止痛作用大受質疑，二〇一三年疼痛領域的權威期刊還據此研究結果懷疑針灸只是安慰劑效應[14]。

於是我們設計了一系列的實驗，一方面證實只接觸在穴位皮膚表面的假針灸也會引發如針刺一樣機械性的經脈作用，另一方面，扣除皮膚接觸穴位的機械性經脈作用後，不同的雷射劑量會產生劑量相關的經脈作用。這一系列的實驗解決了安慰劑效應的質疑，也以針灸劑量相關的經脈作用證實「歸經理論」。

漢醫的研究若不能回到「氣的科學化」，或是「波的科學化」，雷射針灸的研究也是難以理解的。漢醫受到排斥也是可以理解的，幾百年來西方實證醫學，隨著西方帝國殖民主義、資本主義意識壓倒性地傳布全球，漢醫的核心「氣」、「脈診」、「經脈」等無法以工具量測，無法以肉眼可見的治療系統，

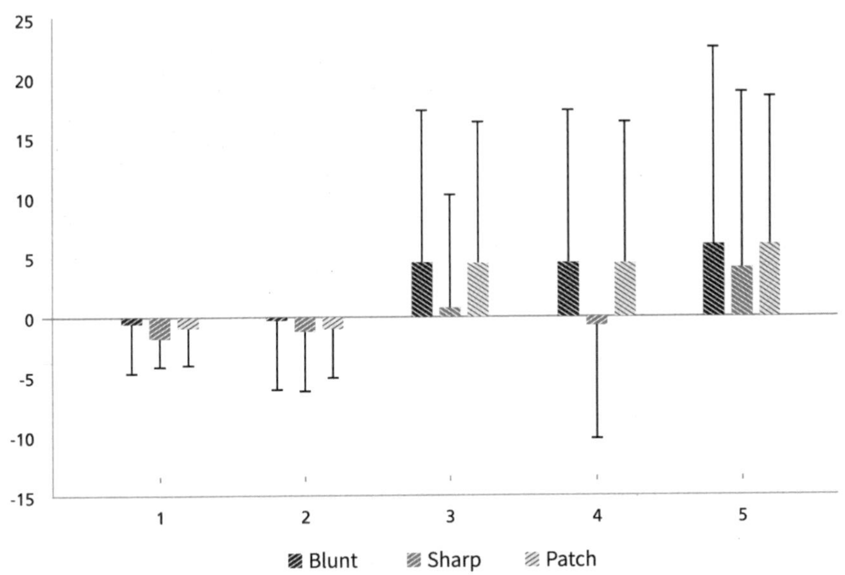

圖3-10

健康人以不同針頭（Blunt、Sharp、Patch）雷射筆不給雷射劑量，針刺胃經足三里的諧波反應。

＊橫軸是血壓直流項(H0)與第一(H1)到第五(H5)血壓諧波。代表的分別是H0心包經、H1肝經、H2腎經、H3脾經、H4肺經與H5胃經。

＊縱軸能量虛實是諧波分量與參考平均值比較之後的數值百分比。正值為增加，負值為減少。參考平均值資料取自服藥前受試者的統計結果。

13__ David Colquhoun and Steven Novella. Acupuncture is a theatrical placebo. Anesthesia & Analgesia, 116:1360-1363. 2013.

14__ Haake M, Muller HH, Schade-Brittinger C, Basler HD, Schafer H, Maier C, Endres HG, Trampisch HJ, Molsberger A. German Acupuncture Trials (GERAC) for Chronic Low Back Pain: Randomized, Multicenter, Blinded, Parallel-Group Trial With 3 Groups. Arch Intern Med.;167:1892–1898, 2007.

確實難以受到西方醫學主流的青睞。

如果說雷射針灸可以讓身體產生系統性的變化，類似「光」、「波」等的研究，西方醫學並不難找到，可卻是絕對是弱勢的研究。相比之下，生物學中卻常常可見啊。

高中生物課本提及「光合作用」，或是植物的光敏性。植物會自然感應光照，決定何時開花，例如大豆若是二十四小時照光，便會延遲開花一個月。我們雷射針灸看到的現象與植物光敏性很相像，高等動物對光的物理性因素，難道會少於植物嗎？人類進化之後，身體的許多設計可以不受單一條件影響，卻不見得不會。

回到前面提到的，人最容易受到外在影響的是第九諧波三焦經，三焦經頻率剛好與我們大氣層舒曼波頻率接近。大氣層舒曼波直接影響到人的第九諧波，這是最常講得外氣的問題。人本身就是很好的波動接收器，無論是光波、電波、磁波或是機械波，都是非常靈敏的。雖然人對化學性的接受受限，貓與狗對化學的接收器非常敏感，嗅覺、聽覺皆比人類靈敏。看起來人雖然在化學方面功能退化，然而對於波動的感知，我不覺得退化，甚至還覺得進化了。

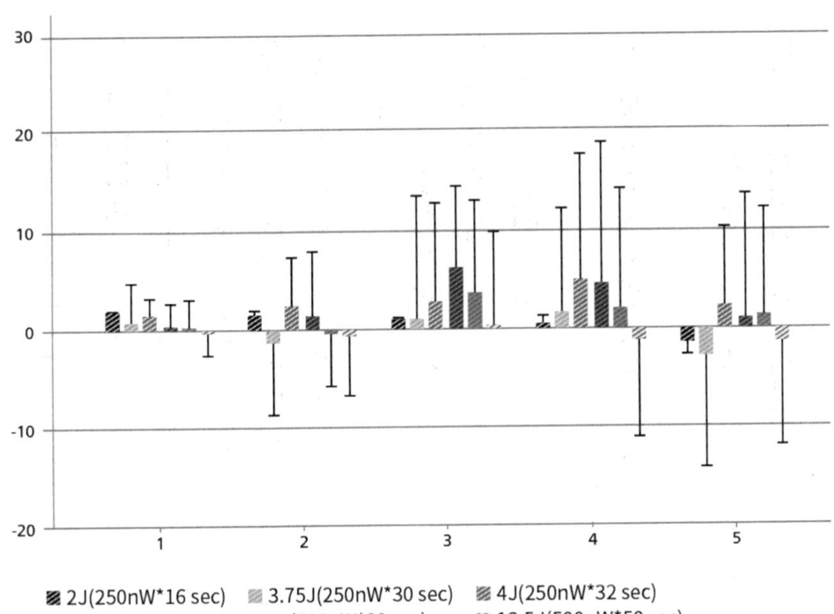

圖3-11

健康人以不同雷射劑量雷射針刺胃經足三里的諧波反應。

＊橫軸是血壓直流項(H0)與第一(H1)到第五(H5)血壓諧波。代表的分別是H0心包經、H1肝經、H2腎經、H3脾經、H4肺經與H5胃經。

＊縱軸能量虛實是諧波分量與參考平均值比較之後的數值百分比。正值為增加，負值為減少。參考平均值資料取自服藥前受試者的統計結果。

人很多特異功能的發展，其實是接收與釋放波動的效率提高，這些便是我們探討漢醫體系時，為什麼一直專注於波動的醫學，背後不只有物理的基礎、化學的基礎，也有生理、病理、藥理。

雷射針灸的定量研究告訴我們，人對波的選擇性是很敏感的，很短的時間，很少的劑量，關鍵是作用於穴位，便出現專一性，未來我們會做更多的研究。如果穴位上或說經絡上有光頻的選擇性，那麼便容易理解，經絡系統運作時為何效率如此高。

人身上對光的接收最有反應的是粒腺體，粒腺體本身也分成許多部分，接收特定的波長。每一個細胞皆有粒腺體，掌管細胞的能量體，這便是與中國人講的「氣」息息相關。在沒有更多研究之前，只能先說到這裡。

8 漢醫系統：整體存在的智慧

三十年來的研究，我們已經可以非常完整的介紹漢醫系統，不但可以用經脈血壓計量測經脈虛實，也可用中藥方劑、針灸方式調整虛實，回到正常。漢醫系統背後的徑向共振的物理，經絡與諧波相關，為什麼會如此？原因就是演化。如果不能有效率運用能量、資訊與物質，是無法從低等植物變成高等動物。更何況人是高等的萬物之靈，我們原初時用的訊息系統，就是和動植物是一樣的。這便是我常常說的「整體存在」，這也是為什麼植物的某種成分可以治人的病。

我們不可能離開萬物而自己生存，在這個時代更要有此認識。現在我們將新冠病毒當做我們的敵人，一個病毒在演化中亦是此消彼長。ACE2是新冠病毒感染的重要受體，而許多治療高血壓藥物的作用機制也與ACE2相關，為什麼一個病毒會懂得運用ACE2進入人的身體？這世界本來就相互依存，並不是說病毒是人造的，而是它與人的關係非常密切，可以在人類中這麼廣泛流行，其實代表著與人類的關係密不可分。

「漢醫」就是談這樣的體系，不管是外在體系、大體系、內在體系、低頻體系、高頻體系等彼此間的關係，古代漢醫以「波」以「氣」建立其體系，所有的體系皆是波，彼此互相影響，萬物存在從波的角度也很容易理解。彼此間影響是非常直接的，透過共振，根本不用什麼其它媒介，甚至人與人的互動、緣分，人與萬物，以波來解釋便很容易理解。

8.1 漢醫視角的新冠病毒並不可怕

因此從漢醫的視角來看，新冠病毒並不可怕，目前全球死亡率落於百分之二左右，百分之八十的人可以輕症，甚至一半以上的人沒有症狀，代表著人體的免疫系統本來就有一套體系可以去應對它。百分之十至二十的人會跑到重症，漢醫也有一整套方法去處理。

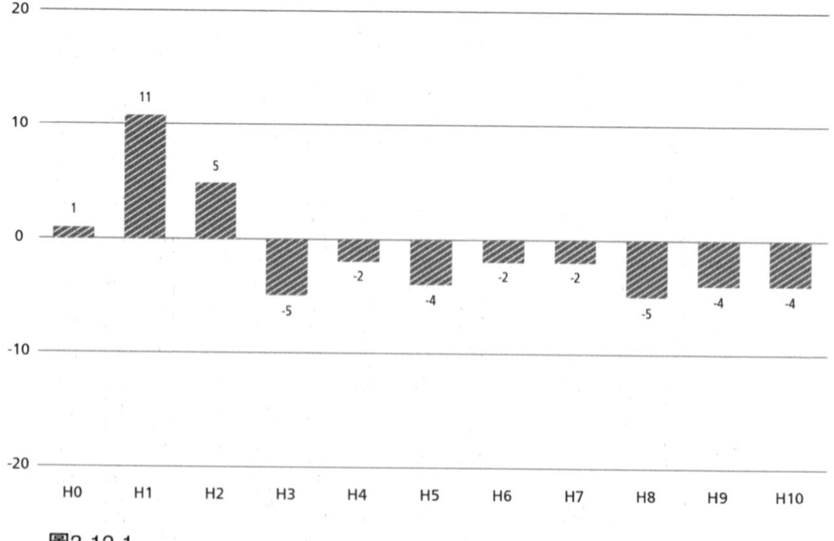

圖3-12-1

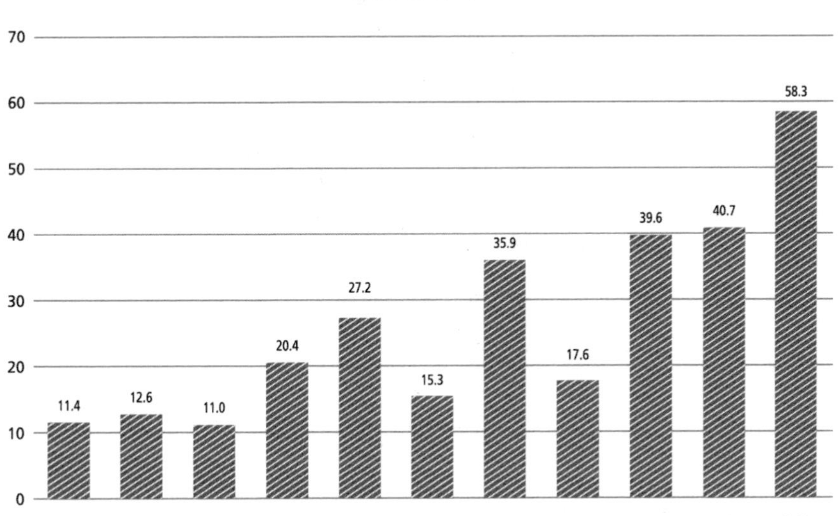

圖3-12-2

右頁圖及上圖是新冠肺炎病患的脈象。手太陰肺經與手陽明大腸經極虛(H4,－2 & H8,－5)。病患除了血氧偏低，呼吸困難，氣喘外，住院期間還發生嚴重便血。血壓諧波變異係數全部偏高，特別是第一與第四諧波(HCV1,12.6% & HCV4,27.2%)，代表有生命危險。

＊橫軸是血壓直流項(H0)與第一(H1)到第十(H10)血壓諧波。代表的分別是H0心包經、H1肝經、H2腎經、H3脾經、H4肺經、H5胃經、H6膽經、H7膀胱經、H8大腸經、H9三焦經和H10小腸經，合稱五臟六腑十一經脈。

＊圖3-12-1縱軸能量虛實是諧波分量與參考平均值比較之後的標準差數值。正值為實，負值為虛。參考平均值與標準差資料取自20歲健康受試者的統計結果。

＊圖3-12-2縱軸能量變異是諧波分量變異係數(HCV)。單位是百分比。

8.1.1 漢醫二千多年前早有處理之法

外感的變動是疾病中動態性最高，最急性的。一千七百年前，醫聖張仲景所處的時代便是東漢末年瘟疫橫行，十室九空。《傷寒雜病論》誕生於如此黑暗的時刻，瘟疫帶給人類高死亡率，大範圍的傳染，瘟疫可說是規模最大的動態性疾病，從夏儂的觀點來說，瘟疫是最大的亂度。張仲景已經為我們寫下收斂瘟疫亂度的曠世巨作。

《傷寒雜病論》記載三百多種方劑，不同的病態階段使用不同的方法，對醫者來說，最難的是如何抓到病程的動態。書中開宗明義卷一及卷二〈平脈法〉，便告訴醫者可以從脈象來抓住病程的動態。我們過去的研究也證實了「脈為氣血先見」，並且透過脈診研究得到許多漢醫核心的觀念。「切而知之為巧」，其中巧妙便是「共振」。

共振幫助我們演化，從低等動物狀態一樣樣地建構起來，否則我們不可能演化成如此複雜精妙，好比第二章提到的意識狀態，甚至人體內整個化學作用體系，背後的共振不只是物理現象，甚至包括光合作用都是和共振相關，共振形成了整套漢醫的科學化。共振讓看不見的波找到研究方法，來看對人體的影響，更何況還有前人累積的研究與解答。

8.1.2 經脈血壓計幫助臨床診斷與治療

三十年來脈診與共振這些漢醫科學化的研究成果，完全可應用於臨床，更何況透過好的工具使用，看見過往辨證論治看不到的地方。就如之前提到的血癌病人，我們以經脈血壓計看見他的脈象三個月來都沒有改變，後來停掉類固醇，病情便改善了，白血球指數從五萬八千多降到三萬多。

我也是西醫畢業生，一路走來便發現，西方醫學很大的未知領域，是由於缺少好的工具開展。這樣的盲點造成臨床上許多人吃苦受罪，甚至犧牲生命。同學希望我能治療他的父親，我一直跟他說類固醇一定要停掉，否則真的不會好。同學父親一直處在低燒狀態，然後進到醫院加護病房，我認為是病毒感染，可以用漢醫的方法改善免疫系統，可是每次一發燒，護理師便立即用解熱消炎劑讓他退燒，兩次之後免疫力就垮了，病也不能治了，如同《傷寒雜病論》所言「一誤尚引日，再誤促命期」，我對他說我沒辦法了。半個月後，同學父親便過世了。

這種事情比比皆是。每天都在發生。

我們每個人小時候哪個人不發燒，不生病呢？當我們發燒時，我們的父母是如何心焦守在床邊，一直要等到小孩退燒才安心。可是我們的父母並不知道，到底是病好了燒退下來，還是硬退燒下來的。更何況現在許多網紅醫師，依然還建議新冠確診後，服用退燒藥。

不當退燒的結果，演變成過敏、氣喘，這樣的狀況我們在臨床上看到比比皆是。因此，過敏、氣喘的人若要治好，就是要再一次完全發燒，在脈診儀的指引下正確治療，病程高到一定程度便會退燒，等於完成過去沒完成的免疫反應。

好比說鑄劍過程中，首先，不同比例的金屬必須融化鍛打至一定溫度，若鍛打溫度不夠，降溫時便斷裂了。這些金屬材料也就不能使用了。人體的免疫系統也是如此，發燒溫度沒到達反應瓶頸，便沒辦法發生反應，產生的抗體也如同破銅爛鐵，甚至淪為危害自身的自體免疫，臨床上確實常見的。

8.2 日常居家照顧不再是夢想

當過敏、氣喘病人來到眼前，我們的治療便是希望過去沒反應的免疫系統再完成一次。成功的時候，病人的過敏與氣喘、自體免疫的問題皆可迎刃而解。可是有多少人能願意等到那一天呢？

如果我沒有學脈診，沒有經脈血壓計量測，血癌病人每星期來一次，只要白血球指數一上升，一般醫師早就換藥了，但我怎麼不換藥呢？因為從經脈血壓計中看到的就是完全沒變的脈象，這也要對脈診有足夠的信任。不只是脈診數據看到，其他症狀也都改善了，但白血球卻繼續往上升，這些資訊的取得就是有無工具的差別。有工具便可看到真正的原因，然後往下查，查到藥物不當使用，病人便會改善。

臨床上如白血病人這樣的例子比比皆是。因此，我才希望經脈血壓計讓更多醫師接受，更多人來使用。最好是每個人在家裡都有一台經脈血壓計，可以記錄自己每天的脈象，如同雲端的身體紀錄。假若身體不舒服，不論是西醫或是漢醫治療，都可以從這些記錄看見過往身體的狀態。藉由人工智慧與大數據，可以將東方波的醫學變成日常居家照顧的工具，這再不是遙不可及的夢想。

好的醫療工具如何以對的方式，讓它可以運作起來，如同鄭永齊院士一直希望讓黃芩湯通過ＦＤＡ。就像青蒿素，其實還有許多用途沒受到重視，青蒿素的研究與發展，專利權通通不在華人手中。雖然中國很努力研究，可是若缺少智慧財產權的維護，便很難推到醫藥市場，讓大眾受益。

這也是台灣除了醫學研究之外，另一個重要的議題。每一個藥背後皆是歷代無數人的心血結晶，縱使我們今日是站在老祖先的肩膀上，還是需要花費很多人力、物力、精神才能開發出來的。這樣寶貴的遺產，我們希望不只讓少數人擁有，希望全世界更多人來享受，更重要的是這些寶貴遺產背後的藥都是非常便宜，對比西方一個新藥開發，得耗費十億美元。用漢醫方法照顧人類，才是可行的。

9 比起任何病毒，「意識的病毒」更可怕

新冠疫苗到底對世界好還是不好？如果新冠肺炎只有疫苗可免於死亡，免於流行，而只有富有的人可取得疫苗，那便不是一個好的發展。可是如果後來發

現，每一個生命只要一針便宜的疫苗便可以獲救，那就讓我們了解到醫藥的可貴，醫藥是可以普及的，疫苗當初的初衷不就是如此嗎？以大量來普及使用。其實，還是回到人類最根本的價值體系，價值體係由意識決定。新冠疫苗到底是拿來救人還是賺錢，一念之間啊。

中國古代先人岐伯、黃帝、張仲景等大醫家，公開所有醫學的知識，完全無涉利益，現在的人怎麼可能將其據為己有，只能藉由當代知識產權的保護，應用於它該運用的地方，而不是變成家族企業財產，如此才對得起先人留下的寶貴醫療知識體系。

一個人的健康與否不是由小系統決定的，而是由外面的大系統一起決定，當人懷著私心時，便與這大系統格格不入。太陽照射大地，是無私的，懷著私心自然無法與大自然共振，這才是東方或漢醫醫療體系最為精髓之處。

人若無法與大自然共振，自然失去健康，失去幸福。只要和大自然共振，便能明白，太陽本來就在那裡，你若有智慧，夏天中午熾熱便不會去曬太陽，冬天中午曬太陽非常暖和。你會選什麼時候去曬太陽呢？這些都是老生常談，可偏偏有許多人選擇夏天中午去曬太陽然後中暑，很多問題都是錯誤的資訊造成的。

9.1 找回健康「虛邪賊風，避之有時」

所以我們若要找回健康，養生的祕密其實沒很難，千年前古人告訴我們「虛邪賊風，避之有時」。現代我們明白古人的智慧，不只新冠病毒，其實任何病毒，稍微吹一下風就進入人體，為什麼？病毒本來便具高度傳染性，高度智慧的生物，介於生物與無生物之間，它進到你的身體系統變成生物，離開身體可以維持長時間的活性。新冠病毒未發現之前，臨床上我們對病人說「感冒了」，大家都還不相信。

9.2 恬淡虛無

其次「恬淡虛無，真氣從之」，在此刻我們會發現許多奢侈的需求，其實都不是必要的。奢侈的需求怎麼來的？當精神不內守，打開電視打開手機，五花八門的資訊流竄，現在做什麼好，一窩蜂跟著做，於是多做多錯。

9.3 避免意識病毒：精神內守

「精神內守」是避免意識病毒的最大良方。《魯賓遜漂流記》裡魯賓遜與原住民星期五的故事，可以說明意識的病毒如何運作而不自知。魯賓遜漂流到荒島，遇見當地住民星期五，星期五過著無憂無慮的生活，自給自足。

魯賓遜說你幫我工作，每天給你一枚金幣。星期五不解，金幣可以做什麼？魯賓遜告訴星期五，等你集滿五百個金幣，換我替你工作，五百枚金幣依然是你的。五百天之後，星期五對魯賓遜說換你幫我工作了，魯賓遜再從沈船拿出五百枚金幣，這時候星期五混亂了，到底要不要繼續幫魯賓遜工作呢？

星期五忘記金幣的價值在於五百天後換魯賓遜幫他工作，於是當魯賓遜再拿出五百枚金幣，星期五繼續為了金幣而工作。我們覺得星期五好笨好傻，然而現在社會的我們，不是常常做這樣的事嗎？只是換成美元。

當新冠病毒於美國蔓延，美國政府大量印鈔，台灣央行不升值，反而一直收美元，現在等到我們疫情嚴重，影響經濟，想印鈔票時，發現我們不能印鈔票了，手上已經有太多美元，已經拿到金幣了。

「精神不內守」意識的病毒最為可怕。當你認定美元是有價值的（受意識病毒感染），可是卻從來沒想過三十年後美元的購買率只剩下百分之五，所以美國人不儲蓄啊！儲蓄三十年只剩百分之五，那是儲蓄嗎？

若是我們的價值體系混亂，不只是身體上的疾病，精神混亂也會出現的。

10 老天賜給我們的健康報告

整套漢醫「波」的理論便是告訴我們，「波」是系統化的。為什麼以經脈血壓計來看病，可以看到其中許多細微之處，並且療效迅速呢？當我們拿到血壓波形做完傅立葉分析，每個臟腑之間的相關性，十二經脈氣血虛實，身體如何分配能量，其中的輕重緩急，我們都能清楚明白。能夠看懂老天賜給我們的健康報告，就知道怎麼處理。

今天漢醫與西醫最大的差別在於，老天給的報表看懂的人太少，像是無字天書。期待有一天，大家都可以讀懂老天的報表，每個人在家裡就可以讀懂，那麼很多的亂象，自然而然便消失無蹤。

CHAPTER

4

常見疾病的漢醫治療原理

漢醫和西醫雖然面對同一萬物之靈，
觀點卻如天壤之別，
溝通也南轅北轍的困難。

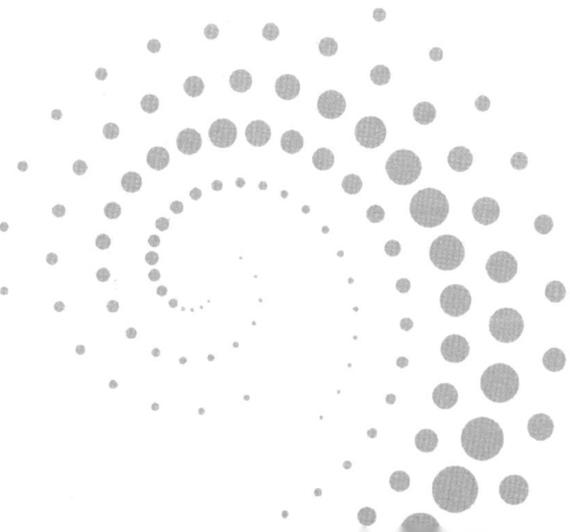

記得就讀醫學院時，實習兩年比平常多一年，第二年實習醫師的工作內容與權限常常與住院醫師雷同。雖然比較辛苦，卻能親身照顧病患，也可以開立會診單，加上長達半年在急診室值內外科夜班的寶貴機會，因此我得以在病房與急診室驗證《傷寒雜病論》的臨床病理。

尤其急診病患大部分都是緊急又原始的活教材，隨機出現，常常保持未經治療的原貌，並且可以立即得知檢查結果；不像病房中的典型住院病例，是經過主治醫師從門診中千挑百揀篩選出來，符合西方醫學教科書的標準分類範例；也不像門診中的大多數病患，由於不符合西方醫學的診斷條件而被忽視，常常在沒確診之下，被投予止痛、消炎與症狀治療藥物而錯失先機。

同時，只要經過病患同意，就可以開立會診單，安排適當的醫師前來會診。雖然那時馬光亞教授已經退休，卻仍有許多他的老病患，在住院期間，不但可以仔細研究那厚實的多年中西病歷，更可以開立照會單，請馬教授門下高徒們前來會診。

回想待在附設醫院見習與實習的那三年，夜以繼日的工作與學習生活，讓我畢業時瘦得幾乎皮包骨，卻見識到疾病的真實兩種面貌。漢醫和西醫雖然面對同一萬物之靈，觀點卻如天壤之別，溝通也南轅北轍的困難。

難怪時至今日，仍常常有醫學中心的主治大夫轉診病患到我的門診，卻千叮嚀萬囑咐不可洩漏醫師的姓名。也常有我的病患治療後到醫學中心檢查，呈現病情改善，卻不知應不應告訴主治大夫同時接受漢醫治療；這種寧可視為偶發的奇蹟，也不要冒險讓主流醫學排斥的心情，我完全可以理解。

普天之下，最不信任漢醫與最不瞭解漢醫的祕密，當屬臺灣醫學中心的醫師們，甚至包括我昔日醫學系的同學、學長與學弟，原因就在缺乏討論的科學基礎。這正是我過去歲月中屢經挫折、煎熬倍受並發憤用功的時代背景，接著就讓我們由一個一個系統，見識各種常見疾病的不同視野。

1 最好發的上呼吸道感染

急診室最忙的時間當屬夜間九點到深夜一點，各式五光十色的病患因緣巧合出現在此，尋求醫師協助。有應酬後上吐下瀉的業務員、偶而夾雜一兩個胃穿孔、酒醉後的車禍骨折、黑幫大哥械鬥外傷、加班過度隱形眼鏡發炎的上班族、藉口請假詐病的酒店交際花與輾轉難眠的自殺青年等等，但最多的仍是上呼吸道感染，一個晚上下來，我與當值的學長兩人幾乎得診治上百位病患，更不用提惡劣天氣下的冬寒夏暑。

上呼吸道感染，也就是俗稱的「感冒」，包含了流行性感冒、新冠病毒、類流感、急性咽喉炎、支氣管炎與氣喘等，是最好發的傳染病。大多是病毒感染，但也容易伴隨或併發細菌感染，在沒有抗生素的年代，一旦惡化演變成肺炎、心內膜炎、中耳炎、腦膜炎、猩紅熱，常常不幸帶走免疫力低下的幼兒或老年人性命。

抗生素的發明改變細菌性感染與傳染病的歷史，卻改變不了人類生存最大的敵人——流行性感冒病毒。流感病毒傳染引發的災難，從人類創世紀以來，就是人口銳減的主要原因。多變的基因結構也無法由疫苗消滅與控制，如天花、小兒痲痺、水痘、麻疹、日本腦炎等。這種與新冠病毒一樣的RNA病毒，先天上就是不穩定而多變異的微生物，不僅病程變化多端，甚至如新冠病毒般感染者沒有症狀即有傳染力。

從中藥材八角中提煉的抗病毒藥物「克流感」，幫助病患在免疫系統取得優勢之前，抑制了病毒增生，穩定局面不致惡化。但更多的疾病卻因感冒而併發或惡化，包括中風、心肌梗塞的高血壓與心血管病患、糖尿病惡化成酮酸血症、甲狀腺風暴、慢性腎功能不全的急性衰竭、慢性阻塞性肺炎的急性呼吸衰竭等等，我們在內科急症都可以見到「外感」魔爪伸入的蹤影。

所以臨床上，上呼吸道感染的病患總是給與抗生素，當成預防治療，之後再透過症狀治療，投以藥物解熱、消炎、止痛、化痰、止咳與止喘，等待免疫系統反敗為勝，戰勝各種未知的新病毒。

這個不斷發生看似自癒的病程，在漢醫的觀察下，卻不是這麼單純，可以由輕到重分成六個階段，並且連接到許許多多的各式疾病。

1.1 初起的太陽病

感冒濾過性病毒最先侵犯的是脖子與鼻腔，進而出現頸項部僵硬、鼻塞、打噴嚏、流鼻水、發熱、怕風與畏寒等症狀，其實這都是身體動員免疫系統抵抗外邪的病理反應，或者是免疫系統與微生物纏鬥的痕跡與產物，目的就是將病邪限制在身體外圍，進而將之逐出體外解除威脅。

這就是所謂「太陽病」，此時戰鬥發生在最外圍的陽經，邪氣在局部初起方興，而整體正氣充足。脈診上會出現第四諧波「手太陰肺經」或第七諧波「足太陽膀胱經」，振幅增加的實症。

在臺灣，許多人早上起床鼻塞、打噴嚏、流鼻水而狼狽不堪，到了中午前這些症狀不藥而癒，總以為是過敏性鼻炎；其實是夜間身體氣血陰盛陽衰，如同海水退潮了，外圍陽經的氣血循環減少而著涼感冒了；等到晨起陽氣漸旺，陽經的氣血逐漸恢復，動員免疫系統收復失土，如漲潮般一一奪回夜裡被佔領的淪陷區。

這樣的「太陽病」每日不斷發生，因為有足夠的抗體與免疫組織，若原本無既有的疾病或潛在的五臟六腑虛損勞傷，這個階段的感冒常常是自限性而迅速自我痊癒的，理當在中午陽氣最旺時，症狀就該解除。所以《傷寒雜病論》中明確記載「太陽病，欲解時，從巳至未上」。

如果症狀持續或是加重，就得思考飲食是否有盲點、休息與睡眠不足或者情緒的影響，這些生活作息的細節對疾病的發展非常重要，甚至勝過藥物治療的效

▨ 2021-07-14 18:22:03 血壓：106 / 68mmHg 心跳：67分鐘

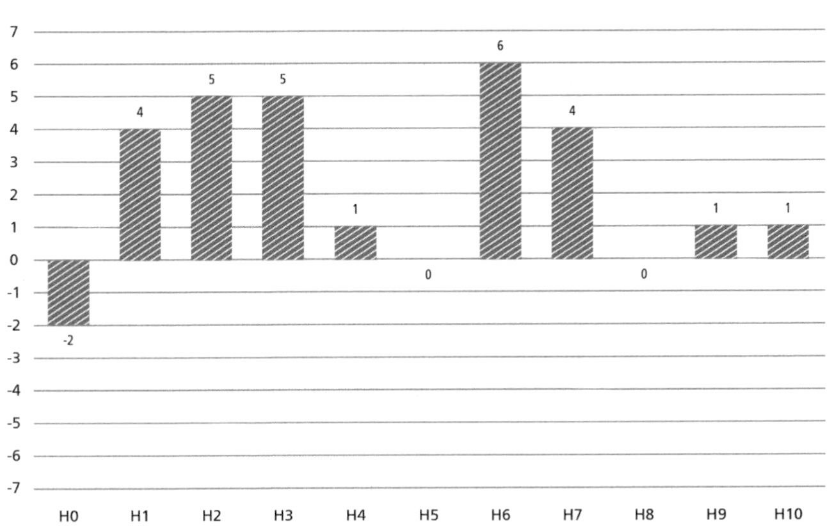

圖4-1

這是長期異位性皮膚炎病患的脈象。其實是一直處於外感太陽病，卻被當成過敏治療的典型案例。手太陰肺經(H4, +1)與足太陽膀胱經上升(H7, +4)。

＊橫軸是血壓直流項(H0)與第一(H1)到第十(H10)血壓諧波。代表的分別是H0心包經、H1肝經、H2腎經、H3脾經、H4肺經、H5胃經、H6膽經、H7膀胱經、H8大腸經、H9三焦經和H10小腸經，合稱五臟六腑十一經脈。

＊縱軸能量虛實是諧波分量與參考平均值比較之後的標準差數值。正值為實，負值為虛。參考平均值與標準差資料取自20歲健康受試者的統計結果。

果，決定了是否早日康復或是綿延不停。

1.2 惱人的陽明病

令身體陽盛陰虛的因素，如發汗過多、晚睡、勞累、情緒波動、食用辛辣等等，都會使「太陽病」演變成「陽明病」，而出現身熱、汗出、目痛、鼻乾、失眠或便秘的症狀。但若誤以為這些症狀是討人厭的異常反應、過敏或更年期障礙，反而用抗組織胺、血管擴張劑等症狀治療的藥物來緩解不舒服，不但門戶大開得不償失，還自動繳械撤退讓第一關失守。防禦反攻的戰線只好移往喉嚨，扁桃腺發炎紅腫、口乾煩躁，甚至發高燒與潮熱。

此時身體免疫系統全力動員精銳盡出，務求決戰以一舉殲滅病邪，以免留下後遺症。這個階段，脈診上會出現第五諧波「足陽明胃經」或第八諧波「手陽明大腸經」，振幅增加的實症，代表身體藉由多氣多血、最大的陽經營造決戰的布局。氣血幾乎完全動員支援前線交戰的陽經，陽氣極盛，但支持內在組織器官基本功能的陰氣瀕臨代償極限。

▨ 2021-06-08 20:08:31 血壓：120/ 74mHg 心跳：60 分鐘

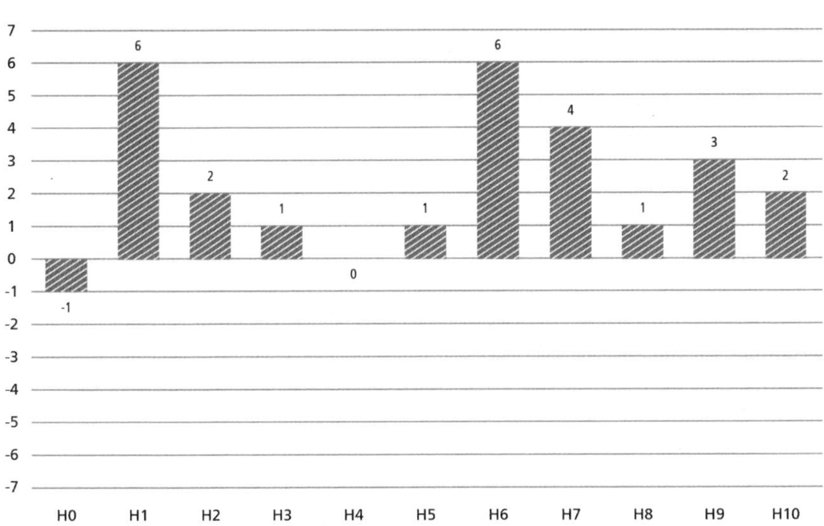

圖4-2

這是夏天中暑病患的脈象。肝火(H1,＋6) 、胃火上升(H5,＋1)，汗出、口渴、發熱，典型陽明病。

＊橫軸是血壓直流項(H0)與第一(H1)到第十(H10)血壓諧波。代表的分別是H0心包經、H1肝經、H2腎經、H3脾經、H4肺經、H5胃經、H6膽經、H7膀胱經、H8大腸經、H9三焦經和H10小腸經，合稱五臟六腑十一經脈。

＊縱軸能量虛實是諧波分量與參考平均值比較之後的標準差數值。正值為實，負值為虛。參考平均值與標準差資料取自20歲健康受試者的統計結果。

1.3 百變的少陽病

「陽明病」陽盛陰虛的症狀令人煩熱難耐，不經意就會因習慣性的乘涼飲冷，而使病情反覆發作。若再使用解熱鎮痛劑或肛門塞劑來消炎、消腫和退燒，一旦咽喉淪陷失守了，不但病毒會進一步侵犯到支氣管，原本潛伏在口腔與呼吸道的細菌也起而作亂，造成急性支氣管炎或肺炎。

此時戰線已在半表半里的三焦網膜，脈診上會出現第六諧波「足少陽膽經」或第九諧波「手少陽三焦經」的病理變化，這就是所謂「少陽病」。常常伴隨許多代償的病理作用，來平衡受損的功能並應對外邪的攻勢，所以症狀千變萬化，不但會有咳嗽氣喘、忽冷忽熱、胸悶脅痛、噁心腹痛、食慾不振、甚至小便不利與心悸。

這時候因外在兩道重要的防衛屏障已失守，戰場迫近重要器官，且容易擴散至其他臟腑，不但投鼠忌器易傷及內在組織，再加上免疫系統一波波不斷動員，難免有後援補給不及的狀況，因此病情容易陷入膠著。

若又因不耐症狀反覆難解，而使用支氣管擴張劑或類固醇，不但瓦解了免疫

▨ 2021-08-13 20:06:12 血壓：86 / 54 mmHg 心跳：78 / 分鐘

能量虛實

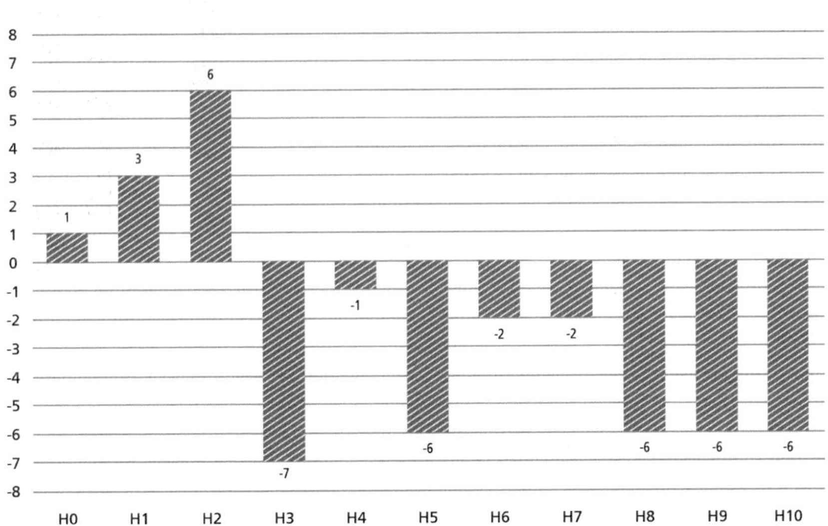

圖4-3

這是長期鼻過敏併發異位性皮膚炎青少年病患的血壓諧波分析。高頻 (H6～H10) 能量不足，第二諧波腎經偏高(H2,＋6)，典型少陽病寒氣偏重的脈象。

＊橫軸是血壓直流項(H0)與第一(H1)到第十(H10)血壓諧波。代表的分別是H0心包經、H1肝經、H2腎經、H3脾經、H4肺經、H5胃經、H6膽經、H7膀胱經、H8大腸經、H9三焦經和H10小腸經，合稱五臟六腑十一經脈。

＊縱軸能量虛實是諧波分量與參考平均值比較之後的標準差數值。正值為實，負值為虛。參考平均值與標準差資料取自20歲健康受試者的統計結果。

系統苦心營造的退敵戰局與防線，造成病毒、細菌等微生物長驅直入，影響臟腑生理功能，使得病情由陽轉陰成為三陰病而更加複雜嚴重。

1.4 有性命之憂的三陰病

若攻陷第三諧波「足太陰脾經」，影響到腸胃消化系統就成為「太陰症」，而有濕邪氾濫，腸胃道功能失調與上吐、下瀉、腹痛等症狀；在第二諧波「足少陰腎經」，就成為「少陰症」，並藉由水分與電解質代謝，影響循環系統與心肺功能，進而出現心肺衰竭的內科急症；若攻陷第一諧波「足厥陰肝經」，就成了「厥陰症」，此時連神經系統與基礎代謝都會受到影響，這已是身體最後一道防線，萬萬不可再失守，因此雖然出現邪氣極盛、正氣極虛、四肢冰冷而畏寒的症狀，但免疫系統時時準備動員突圍，孤注一擲放手一搏，而偶有發熱的症狀，正是兩陰交盡而將亡陽的極至免疫反應。

這一系列的病理反應，就是由感冒外邪而來典型的「六經傳變」過程，同時也會因個人先天稟賦，與後天經年累月造成的臟腑經絡盛衰相互影響，而產生

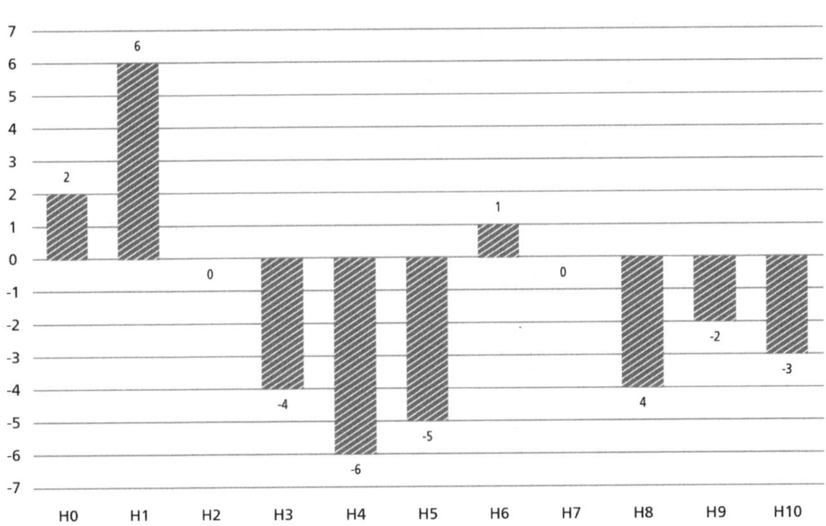

圖4-4

這是子宮肌瘤造成長期貧血併發低血壓病患的血壓諧波分析。高頻 (H6～H10) 能量不足，第二諧波腎經偏低(H2,0)，典型少陰病的脈象。

＊橫軸是血壓直流項(H0)與第一(H1)到第十(H10)血壓諧波。代表的分別是H0心包經、H1肝經、H2腎經、H3脾經、H4肺經、H5胃經、H6膽經、H7膀胱經、H8大腸經、H9三焦經和H10小腸經，合稱五臟六腑十一經脈。

＊縱軸能量虛實是諧波分量與參考平均值比較之後的標準差數值。正值為實，負值為虛。參考平均值與標準差資料取自20歲健康受試者的統計結果。

「外感」與「內傷」交併而更複雜的變化。

原則上在「三陽病」階段，邪氣方盛而正氣未衰，戰況雖劇烈，但身體掌握著優勢，只是病勢急迫、症狀明顯。只要不犯錯而成為壞症，大多可以痊癒。

一旦到了「三陰病」階段，已成正虛邪盛，但身體仍力圖化險為夷轉危為安，只是戰場在五臟六腑，不但併發症不少，更難免留下後遺症，甚至有性命之憂。

1.5 遭到誤解的發燒

整個外感的過程，常常伴隨發熱或發燒的症狀，所以也稱為「熱病」。尤其發燒是感染性疾病重要而共通的病理反應，主要是透過體溫的上升，提高免疫製造與代謝效率，並藉高溫抑制微生物的繁殖，所以《內經》有所謂「傷寒熱病，熱雖盛不死」的觀點。

同時，體溫的上升常常也加快心跳，而使得身體諧波配置改變，由低頻的陰經移往高頻的陽經，由奇數的諧波移往偶數的諧波，所以有「傳經化熱」的病機，是面對外來病邪緊急動員作戰的重要機轉，通常是正邪交鋒對戰的關鍵時刻。

若驟然退燒，將打亂「六經傳變」的病理反應，反而使病邪由表入裡，由陽入陰，甚至成為壞病，也就是破壞正常免疫系統的防禦功能。這雖是中西醫學共同的觀點，但臨床上，一旦發燒超過三十八度半，病房的護理師就會直接投予解熱鎮痛劑退燒；門診的醫師也常被迫開立紅包退燒藥，否則病患與家屬絕對自行服藥退燒。

這種臨床實務與學理的矛盾，主要來自燒壞腦袋的恐怖神話，與西方醫學臨床面對感冒有限治療的盲點。

只要依據《傷寒雜病論》的治療原則，三陽病的發燒必定可以在二十四小時內痊癒退燒；三陰病的發燒有時雖拖延數日，但也都能在四十八小時內得到控制而改善，這是經方家最基本的功夫。

反而是不當退燒之後，常在五臟六腑諧波出現由實轉虛的壞病現象，一旦氣血恢復再度轉實，必定再度發燒，而溫度通常比前次還高才能完全痊癒，否則常常出現過敏與自體免疫等問題。如何處理壞病並控制發燒自然病程的完成，卻不造成臟腑經絡的傷害與病患的不適，才是經方家的挑戰任務。

2 其他感染疾病

上述的病理反應也會出現在其他的感染疾病，包括細菌、黴菌、黴漿菌、寄生蟲等等。尤其是初起的太陽病幾乎是最常見與典型的共同病機，之後再隨著疾病的特性與患者的體質在六經之間傳變或痊癒。

2.1 容易反覆發作的泌尿道感染

尤其是婦女，由於泌尿系統與生殖系統的開口接近，常有逆行性的微生物感染，而出現第七諧波「足太陽膀胱經」的實症。如果在月經生理週期前後，第二諧波「足少陰腎經」偏弱，更容易逆而上行成膀胱炎、腎盂腎炎或骨盆腔炎而形成太陽少陰合病。

臨床上一旦感染發生，縱使使用抗生素治療，仍常常反覆發作，必須同時改

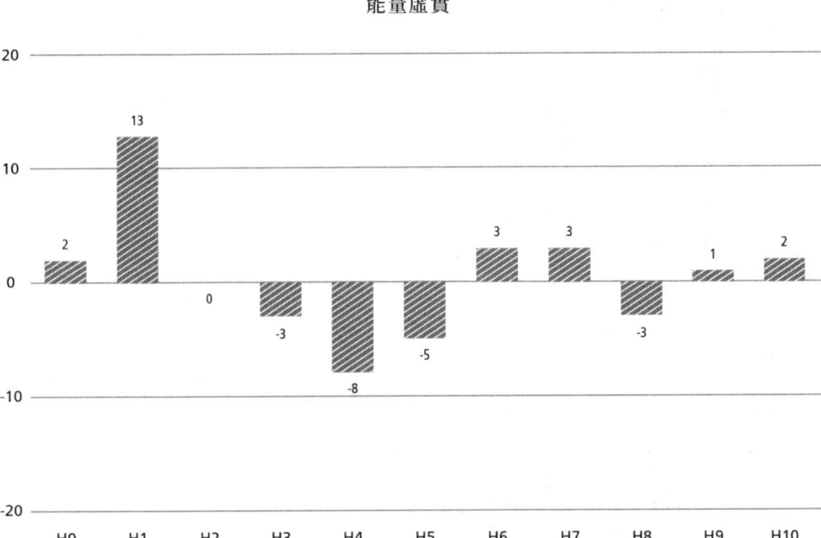

圖4-5

這是反覆泌尿道結石併發尿路感染病患的血壓諧波。可以發現第七諧波足太陽膀胱經的實症(H7,＋3)

＊橫軸是血壓直流項(H0)與第一(H1)到第十(H10)血壓諧波。代表的分別是H0心包經、H1肝經、H2腎經、H3脾經、H4肺經、H5胃經、H6膽經、H7膀胱經、H8大腸經、H9三焦經和H10小腸經，合稱五臟六腑十一經脈。

＊縱軸能量虛實是諧波分量與參考平均值比較之後的標準差數值。正值為實，負值為虛。參考平均值與標準差資料取自20歲健康受試者的統計結果。

善「足少陰腎經」的氣血循環，方能徹底根治。

2.2 傳染力極強的腸病毒感染

臺灣地處濕熱，除寒冬外，幾乎全年都會發生腸病毒流行，一般稱為「手足口症」，被傳染的病患常在手部足部出現紅疹，口腔黏膜也會潰瘍甚至糜爛，咽喉部也會出現疱疹性咽峽炎，甚至肌肉抽搐，嚴重時還會高燒不退，最可怕是在幼兒造成心肌炎或腦幹腦炎等腸病毒重症而死亡。

由於腸病毒是一大群病毒的通稱，所以感染其中某一型病毒，無法產生適用全體的抗體而免疫，因此會不斷的復發。病程迅速而危急，再加上傳染力極強，因此常常造成校園停班停課，而令幼兒家長聞之色變。

初發症狀與一般感冒的太陽病雷同，因此容易被忽略而錯失寶貴的治療時機，這階段應立即以傷寒方治療，即可迅速痊癒。一旦出現疱疹性咽峽炎或肌肉抽搐，即已醞釀由表入裡。

等到發高燒時，不但有極強的傳染力，也會造成患者全身痠痛、倦怠乏力、畏寒發熱、咽喉腫痛、腸胃不適，甚至上吐下瀉等極度不舒服症狀。強壯的成年人或許能發展成陽明病而使病情趨於穩定，但稚弱的幼兒一般為太陽少陰合病或太陰病，切勿認為是陽明病而以清熱劑、退燒藥或肛門塞劑誤治而變成厥陰壞病。

一旦進入厥陰病，就會發熱畏寒、心跳近百、寒熱夾雜、高燒不退，或退燒後又再發燒，退退燒燒，十分痛苦，接著就容易因手厥陰心包經入心，足厥陰肝經絡腦幹而突然惡化成腸病毒重症。必須審查寒多熱少或熱多寒少的複雜症狀，給予厥陰病的經方治療，並耐心等待二到三天才能痊癒。

在二到三天治療過程中，食物的選擇非常重要，必須餐餐以新鮮白米熬粥服食，否則容易再度發燒惡化。這即所謂的「食復」，也就是餘邪未盡下，以不當的食物資助病毒死灰復燃。這其實是一般腸胃型疾病的治療通則，切勿因擔心營養不良而任意餵食各種開胃的點心或食物。若有電解質失衡的脫水現象，可以生理食鹽水加葡萄糖點滴注射，不宜飲用運動飲料而造成「食復」。

2021-08-10 20:48:43 血壓：101 / 55 mmHg 心跳：76 / 分鐘

能量虛實

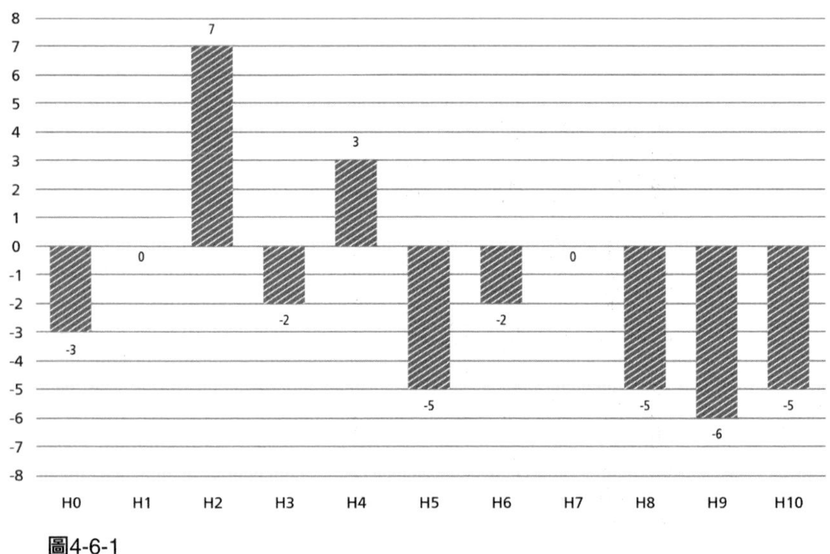

圖4-6-1

相位虛實

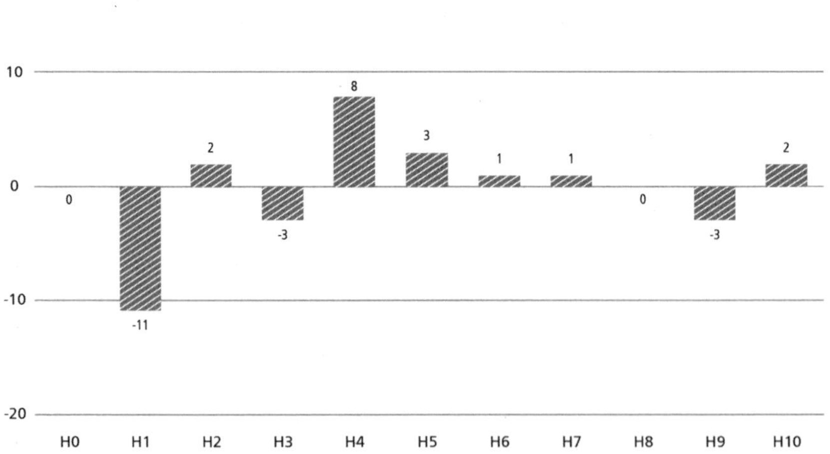

圖4-6-2

右頁圖為小朋友腸病毒感染高燒不退的血壓諧波分析。除了第二、四諧波能量偏高之外(H2,＋7＆H4,＋3)，第一諧波相位偏低(H1,－11)，這是典型的厥陰病的病理矩陣。

＊橫軸是血壓直流項(H0)與第一(H1)到第十(H10)血壓諧波。代表的分別是H0心包經、H1肝經、H2腎經、H3脾經、H4肺經、H5胃經、H6膽經、H7膀胱經、H8大腸經、H9三焦經和H10小腸經，合稱五臟六腑十一經脈。

＊圖4-6-1縱軸能量虛實是諧波分量與參考平均值比較之後的標準差數值。正值為實，負值為虛。參考平均值與標準差資料取自20歲健康受試者的統計結果。

＊圖4-6-2縱軸相位虛實是諧波相位與參考平均值比較之後的標準差數值。正值為實，負值為虛。參考平均值與標準差資料取自20歲健康受試者的統計結果。

2.3 疼痛難耐的帶狀皰疹

帶狀皰疹俗稱「皮蛇」，是水痘病毒潛藏在神經結，趁免疫系統功能低下時，起而增生繁殖作怪，會沿著神經分布的走向冒出崢嶸的皮疹。若不能在發病的三天內，投以抗病毒藥物治療，病勢常常一發不可收拾，灼熱蔓延、隱隱針刺，痛不欲生而不堪其擾。

這就是漢醫所謂的「溫病」，是先前水痘病毒感染發疹未妥善處理，誤用寒涼將外發的病毒，收斂潛伏在足少陽膽經，等到病患因勞倦或食用燥熱食物，傷及陰分並衍生肝火，季節交替氣

▨ 2021-08-14 15:40:43 血壓：137 / 72 mmHg 心跳：69 / 分鐘

能量虛實

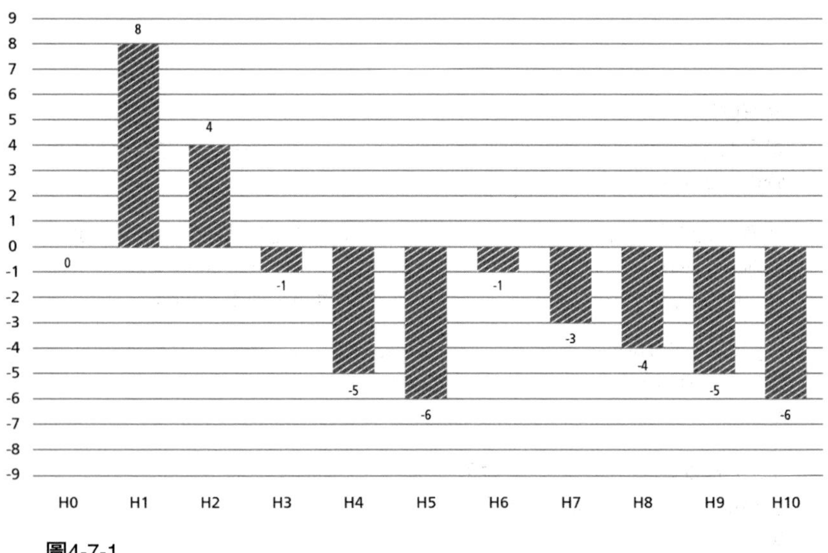

圖4-7-1

能量變異(%)

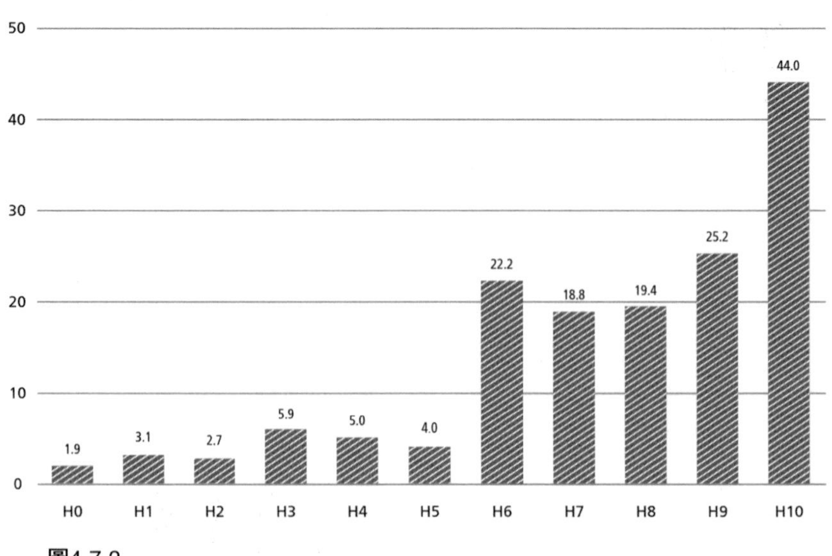

圖4-7-2

右頁圖是帶狀皰疹發作已服用抗病毒藥物但仍疼痛難忍病患的脈象(血壓諧波)。病痛發作位置在右手前臂尺側，正是手太陽小腸經循行的部位，可以發現第十諧波能量顯著不足(H10,－6)且變異系係數偏高(HCV10,44%)。

＊橫軸是血壓直流項(H0)與第一(H1)到第十(H10)血壓諧波。代表的分別是H0心包經、H1肝經、H2腎經、H3脾經、H4肺經、H5胃經、H6膽經、H7膀胱經、H8大腸經、H9三焦經和H10小腸經，合稱五臟六腑十一經脈。

＊圖4-7-1縱軸能量虛實是諧波分量與參考平均值比較之後的標準差數值。正值為實，負值為虛。參考平均值與標準差資料取自20歲健康受試者的統計結果。

＊圖4-7-2縱軸能量變異是諧波分量變異係數(HCV)。單位是百分比。

候波動之際則誘發伏邪發病，而出現肋間神經或三叉神經發炎疼痛的現象，屬於「春溫」或「冬溫」的病機，若利用柴胡劑或大黃劑加減，可以徹底根除治療。

3 過敏與免疫疾病

過敏性疾病一般與免疫抗體IgE的過度反應有關，但其實其他免疫抗體的異常作用，也會造成免疫疾病或過敏現象。特別是食物過敏，常常與IgG與IgM有關；腎臟炎與鼻過敏常與IgA有關。但這些免疫抗體為何表現異常？西方醫學臨床上卻沒有定論，只能怪祖宗八代，都是基因不好？

許多人都有這樣的經驗，原本不會對雞蛋過敏，某次感冒後開始發作；或是原本對蝦子過敏，節食減重後不藥而癒；甚至鼻過敏與氣喘的病患，經漢醫治療後完全不再復發。這種免疫抗體過敏表現的改變，說明了抗體組合與製造才是關鍵。

臨床上，鼻過敏、蕁痲疹、異位性皮膚炎與氣喘的病患緩解期時，都可以見到太陽病的病機，急性發作時常常出現陽明病的病機。只要針對病機妥善運用經方，皆能適當改善病情，但必須把握發燒時的治療契機，病程自然完成才能徹底根治；之後只需每次外感初期妥善處理，太陽病即可不再復發。

自體免疫疾病的問題如僵直性脊椎炎、甲狀腺機能亢進、紅斑性狼瘡、類風濕性關節炎與史蒂芬強生病則較為棘手，不但在慢性發炎時期多已呈現三陰病，急性發作時也大多呈現太陽少陰合病或少陽厥陰合病，甚至久經治療仍無法由三陰病轉三陽病或發燒；但皆可以藉由經方改善積重難返的病程。

一旦發燒，是最關鍵的階段，但卻變化多端，必須隨時消息脈症變化處方。尤其是紅斑性狼瘡，必須配合加護病房的系統監測與治療，方能應變急性期免疫系統與臟腑功能劇烈的變動。

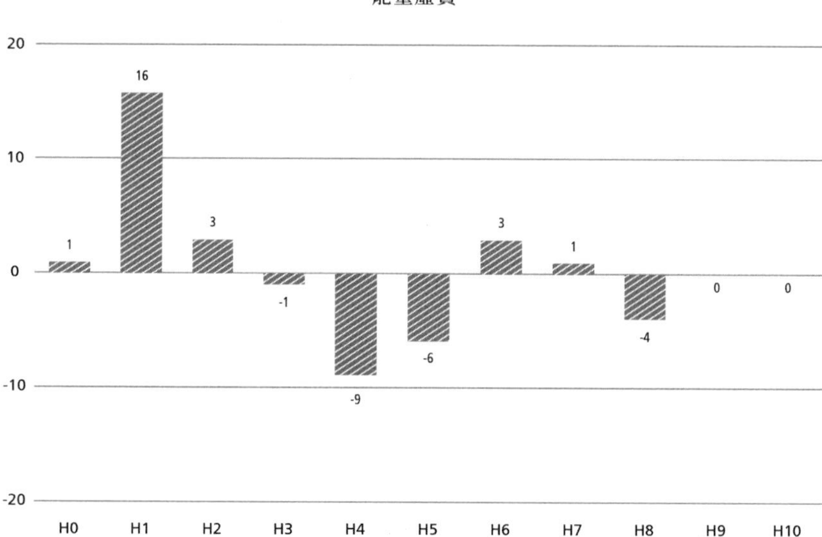

圖4-8

這是類風濕性關節炎病患的血壓諧波。可以發現第一諧波足厥陰肝經(H1,＋16) 與第二諧波足少陰腎經的實症(H2,＋3)，太陰肺經(H4,－9)與第八諧波手陽明大腸經的虛症(H8,－4)，食指彎曲變形時時發作疼痛。

＊橫軸是血壓直流項(H0)與第一(H1)到第十(H10)血壓諧波。代表的分別是H0心包經、H1肝經、H2腎經、H3脾經、H4肺經、H5胃經、H6膽經、H7膀胱經、H8大腸經、H9三焦經和H10小腸經，合稱五臟六腑十一經脈。

＊縱軸能量虛實是諧波分量與參考平均值比較之後的標準差數值。正值為實，負值為虛。參考平均值與標準差資料取自20歲健康受試者的統計結果。

4 疼痛

除了感冒之外，疼痛是最常見的臨床問題，也是身體直覺而重要的警訊。可惜在實務上，常常沒有確認病因，就被投與止痛藥或消炎片，雖解除了警報卻留下潛在的問題。難怪非類固醇止痛藥高居全美國藥物不當使用致死統計的榜首，這正是「治標不治本」的後遺症。

也正是這樣的背景，針灸治療在全世界受到普遍的歡迎與支持，同時掀開了針灸熱與漢醫祕密的探索。北大神經科學院韓濟生所長與哈佛大學的共同研究下，證實針灸透過身體內嗎啡的形成達到鎮痛的作用機轉。這一醫學研究提供了針灸治療的科學基礎。

但除了抗發炎與嗎啡受體兩種機轉外，是否有其他的病理機轉與臨床的疼痛有關？

其實，大多數人激烈運動後，肌肉痠痛是共同的經驗，這正是缺氧造成乳酸堆積的「氧債」生理現象。但如果局部循環灌流不足，造成「氧債」延續或累積，是否會形成病理性的「缺氧」或「缺血」，而以持續的疼痛來表現？並且衍生如惡性增生的細胞病變？

可惜，過去臨床上並沒有適當的工具來量測身體局部組織的「缺氧」或「缺血」，只能透過血中氧氣濃度，推測整體供需是否平衡，而形成循環系統與局部組織之間「氧債」的落差。

當血氧濃度低於飽和分壓的百分之八十後，休克隨時可能瞬間發生，而在此之前局部組織早已「缺氧」或「缺血」而嗷嗷待哺許久，只能不斷以疼痛來發出警訊。

所幸，透過脈診中血壓諧波變異係數的研究，我們找到其中的關連性，局部組織的「缺氧」或「缺血」可以在特定經絡的相關位置上顯示出來，並伴隨疼痛症狀的出現。

藉由適當治療改善循環後，隨著血壓諧波變異係數的下降，疼痛也得到一定程度的解除。這正是身體最重要的生理設計，經由經絡系統達到分頻管理，由此整合循環系統與局部組織之間的血液灌流分配。接下來讓我們一一審視臨床上常見的疼痛問題。

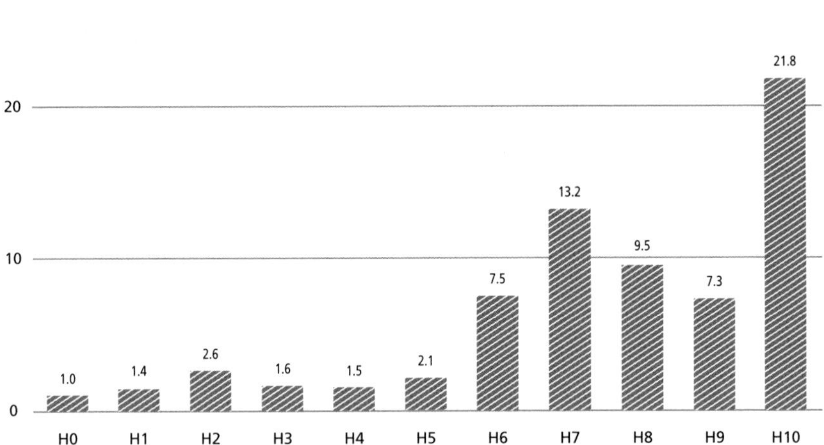

圖4-9

這是痛風發作病患的脈象 (HCV7,＋13.2%) (HCV10,＋21.8%)。通常疼痛急性發作時，足太陽膀胱經常出現變異係數偏高的現象。

＊橫軸是血壓直流項(H0)與第一(H1)到第十(H10)血壓諧波。代表的分別是H0心包經、H1肝經、H2腎經、H3脾經、H4肺經、H5胃經、H6膽經、H7膀胱經、H8大腸經、H9三焦經和H10小腸經，合稱五臟六腑十一經脈。

＊縱軸能量變異是諧波分量變異係數(HCV)。單位是百分比。

4.1 頭痛

雖然人體六條陽經都向上支配頭部的血液灌流，但頭部的主頻是第六諧波膽經，因此頭痛發生的前提條件是第六諧波血壓諧波變異係數上升，再依六條陽經血壓諧波變異係數上升的程度，決定疼痛發生的位置。

通常這些經絡上可以同時發現「血瘀」、「血虛」、「氣虛」或「外感」的病機，特別是血瘀舊傷普遍存在，這也是相關經絡上局部組織「缺氧」或「缺血」的可能原因。

依據頭痛發生的部位細分，後枕部與頸部的疼痛包括落枕通常與太陽病有關；兩側面的偏頭痛一般為少陽病；前額與面部的疼痛則大多具備陽明病的病機；巔頂的頭痛則為厥陰病。

外感常常是誘發頭痛急性發作的主因，尤其是在經絡上原本即存在的血瘀舊傷位置，正是急性發作的焦點或誘發點。

透過脈診找出血瘀舊傷的確切位置加以按摩，再配合相關的經方治療，絕大多數的頭痛都能得到有效而根本的改善，甚至比針灸的療效顯著。

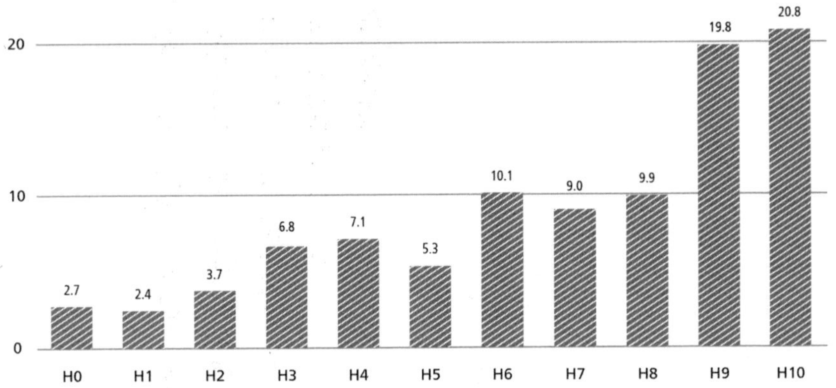

圖4-10

這是頭痛病患急性發作的血壓諧波。可以發現第六諧波以上高頻血壓諧波變異係數上升。病患同時有血壓偏高的現象，可以視為代償的作用以增加血液的灌流。

＊橫軸是血壓直流項(H0)與第一(H1)到第十(H10)血壓諧波。代表的分別是H0心包經、H1肝經、H2腎經、H3脾經、H4肺經、H5胃經、H6膽經、H7膀胱經、H8大腸經、H9三焦經和H10小腸經，合稱五臟六腑十一經脈。

＊縱軸能量變異是諧波分量變異係數(HCV)。單位是百分比。

4.2 下背痛

下背痛常耗去先進國家大量的醫療支出，臺灣也不例外。包括骨刺、椎間盤突出、坐骨神經痛、腰痛的病患，往往不是透過復健與止痛藥即能緩解，所以經年累月尋求各種另類療法，以解除影響活動的下背疼痛。

一般而言，下背痛的病患常具備少陰病的病機，所以平常即倦怠乏力、四肢冰涼、腰酸腿軟。當急性發作時，則加上太陽病的風寒或脾濕水漫的病機。

除了針灸治療在急性期扮演著重要的鎮痛角色，若能根據病理機轉剖析治療，必能徹底解除綿綿不絕令人直不起腰的惱人疼痛。當然，脾濕水漫的病患常常伴隨過重的體位，必須配合飲食禁忌改善體質，隨著濕邪的去除減輕體重後，下背痛才能徹底痊癒。

2021-08-17　19:27:49　血壓：117 / 77 mmHg　心跳：52 / 分鐘

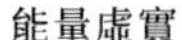

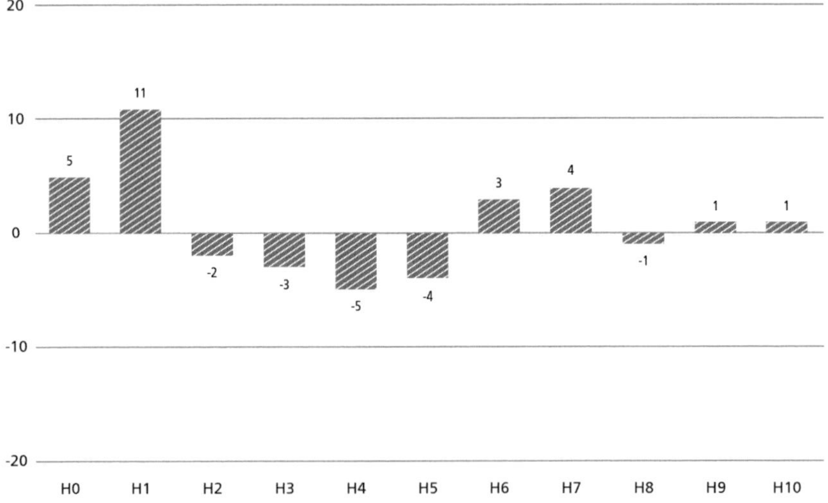

圖4-11

這是下背痛病患急性發作的血壓諧波。可以發現第二諧波足少陰腎經的虛症(H2,－2) 與第七諧波足太陽膀胱經的實症(H7,＋4)。

＊橫軸是血壓直流項(H0)與第一(H1)到第十(H10)血壓諧波。代表的分別是H0心包經、H1肝經、H2腎經、H3脾經、H4肺經、H5胃經、H6膽經、H7膀胱經、H8大腸經、H9三焦經和H10小腸經，合稱五臟六腑十一經脈。

＊縱軸能量虛實是諧波分量與參考平均值比較之後的標準差數值。正值為實，負值為虛。參考平均值與標準差資料取自20歲健康受試者的統計結果。

4.3 關節痛

退化性關節痛、類風濕性關節痛的病患，是止痛藥、消炎片的行銷大戶。難耐的疼痛用椎心刺骨來形容一點兒也不為過。用遍各種強效的止痛藥，包括創下最高賠償金額的COX-2抑制劑偉克適，如今流行的是最新的生物製劑。不幸的患者總是在疼痛與藥物副作用的擔憂下，前來求助。

這類的病患透過針灸治療，疼痛都能得到一定程度的改善，但必須審查病理與病機，徹底改善體質，才能根本治癒。

總體來說，關節痛的病患齊聚風、濕、寒三種病邪而有「痺症」的專稱。病患常具備少陰病的病機與風濕的體質。除了必須配合飲食禁忌改善體質外，一旦由三陰病轉三陽病或發燒，是最關鍵的階段，此時切勿隨便退燒或消炎，否則前功盡棄回到原點。熬過這個臨界點，不只疼痛明顯改善，變形的關節方能不再扭曲而逐漸回復。

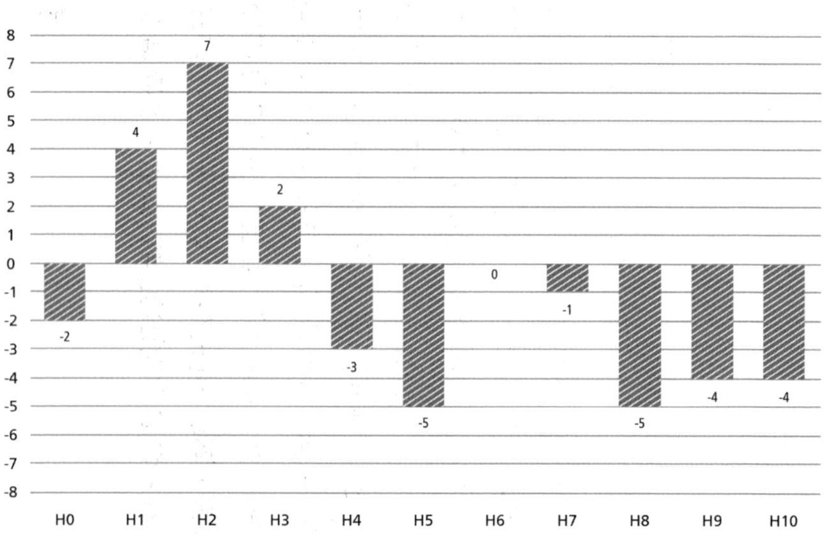

圖4-12

這是下肢關節疼痛不良於行病患的血壓諧波分析(H2,＋7 & H3,＋2)，寒濕兩種病邪，寒主收引，處於急性發炎的階段。

＊橫軸是血壓直流項(H0)與第一(H1)到第十(H10)血壓諧波。代表的分別是H0心包經、H1肝經、H2腎經、H3脾經、H4肺經、H5胃經、H6膽經、H7膀胱經、H8大腸經、H9三焦經和H10小腸經，合稱五臟六腑十一經脈。

＊縱軸能量虛實是諧波分量與參考平均值比較之後的標準差數值。正值為實，負值為虛。參考平均值與標準差資料取自20歲健康受試者的統計結果。

4.4 牙痛

諺語「牙痛不是病，痛了要人命」，道盡了牙痛的威力。除了吃消炎片、找牙醫抽神經外，一般醫師總是敬而遠之。難怪病人聽說漢醫可以治牙痛，總是不敢置信，直到牙痛突然消失，才嘖嘖稱奇。

其實牙痛是典型的火熱病，因此脈診中「心火」或「肝火」難免上升。但必須細分六經屬性，治療才能奏效。雖然上牙痛屬足陽明胃經，下牙痛屬手陽明大腸經，若將厥陰病當成陽明病，牙痛可是會痛入心扉。但飲食禁忌則不分六經必須徹底執行，因為火熱病一旦與濕邪合病化成濕熱，治療則必曠日廢時，甚至演變成牙周病，而須全面處理。

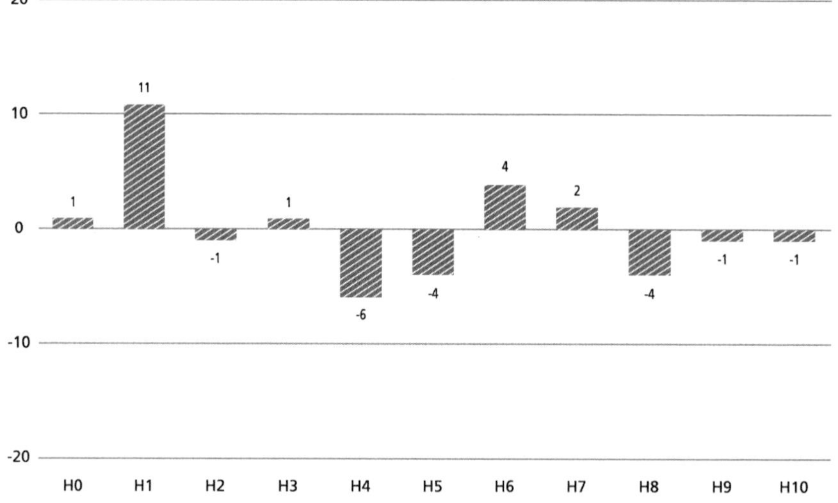

圖4-13

這是牙痛病患的血壓諧波分析。第一三六諧波能量偏高(H1,＋11 & H3,＋1 & H6,＋4)，典型濕熱的脈象，第五八諧波能量不足(H5,－4 & H8,－4)，上下牙床都灌流不足。

＊橫軸是血壓直流項(H0)與第一(H1)到第十(H10)血壓諧波。代表的分別是H0心包經、H1肝經、H2腎經、H3脾經、H4肺經、H5胃經、H6膽經、H7膀胱經、H8大腸經、H9三焦經和H10小腸經，合稱五臟六腑十一經脈。

＊縱軸能量虛實是諧波分量與參考平均值比較之後的標準差數值。正值為實，負值為虛。參考平均值與標準差資料取自20歲健康受試者的統計結果。

4.5 發炎反應

臨床上幾乎所有的疼痛，皆可以發現發炎的病理反應，因此類固醇與非類固醇止痛藥，普遍被應用於抗發炎而得到止痛的作用。然而每一個醫學院學生都熟知，發炎反應是身體應變病態的代償作用，目的就是要透過緊急動員解除病理的威脅，重新恢復秩序後進行修復。某種程度下，發炎反應是身體作戰的機制，而抗發炎則是撤兵妥協的機制。長期或失序的戰爭固然造成身體組織的傷害，沒有解除外在病理威脅下，割地賠償的撤兵妥協也是防衛上的大漏洞。

讀過歷史的人總是嘲笑宋高宗，重用秦檜屈辱妥協，處決英勇善戰的岳飛。從此宋朝偏安長江以南，任由金兵馳騁中原。但臨床上這樣可笑的悲劇，每天都在上演，害怕病理戰爭的疼痛與發燒，讓抗發炎藥物成為最暢銷的商品。

縱使每年全美國因抗發炎藥物不當使用致死人數，接近越戰的死亡人數，世界上大多數的國家皆允許成年人，不須醫師處方籤即可在藥局購買服用。與其佩服藥廠的行銷與立法遊說能力，不如同情理解人們在病理戰爭時，面對疼痛與發燒的心理陰影。

事實上靖康之恥時，宋高宗孤船逃難，迷航荒涼海上百餘日後方敢上岸，擔心戰敗被俘，烙下逃避的鴕鳥心態，正與臨床上抗發炎藥物濫用，有著異曲同工之處。討厭打仗，希望盡快脫離戰爭的痛苦，也是世人共通的心理期待。所以類固醇是密醫的最愛，治百病的妙藥，因而有美國仙丹的謬譽。臨床醫師在批判密醫時，也常常陷入使用類固醇與否的兩難。

臨床上疼痛也有虛實之分。虛的一般為缺血缺氧所造成，理應改善循環；當血液灌流增加後，缺氧解除，疼痛即能解除。實的則為外邪侵擾，必須分明經絡與六淫屬性，予以驅邪才能奏效，疼痛在外邪去除後必定緩解。這正是經方家善戰不畏戰，能攻方能守，以小戰避大戰的戰爭哲學。只要能固守六經防線去實補虛，必能拒敵於外無擾於內。

另一方面，臨床上各種抗發炎藥物，也具備各自不同的歸經藥理作用，若能配合經絡虛實的病理特性分頻使用，應該能減少藥物不當使用致死的後遺症。

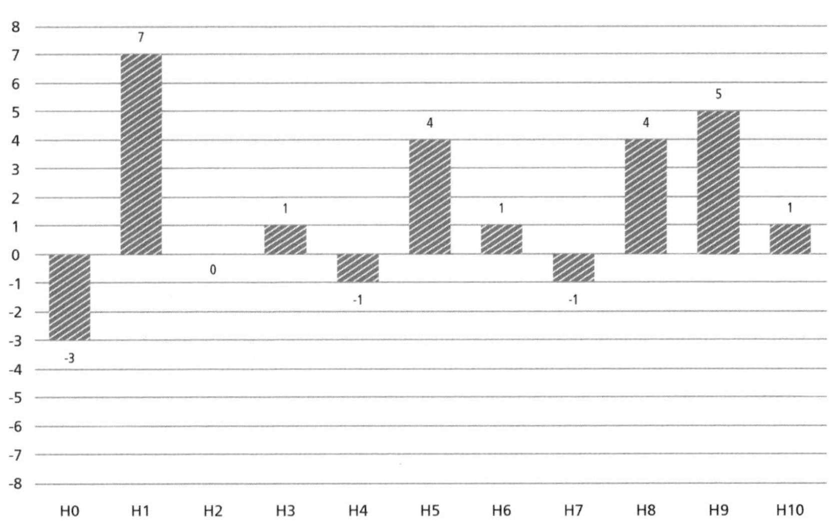

圖4-14

這是紅斑性狼瘡病患急性發作的脈象。可以發現肝經(H1,＋7)，胃經(H5,＋4)，大腸經(H8,＋4)，三焦經(H9,＋5) 明顯上升。

＊橫軸是血壓直流項(H0)與第一(H1)到第十(H10)血壓諧波。代表的分別是H0心包經、H1肝經、H2腎經、H3脾經、H4肺經、H5胃經、H6膽經、H7膀胱經、H8大腸經、H9三焦經和H10小腸經，合稱五臟六腑十一經脈。

＊縱軸能量虛實是諧波分量與參考平均值比較之後的標準差數值。正值為實，負值為虛。參考平均值與標準差資料取自20歲健康受試者的統計結果。

5 心臟血管疾病

心為「君主之官」，是人體最大的電磁波源，也是經絡系統的總樞紐。心血管系統不只統合身體物質、能量與資訊三大體系，也實際參與各種生理與病理反應，所以心臟血管疾病常常導致系統性的問題，進而影響到其他臟腑器官的功能，異常的複雜。

5.1 冠狀動脈疾病

由於飲食中脂肪比重大幅增加，再加上烹煮方式造成的過氧化，冠狀動脈粥狀硬化成為當代先進地區與已開發國家最盛行的致死疾病之一。王唯工老師曾在臺大附設醫院與連文彬教授合作研究，發現這類的病患常常有病入膏肓的病理特徵，並且在第四諧波肺經或第七諧波膀胱經，出現血壓諧波變異係數明顯上升的現象[1]。

透過藥物歸經的分析研究，王老師發現一組配方，可有效改善冠狀動脈疾病造成的缺氧現象；與中國大陸陳可冀教授研發的冠心二號有異曲同工之妙，可配方更精簡。除去化瘀的藥物，配方中的君藥，果然是明朝年間方才傳入中土。春秋時期稱「病入膏肓，無藥可救」，或許齊景公真是膏粱厚味，導致冠狀動脈粥狀硬化，無藥可救惡化成心臟衰竭而亡。

古代只有王孫貴族方能大魚大肉以致得到病入膏肓的絕症，如今經濟富裕卻人人自危，美食惡疾得失之間頗值得玩味。忌口真是治未病的第一步。

5.2 高血壓

高血壓至今病因不明，百分之九十以上病患歸為本態性高血壓。但降血壓藥物是西方各大藥廠必備的產品，也是市值最大的商品之一。鈣離子阻斷劑、血管收縮素拮抗劑、血管收縮素轉換酶阻斷劑、利尿劑、甲型交感神經抑制劑、乙型交感神經抑制劑等等降血壓藥物

1__ Chang CW, Liao KM, Chang YT, Wang SH, Chen YC, Wang GC. Fourth harmonic of radial pulse wave predicts adverse cardiac events in asymptomatic patients with type 2 diabetes. J Diabetes Complications 2019; 33:413-416.

2021-08-13 20:31:17 血壓：156 / 101 mmHg 心跳：92 / 分

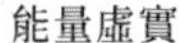

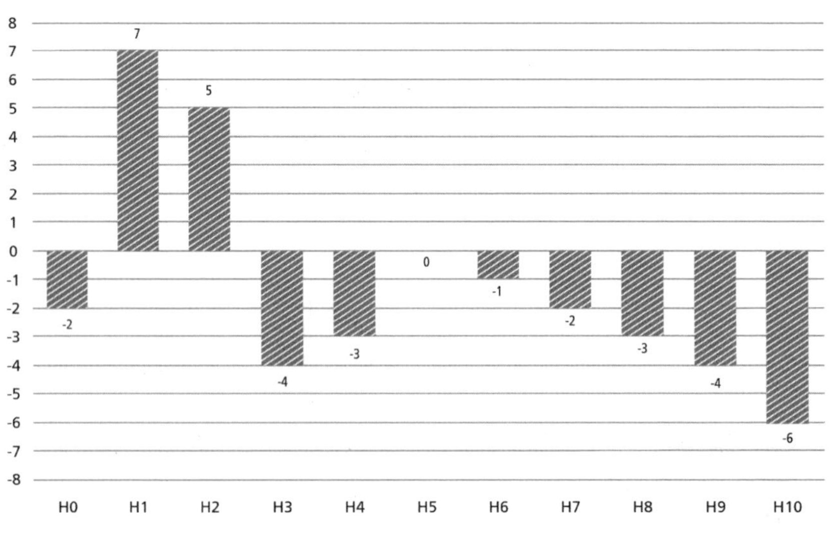

圖4-15-1

也各勝擅場，隨醫師自由選用搭配。在降壓與副作用之間，不只是病患的兩難，也常常是臨床的藝術。

其實依收縮壓、舒張壓或平均血壓來記錄血壓，並歸類病患，本來就有瞎子摸象的局限性。不但無法分析血壓波內在頻率的特性，也忽略了血壓波在身體系統性的重要性，自然無法精確的分析歸納出病因。特別是老化造成的血壓上升，固然與血管硬化有關，但系統上的阻抗匹配調整以維持頭部的灌流與肺部循環衰減的

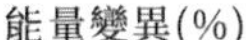

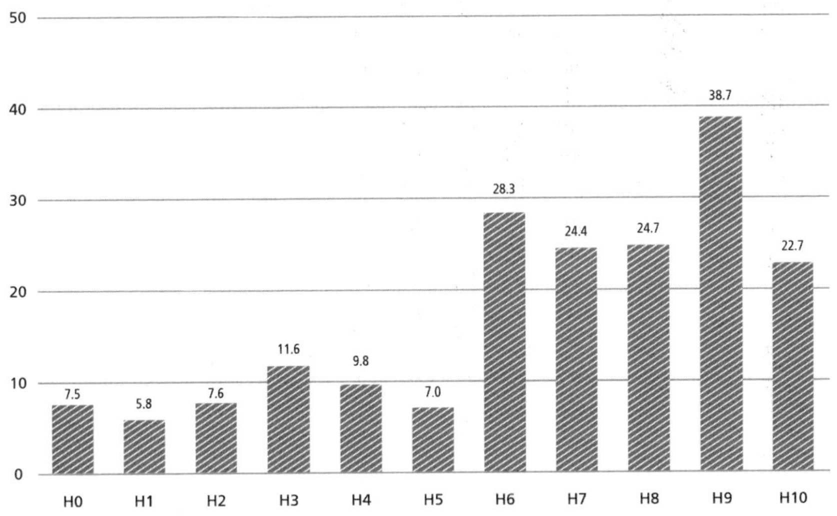

圖4-15-2

左右頁圖是高血壓病患的血壓諧波分析。第四血壓諧波偏低 (H4,－3)，肺氣不足；高頻血壓諧波變異係偏高(HCV6～HCV10)，頭上循環不佳。肝火上升，代償增加頭上的灌流。

＊橫軸是血壓直流項(H0)與第一(H1)到第十(H10)血壓諧波。代表的分別是H0心包經、H1肝經、H2腎經、H3脾經、H4肺經、H5胃經、H6膽經、H7膀胱經、H8大腸經、H9三焦經和H10小腸經，合稱五臟六腑十一經脈。

＊圖4-15-1縱軸能量虛實是諧波分量與參考平均值比較之後的標準差數值。正值為實，負值為虛。參考平均值與標準差資料取自20歲健康受試者的統計結果。

＊圖4-15-2縱軸能量變異是諧波分量變異係數(HCV)。單位是百分比。

平衡，或許才是血管硬化的原因。

其實只要有重要的組織或器官缺血或缺氧，身體都會啟動血壓上升的代償作用，來改善局部的病理狀態，直到問題解決。所以最常見可診斷出病因的高血壓，為腎動脈狹窄所引發的腎臟缺血缺氧併發症。這類的病患在漢醫屬於腎經血瘀，可以在第二諧波出現血瘀或血壓諧波變異係數明顯上升的現象。同樣的病理在自發性高血壓大白鼠也可以發現。

透過脈診，王唯工老師也注意到舒張壓上升的病患常有肺經的問題；而收縮壓上升的病患常有頭部缺氧的問題。其他經絡血瘀或外感造成缺血缺氧的問題也非常多見。改善這些缺氧的因素，血壓都能得到改善。但病患不宜自行停止服用高血壓藥物，必須配合減重、改善缺氧，與每日多次血壓紀錄，才能緩步減藥，否則容易發生血壓彈跳而有中風的危險。

5.3 心臟衰竭

所有心臟疾病，包括冠狀動脈疾病、高血壓、心瓣膜疾病、感染性疾病等等，到最後階段皆會發展成心臟衰竭而死亡。而在這個緩慢進行的死亡過程中，也導致許多重要器官與組織的功能衰退而積重難返，終於以多重器官衰竭結束生命。

西方醫學透過左心衰竭或右心衰竭的病理機轉，解釋心臟衰竭對其他器官的複雜影響。一方面印證了《內經》「心為君主之官」「主不明則十二官危矣」的關鍵角色；一旦「病入膏肓」啟動心血管疾病，透過共振機制與經絡臟腑表裡循行的生理設計，自然會影響到其他臟腑經絡的功能，而逐步形成複雜的病理變化。

透過脈診血壓諧波變異係數的研究，我們得以在動物實驗與臨床研究，模擬這複雜的瀕死過程。隨著死亡的接近，血壓諧波變異係數由高頻往低頻逐步上升；當「肝風內動」，第一諧波足厥陰肝經的變異係數上升超過十個百分比，循環系統已無法維持共振而導致多重器官衰竭。

另一方面，「病入膏肓」也提示了這系列的病理進程與「治未病」的密切關係。若能在心血管疾病發生的初期，預先防範未然，必能阻斷這個長達數年的緩慢病程，而不至於危及五臟六腑而積重難返。

2021-07-12 19:53:11 血壓：133 / 62 mmHg 心跳：78 / 分鐘

能量虛實

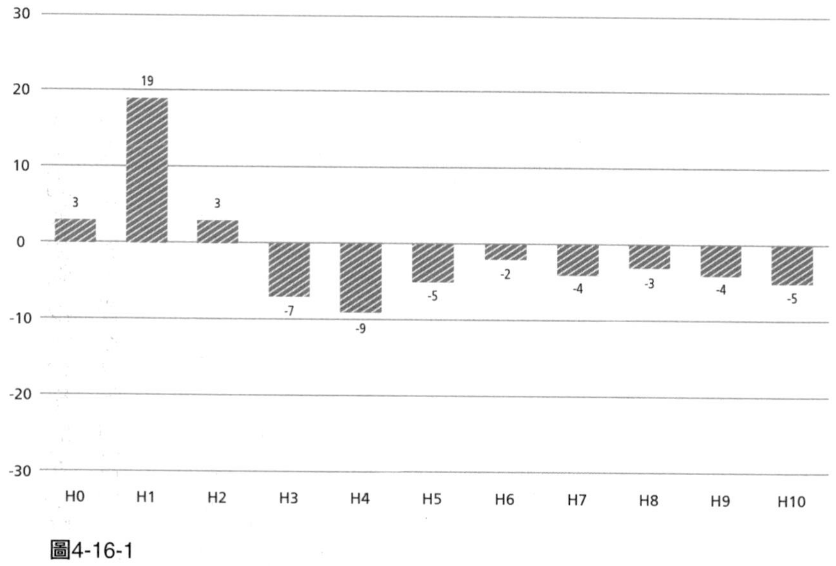

圖4-16-1

能量變異(%)

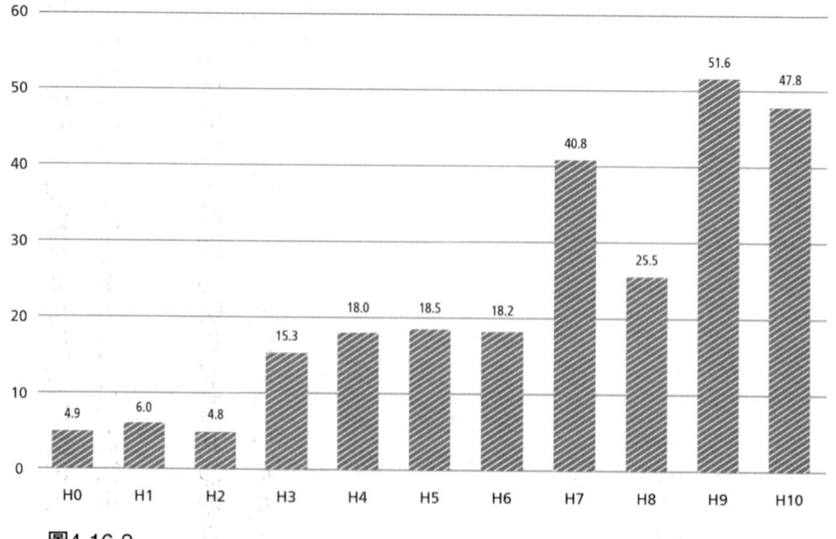

圖4-16-2

右頁圖是冠狀動脈硬化造成心臟衰竭進行繞道手術後病患的血壓諧波分析。手術後第四諧波能量仍不足(H4,－9)，血壓諧波變異係數仍高 (HCV4,18%)。

＊橫軸是血壓直流項(H0)與第一(H1)到第十(H10)血壓諧波。代表的分別是H0心包經、H1肝經、H2腎經、H3脾經、H4肺經、H5胃經、H6膽經、H7膀胱經、H8大腸經、H9三焦經和H10小腸經，合稱五臟六腑十一經脈。

＊圖4-16-1縱軸能量虛實是諧波分量與參考平均值比較之後的標準差數值。正值為實，負值為虛。參考平均值與標準差資料取自20歲健康受試者的統計結果。

＊圖4-16-2縱軸能量變異是諧波分量變異係數(HCV)。單位是百分比。

特別是「病入膏肓」的病機一旦啟動，病患也更容易外感六淫，使得內傷與外感交併。因此，整個心臟衰竭進而導致多重器官衰竭的過程，正是六經傳變的具體歷程。這也是臨床上處理複雜疾病，與各種臟腑器官勞損的關鍵。消化代謝疾病、免疫異常、感染疾病、精神疾患與癌症，若不能同時注意到改善循環問題，勢必錯失治療的契機而治絲益棼，這是漢醫治療外感傷寒與內傷雜病最重要的心法大綱。

6 代謝與消化疾患

拜經濟富裕之賜，當代的人們與醫師得以面對肥胖、糖尿病、高血脂、尿酸過高等這一系列的流行病。過去只有王孫公子有機會罹患的富貴病，如今目望所及比比皆是。真是人類基因出了問題？還是人性基本的特質使然？

薛丁格的名言「生物藉由呼吸與飲食的新陳代謝來維持負熵（Entropy）避免衰敗」，已經一再反覆陳述，但其中的微言大義不應遺漏，那就是新陳代謝包含了飲食與呼吸，兩者合為一體，密不可分。

在單細胞生物，粒線體主演了這個二合一的角色；但在多細胞生物，還需要循環系統的配合演出。當人體缺氧時，食物的消化代謝與利用，必然因燃燒不全而效率不彰。同樣的，身為運送配角的循環系統若是怠惰罷工，飲食而來的千絲萬縷，勢必無處可去四散堆積。不從此巨觀的角度看待代謝與消化疾患，必定治標不治本而流散無窮。

6.1 胃炎

胃炎是十分常見的疾病，一般無論急慢性的病患，醫師總會在處方中附加一到兩種胃藥，以預防胃炎發生，避免進一步造成胃痛、胃食道逆流、胃潰瘍等消化障礙。

臨床上，胃炎被認為與過高的胃酸有關，因此大多數的胃藥都是抑制胃酸的制酸劑。然而近十年來，胃幽門桿菌與胃炎、胃潰瘍、胃癌發病關聯性的研究，讓抗生素的使用成為胃炎的常規治療。但這些觀念的進步，仍不能改變胃炎極高的發生率與復發率。

「足陽明胃經」氣分的虛或實都與胃炎有關，胃虛代表胃經氣血供應的不足，造成胃壁保護的缺陷；實則代表外邪的侵擾，而與脾濕水漫衍生食積、痰飲有關。一旦胃痛發作，常出現第五諧波血壓變異係數上升，因此疼痛與局部組織缺血缺氧有一定的關係。

胃食道逆流的病患常合併肝火或陰虛陽亢的現象。胃潰瘍的病患除見到上述的病理機轉外，更常見到肺虛或病入膏肓的病機，可見缺血性胃炎，並非只有在心臟衰竭後期的病患才會出現。隨著循環系統障礙的啟動，灌流不足的問題，因氣血調配的優先順序，陸陸續續出現於六腑，接著才是五臟。

當「足陽明胃經」氣血不足造成胃部灌流不足時，消化功能勢必受到影響，一方面必須延長消化所需的時間，而造成胃壁保護的負擔，增加胃炎與胃潰瘍發作的機率；另一方面產生許多沒有完全消化的食物代謝物，也就是食積或痰飲，輕者造成肝臟代謝、解毒、儲存的負擔而出現肝火，嚴重則立即造成完穀不化的腹瀉。

長期下來更會累積成消化代謝疾病，而有醣類代謝障礙的糖尿病，脂質障礙的高血脂、膽結石、脂肪肝，尿酸代謝障礙的痛風，與肥胖等等疾病。胃扮演消化代謝系統門戶關鍵性的角色，所以「足陽明胃經」為六腑之首，為多氣多血的經絡，就是為了確保胃經循環的穩定。

由於人類頭部的發展，六腑經絡往上延伸，變成利用分時變頻的運作，而有三餐定時定量的模式，不再像其他哺乳動物的近親牛、羊、豬、馬，無時不刻都在進食與消化。萬物之靈的人類，才能利用腸胃六腑排空，氣血上移之際思考、記憶、想像與分析。

但這正是現代人胃炎發生的主要原因之一，不當的飲食習慣，顛覆六腑經絡分時變頻的運作；吃飯時開會、電視前用餐、飯後即用腦工作讀書、錯誤或未經烹調的食物、人造不易消化的食物等，都造成胃經氣血供應的額外負擔與消化的障礙，進而衍生代謝疾病。

2021-09-02 20:48:29 血壓：87 / 50 mmHg 心跳：74 / 分鐘

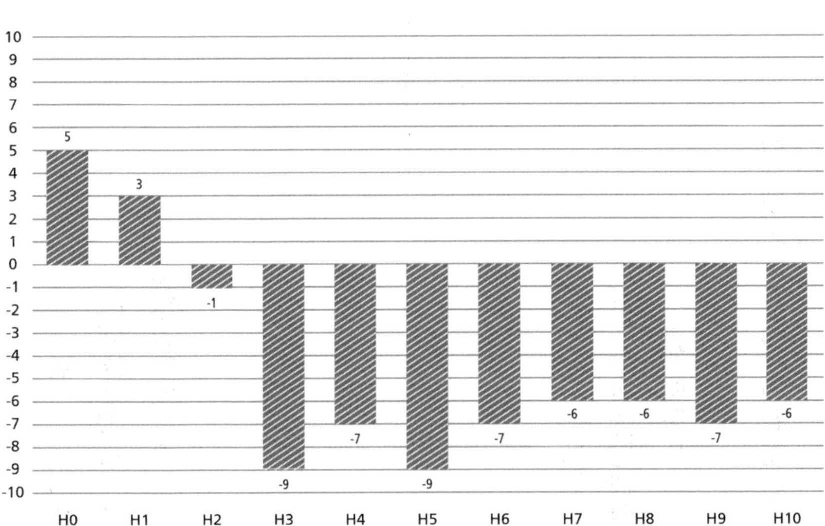

圖4-17

這是胃潰瘍病患的脈象。脾經(H3,－9)與胃經(H5,－9)偏低。

＊橫軸是血壓直流項(H0)與第一(H1)到第十(H10)血壓諧波。代表的分別是H0心包經、H1肝經、H2腎經、H3脾經、H4肺經、H5胃經、H6膽經、H7膀胱經、H8大腸經、H9三焦經和H10小腸經，合稱五臟六腑十一經脈。

＊縱軸能量虛實是諧波分量與參考平均值比較之後的標準差數值。正值為實，負值為虛。參考平均值與標準差資料取自20歲健康受試者的統計結果。

所以「治胃病」就等於「治未病」，治胃病首要在食物禁忌。大多數消化代謝疾病無法根治的主因都是錯誤的飲食習慣。遵守忌口的醫囑，是縮短病程避免復發的關鍵，甚至是不藥而癒最寶貴的無價仙丹；「知其要者，一言而終」此之謂也。

6.2 肥胖

以往透過簡單的體重與身高差值定義肥胖，如今取代以BMI的體積面積比值，觀念仍是單位體積內的質量多寡。當體重超過一定的標準，身體生理機能不能負荷時，即造成肥胖的問題，並且衍生廣泛的代謝與系統疾病，包括糖尿病、高血脂、尿酸過高、高血壓、膽結石、脂肪肝、冠狀動脈疾病等。

由於肥胖與許多疾病的流行病學研究已經確認，西方醫學正式將減肥納入預防醫學的重要任務。然而莫衷一是的營養學觀念與減重療法，益發造成人們的無所適從。

透過脈診，我們發現大多數肥胖的問題除了與飲食代謝有關，更容易因為忽

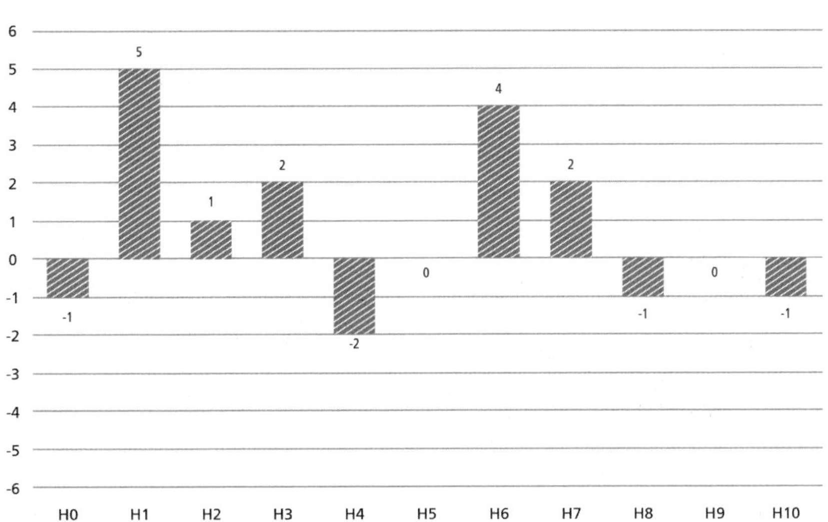

圖4-18

這是肥胖病患的脈象。脾經(H3,＋2)與膽經(H6,＋4)，是濕氣偏重的典型。

＊橫軸是血壓直流項(H0)與第一(H1)到第十(H10)血壓諧波。代表的分別是H0心包經、H1肝經、H2腎經、H3脾經、H4肺經、H5胃經、H6膽經、H7膀胱經、H8大腸經、H9三焦經和H10小腸經，合稱五臟六腑十一經脈。

＊縱軸能量虛實是諧波分量與參考平均值比較之後的標準差數值。正值為實，負值為虛。參考平均值與標準差資料取自20歲健康受試者的統計結果。

略循環系統的系統性角色，而使問題無法迎刃而解。

特別是脾濕水漫衍生食積與痰飲或肺虛肝火的病患，常常造成減重不易與復胖的問題。若能針對肥胖的病理，處以正確的治療，並且配合飲食禁忌，幾乎所有的病患都能以每週0.5公斤，持續而穩定的減輕過度的體重。原因就在於恢復新陳代謝維持負熵的基本生命機能，則循環系統必定調整維持最低耗能與最高的運作效率，使身體趨於標準體重的最低負荷。

6.3 糖尿病

胰島素的發現、合成與補充治療，扭轉了先天性糖尿病的悲慘宿命，然而第二型糖尿病卻無法以相同的方法予以克服，因而衍生胰島素抗性的觀念，只能以調節胰島素分泌等方式控制血糖。隨著經濟型態的改變，第二型糖尿病及其併發症，已擠身當代已開發國家十大死亡病因之列，並逐步上升之中。

透過脈診我們發現，大多數第二型糖尿病的病患，常常同時具有脾濕水漫衍生食積、痰飲與肺虛肝火兩大類的病機。前者代表食入的醣類或甜食超過消化系

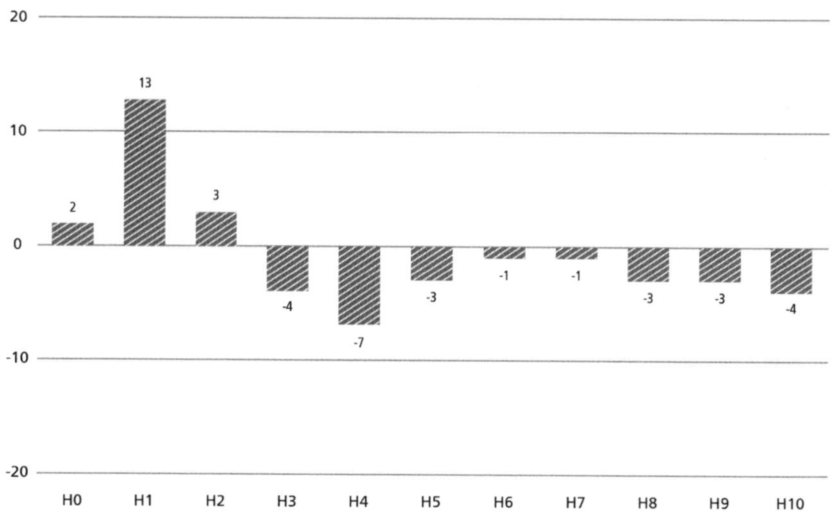

圖4-19

這是被醫學中心診斷糖尿病後，藉由中藥與飲食控制維持正常血糖與糖化血色素病患的血壓諧波分析。第一諧波能量偏高(H1,＋13)，第四諧波能量仍不足(H4,－7)。

＊橫軸是血壓直流項(H0)與第一(H1)到第十(H10)血壓諧波。代表的分別是H0心包經、H1肝經、H2腎經、H3脾經、H4肺經、H5胃經、H6膽經、H7膀胱經、H8大腸經、H9三焦經和H10小腸經，合稱五臟六腑十一經脈。

＊縱軸能量虛實是諧波分量與參考平均值比較之後的標準差數值。正值為實，負值為虛。參考平均值與標準差資料取自20歲健康受試者的統計結果。

統的負荷，而後者代表循環系統的缺陷，導致缺氧與肝臟灌流的障礙。藉由嚴格的飲食禁忌配合經方調整脾濕、肺虛與肝火，幾乎都能得到有效的治療，特別是剛罹患第二型糖尿病三個月內的病患，也就是所謂蜜月期的病患。

至於長期服用糖尿病藥物的病患，縱使血糖控制穩定，常常出現頭部缺血缺氧伴隨陰虛陽亢，進而併發高血壓的病機。這樣的病理現象再次提示了頭部循環恆定性的重要，腦細胞灌流不足，導致氧氣或葡萄糖供應效率不彰時，循環系統透過血壓與血糖的代償上升成了彌補之道。

唯有透過頭部循環的改善，這些生理與病理代償反應才能停止而恢復正常。否則不斷增加降血壓與血糖的藥物，只會使這類的病患更為棘手，一方面造成肝臟與代謝系統的負擔，另一方面又得承受複雜的藥物副作用；甚至造成腦組織的缺血缺氧萎縮，進而衍生腦神經與精神疾病。

必須同時處理頭部循環的問題，才能透過血糖與血壓的下降，

2__ Journal List Front Bioeng Biotechnolv.8; 2020PMC7360801 Characteristics of Harmonic Indexes of the Arterial Blood Pressure Waveform in Type 2 Diabetes Mellitus

Chen-Kai Liao,1,2 Jaw-Shiun Tsai,3 Liang-Yu Lin,4,5 Si-Chen Lee,1,6 Chun-Fu Lai,7 Te-Wei Ho,8,9 and Feipei Lai1,6,10,*

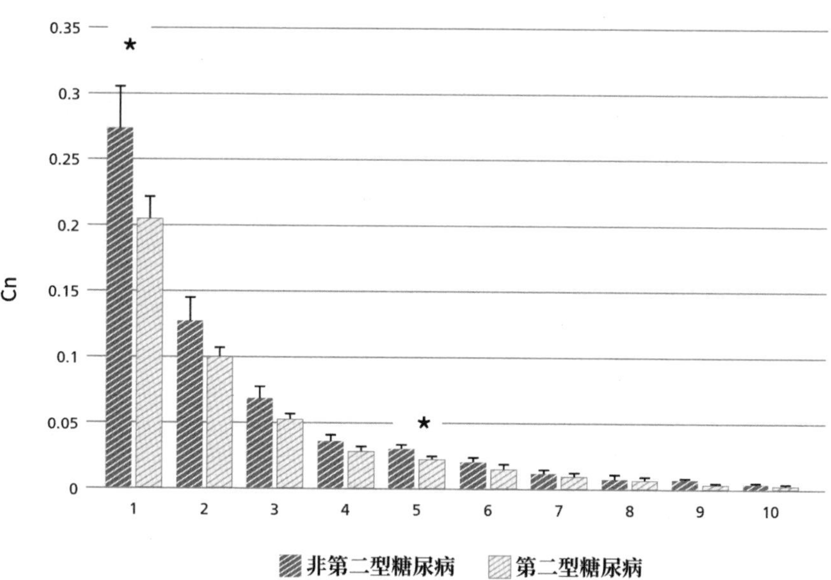

圖20

醫學研究統計第二型糖尿病第一諧波能量偏高與第五諧波能量偏低[2]。

＊橫軸是血壓直流項(H0)與第一(H1)到第十(H10)血壓諧波。代表的分別是H0心包經、H1肝經、H2腎經、H3脾經、H4肺經、H5胃經、H6膽經、H7膀胱經、H8大腸經、H9三焦經和H10小腸經，合稱五臟六腑十一經脈。

＊縱軸是諧波分量。

逐步減少藥物的劑量與品項，漸漸擺脫宛如以藥為食的可悲命運。否則一旦必須使用胰島素注射方能控制血糖，漢醫也無力回天，只能步步為營收拾爛攤子，避免致死併發症的早期發生。

6.4 脂質代謝異常

脂質代謝異常的發生包括膽固醇與三酸甘油的過度累積，已成為當代最重要的疾病之一。除了導致高血壓與心血管疾病等重大致死病因外，普遍的盛行率與併發症發生率，讓這方面藥物的商業價值高居榜首。

除了與糖尿病類似的脾濕水漫衍生食積、痰飲與肺虛肝火兩大類的病機外，常常附帶病入膏肓的病機，而容易產生心臟血管疾病。

雖然有相當高的家族性發病率而被歸因為遺傳疾病，相關的基因也經發現，但只要經過適當治療配合飲食禁忌都能回復正常，特別是烹調方式的改變，其中最重要的是油脂加熱氧化造成的問題。可見遺傳基因的表現以及致病與否，仍繫於環境與生活習性，也就是表觀基因學的作用機制。不然帶有不良基因的族群，經過歲月洗鍊早該遭受淘汰的命運。但試想人類生存的歷史中，飢餓貧困的世紀遠多於豐衣足食的年代。

脂質代謝利用率與儲存率的高低，或許是今天致病體質的關鍵因子，卻是昔日生存優勢之所在。自我覺知與飲食的取捨，或許才是身為萬物之靈的人類異於禽獸，而能脫離疾病宿命的幾希分野。

6.5 肝炎與肝硬化

胃是消化的門戶，肝則是完成代謝主要的器官組織。這裡的粒線體異常忙碌，所以有身體化學工廠之稱。醣類、脂質、蛋白質、維生素等等物質的代謝都在此進行轉化、交換與儲藏，所以只要有不當的代謝負擔、化學汙染或微生物感染，肝臟組織自然受到影響而損傷，而以肝炎的形式顯現，表現在脈診就是肝火的上升。

若嚴重到造成細胞壞死，則出現轉胺酶的異常上升。大面積的發炎影響到肝臟的膽汁循環功能則出現黃疸，甚至肝硬化，出現血中白蛋白或凝血因子的下降。

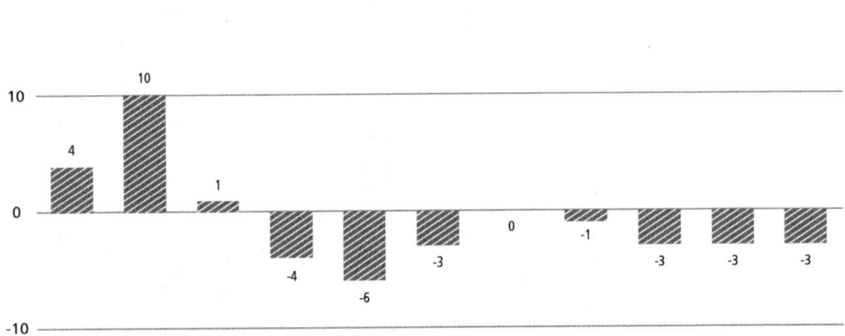
2021-04-17 16:41:21 血壓：100 / 61 mmHg 心跳：67 / 分鐘
能量虛實
20
10
0
-10
4
10
1
-4
-6
-3
0
-1
-3
-3
-3

圖4-21-1

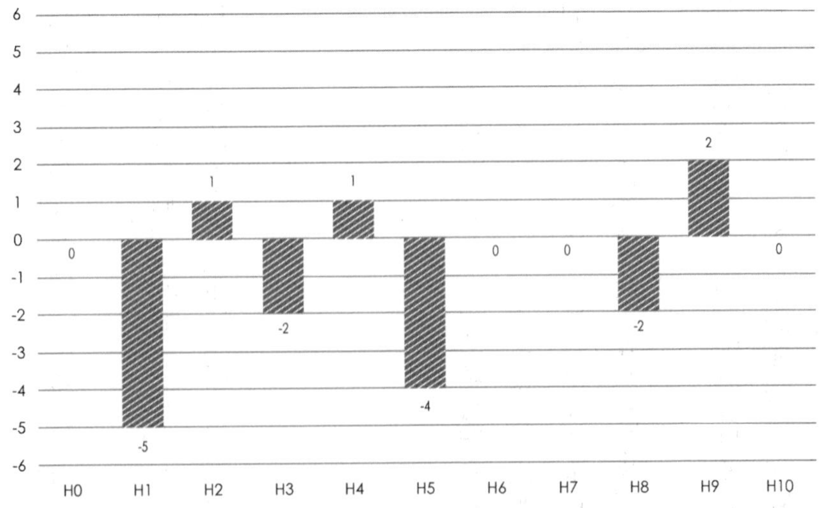
相位虛實
6
5
4
3
2
1
0
-1
-2
-3
-4
-5
-6
0
-5
1
-2
1
-4
0
0
-2
2
0
H0
H1
H2
H3
H4
H5
H6
H7
H8
H9
H10

圖4-21-2

右頁圖是B型肝炎帶原急性發作GPT偏高病患的脈象。肝火偏高諧波分量(H1, ＋10)，肝血不足，諧波相位偏低(H1,－5)[3]。

＊橫軸是血壓直流項(H0)與第一(H1)到第十(H10)血壓諧波。代表的分別是H0心包經、H1肝經、H2腎經、H3脾經、H4肺經、H5胃經、H6膽經、H7膀胱經、H8大腸經、H9三焦經和H10小腸經，合稱五臟六腑十一經脈。

＊圖4-21-1縱軸能量虛實是諧波分量與參考平均值比較之後的標準差數值。正值為實，負值為虛。參考平均值與標準差資料取自20歲健康受試者的統計結果。

＊圖4-21-2縱軸相位虛實是諧波相位與參考平均值比較之後的標準差數值。正值為實，負值為虛。參考平均值與標準差資料取自20歲健康受試者的統計結果。

3__有關血壓諧波與肝功能檢查的相關性可以參考以下論文——
Pulse Analysis as a Possible Real-Time Biomarker Complementary to SGPT and SGOT for Monitoring Acute Hepatotoxicity Tse-Lin Hsu 1, Yi Chiang, Wei-Kung Wang, Pin-Tsun Chao, Jian-Guo Bao, Yuh-Yin Lin Wang Toxicol Mech Methods. 2003;13(3):181-6. doi: 10.1080/15376510309829
Pulse analysis of patients with severe liver problems. Studying pulse spectrums to determine the effects on other organs W.A. Lu W.K. Wang Y.Y. Lin Wang ,IEEE Engineering in Medicine and Biology Magazine

臺灣地處東南沿海濕熱區域，盛行各種病毒性肝炎，即所謂六淫外邪的溼邪與熱邪，表現在脈診會出現第三與第五諧波氣分的實邪。感染初期仍以太陽病為主，所有常見到五苓散的病理矩陣，接著才是急性期的陽明病與緩解期的少陽病。若因濕性體質又恣食生冷傷及陽氣，則由陽入陰，先是腸胃問題為主的太陰病，接著則出現循環體液為主的少陰病與代謝異常，甚至於肝衰竭的厥陰病。

尤其是肝硬化的病患常常出現厥陰病，伴隨足厥陰肝經血分的異常，而有白蛋白或凝血因子下降的問題，必須運用血肉有情之品的藥物，才能打破濕熱損傷陰血的病機。以避免血瘀血熱進一步形成血實的肝癌病理轉變。

7 神經與精神疾病

在漢醫的體系下，神經與精神疾病歸屬於「心主血脈，司神明」的範疇之內。縱使當代許多學者不表認同，甚至主張「心應為腦」、「經絡即神經」的觀點；但透過電磁學的角度與臨床上的驗證，或許先人獨到的見解有其不可思議之處。

心血管系統產生的電磁波強度，遠高於以電流為主要生理功能的神經系統四千倍以上；心臟電磁波遍及全身，儼然是控制調頻的中央電台，而大腦的電磁波卻局限頭部之內，形成區域電台。

神經系統透過每秒一百公尺左右的速度，以單向點對點的神經傳導收發信息，但周圍的神經髓鞘，卻隔絕突觸之外所有的無線傳輸電磁波。循環系統透過動靜脈、微血管分布與全身組織建立的血脈經絡體系，不但維繫機械波的共振，也提供電磁波共振的絕佳條件，並得以統合物質、能量與信息的中樞調配。

當然，對法拉利跑車完美競速的貢獻，爭論動力系統或電子系統是毫無意義的，系統的完整統合才是設計的極致藝術，臨床上亦然。任何一絲的不協調，都足以使人神經或精神錯亂。

由於腦細胞只能藉由氧化葡萄糖得到能量，而且頭部沒有額外的庫存或備份葡萄糖或肝醣，只能由血液及時提供氧氣與葡萄糖現貨，所以頭部血液的供應被循環系統列為第一優先。除非病理因素，不管是休息或運動等各種狀況，都盡可能保持恆定；若是局部嚴重缺氧超過五分鐘，腦細胞便會造成不可回復的永久性壞死，因此頭部血液循環的設計與運作，是生物演化最重要的課題。

大部分動物的心臟都位於最高點，而重要的器官位於較低位置，以減少血液輸送時能量的消耗。但萬物之靈的人類，是少數在心臟上方還置放大型且重要器官的動物。為了克服地心引力，往上送血液至頭部是多麼吃力的一件事，所以大部分的動物都是低著頭。

長頸鹿的血壓高於其他哺乳動物的兩倍，便可以理解血壓與循環能量設計的關係。更何況人類頭部比例之大，不但是所有動物之最，更放在最高的位置；若不是透過經絡的共振機制設計，是無法解決能量消耗的難題。特別是如此神奇的任務，系統能量效益達百分之九十八以上，只需小於兩瓦的心臟輸出量，就足以維持整個循環系統的運作。

透過共振機制的設計，在規律的心跳下，可以藉由諧波數目增加，來提高能量效益，這也是演化進行的方向。

低等生物如昆蟲，它們風箱式的循環系統，只有基頻第一諧波；爬蟲類如蛇與蜥蜴，大約二到四條諧波；像大白鼠這樣的哺乳動物大約六條諧波；人類的循環系統不但設計了十二組諧波，建立共振機制，也就是具有十二條經絡提高能量傳輸的效益；特別是在頭上，新增了六組經絡，幫助頭部血液的供應保持恆定，

2021-03-22 19:39:56 血壓：117 / 80 mmHg 心跳：98 / 分鐘

能量虛實

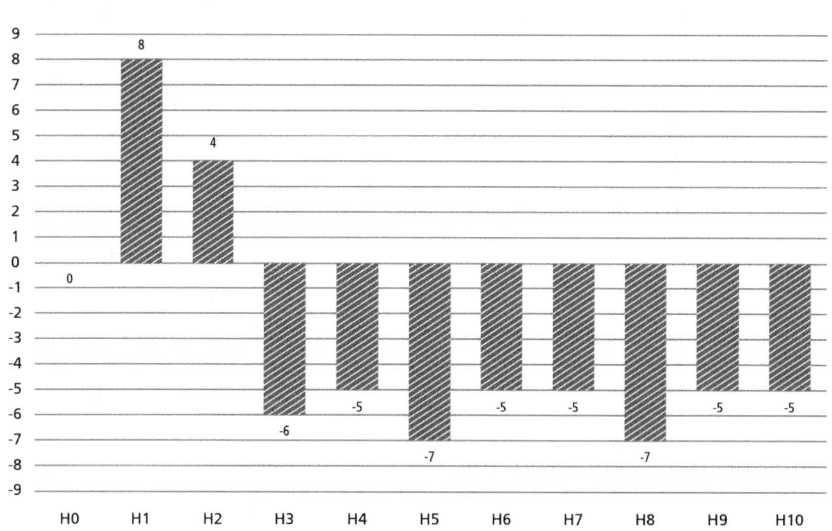

圖4-22

這是精神分裂患者的血壓諧波。足厥陰肝經 (H1,＋8)足少陰腎經明顯上升(H2,＋4)，足太陰脾經(H3,－6)、手太陰肺經(H4,－5)、足陽明胃經(H5,－7)與高頻(H7～H10)明顯偏低。

＊橫軸是血壓直流項(H0)與第一(H1)到第十(H10)血壓諧波。代表的分別是H0心包經、H1肝經、H2腎經、H3脾經、H4肺經、H5胃經、H6膽經、H7膀胱經、H8大腸經、H9三焦經和H10小腸經，合稱五臟六腑十一經脈。

＊縱軸能量虛實是諧波分量與參考平均值比較之後的標準差數值。正值為實，負值為虛。參考平均值與標準差資料取自20歲健康受試者的統計結果。

分別是足陽明胃經，足少陽膽經，足太陽膀胱經，手陽明大腸經，手少陽三焦經與手太陽小腸經，再加上原本即負責供應生命中樞延腦的基頻第一諧波足厥陰肝經。

人類頭部的循環系統提供腦細胞充分的血液，遠比其他動物更有效率。黑猩猩或猴子或許少了一兩條經絡，導致它們被人類關進籠子，這也許就是罵人笨蛋頭上少根經的緣故。

人體設計的瓶頸極限，造成許多神經與精神領域的疑難雜症，如耳神經缺血或缺氧，輕者造成耳鳴，重者造成重聽或失聰；半規管缺血或缺氧造成暈眩；嗅神經缺血或缺氧造成嗅覺障礙或喪失；視神經缺血或缺氧，輕者造成視力的減弱，重者造成黃斑病變或失明。

頭部不同部位局部的缺血或缺氧造成頭痛，足陽明胃經造成前額痛，足太陽膀胱經造成項強或枕葉頭痛，手足少陽經造成偏頭痛；腦部深層組織的缺血或缺氧更造成廣泛性的影響與病變，依所在腦細胞負責的功能而顯示不同的疾病，如憂鬱症，失智症，巴金氏症等；睡眠障礙則是腦部深層組織缺氧的早期症狀，但依不同的經絡影響不同階段的睡眠時間。

7.1 感覺異常

臨床上，常有病患抱怨四肢末梢麻痺、顏面麻痺、嗅覺喪失、味覺異常、聽力下降、耳鳴或頭暈等等感覺異常的病變。透過神經檢查可以發現傳導速度或電位的異常，卻只能投與類固醇緩和功能的退化，等待神經組織的自行修復，但有些患者從此喪失部分或全部的功能。這些問題在脈診都能發現共同的現象，就是相關經絡位置的血壓諧波變異係數明顯上升，代表缺血或缺氧的可能。但這只是近因，再仔細分析即可發現外感的蹤跡與六經的病理，這才是病況發展與治療的關鍵。

突發初期主要為太陽病，接著才是急性期的陽明病與緩解期的少陽病，這三個階段都有特定的治療方針並且大多都能恢復功能。但若因不當的治療、飲食勞倦或原有內傷雜病損及血分，則由陽入陰成為三陰病，便只能改善症狀而無法完全恢復功能。

2021-07-12 16:39:18 血壓：163 / 87 mmHg 心跳：68 / 分鐘
2021-08-28 14:54:02 血壓：132 / 72 mmHg 心跳：66 / 分鐘

能量虛實

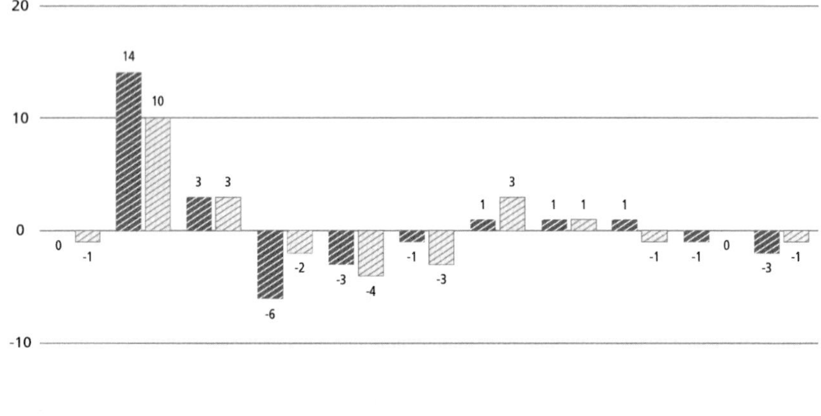

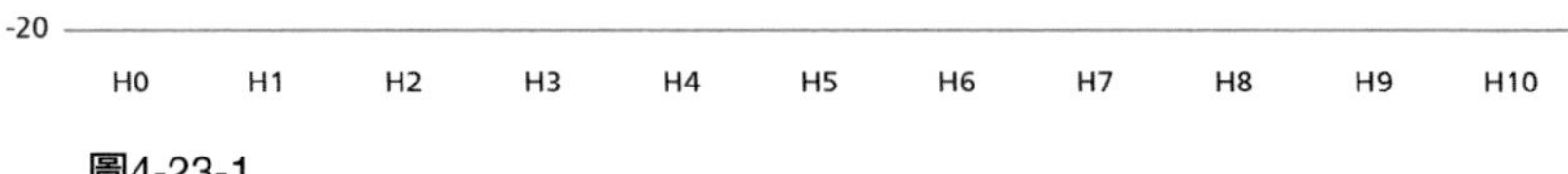

圖4-23-1

能量變異(%)

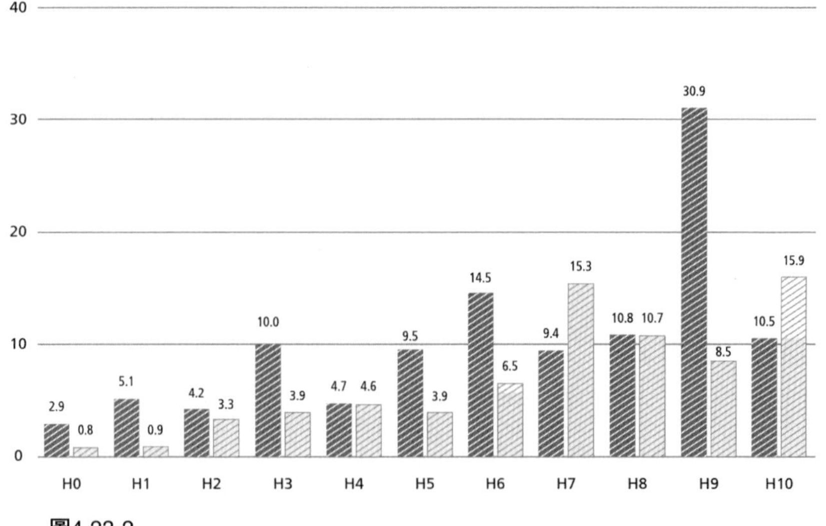

圖4-23-2

右頁圖為味覺喪失、胃潰瘍、十二指腸潰瘍的病患，經一個半月的治療後味覺恢復。可以發現脾經、膽經、三焦經的諧波變異係數顯著下降。

＊橫軸是血壓直流項(H0)與第一(H1)到第十(H10)血壓諧波。代表的分別是H0心包經、H1肝經、H2腎經、H3脾經、H4肺經、H5胃經、H6膽經、H7膀胱經、H8大腸經、H9三焦經和H10小腸經，合稱五臟六腑十一經脈。

＊圖4-23-1縱軸能量虛實是諧波分量與參考平均值比較之後的標準差數值。正值為實，負值為虛。參考平均值與標準差資料取自20歲健康受試者的統計結果。

＊圖4-23-2縱軸能量變異是諧波分量變異係數(HCV)。單位是百分比。

7.2 睡眠障礙

失眠是臨床上最常見的問題之一，許多神經與精神領域疾病也伴隨睡眠障礙發生，每個人一生中或多或少都曾有過失眠的經驗，但演變成睡眠障礙則成了許多臨床問題的癥兆。透過脈診可以發現高頻六對經絡的血壓諧波變異係數明顯上升。

人類比較起其他哺乳動物，進化的主要方向在於腦容量的擴大，進而衍生出智能和智慧。多出來的六條經絡卻剛好從「足陽明胃經」開始，這與傳統醫學所謂「胃不和則臥不安」關係密切。這些經絡除了維持原本消化或排泄的功能之外，還跨足進化維持腦部循環，進而使思考與記憶功能大幅進展，憑藉的便是分時管理。

唯有消化完畢，腸道排空，屎尿盡出，這六條高頻經絡的主要血液循環分配，才會由中焦腹腔轉移到上焦頭部。這就是為何飯後昏昏欲睡、頭腦不清，欲眠卻又不得好眠的原因。因為剛用完餐，血液注滿中焦腹腔腸胃道與消化腺，上焦頭部無法得到多餘的血液循環供應，當然無法進行複雜的思考與記憶，昏昏欲睡是身體的保護措施，避免缺血缺氧的腦細胞繼續工作而受損。

剛吃飽飯也無法深度睡眠，同樣是因為腦部得不到足夠的血液循環供應，所以吃宵夜不利熟睡，午休只能小睡。人深度睡眠時，全身放鬆，耗氧量最低，有利於循環系統全面供應腦部，進行類似電腦資料庫的系統重整。此時磁碟須要充分時段的供能與散熱，並且一區一區分別進行整合。

這就是漢醫經典記載子時夜間十一點到凌晨一點循行足少陽膽經，丑時凌晨一點到三點循行足厥陰肝經的道理。錯過了這段最佳效率時間，資料庫的系統重整便會大打折扣，長期下來思考與記憶自然慢慢不靈光。

另一方面，直立也幫助頭上新增的六組經絡，進行上焦的共振與分時運作，這也是人類與其他動物甚至其他哺乳動物最大的不同。

所以足太陽膀胱經是人類最長的一條經絡，上面布滿灌注五臟六腑，包括心臟冠狀動脈在內的重要輸穴，也幾乎是最重要的一組經絡。膀胱經影響五臟六腑的共振與血液灌流，自然扮演整合五臟六腑的功能的角色；所以在傳統醫學中足太陽膀胱經與督脈有密切的關係，負責循環、免疫、排泄與生殖，為巨陽，司衛外與交感神經興奮相關的活動；足太陽膀胱經從眼睛內角的睛明穴起，向上向後貫通頭部前後，順著背部脊椎往下一直到足跟與腳趾。

以能量的角度而言，當眼睛睜開，繼而站立，代表陽氣的運作，也就是身體處於十二經絡全共振，有最大的範圍運作與最大功能輸出；當眼睛閉上，身體躺下，陽氣收藏，方能休息睡眠，維持最基本的範圍運作。因此失眠在傳統醫學的病理機轉，視為陰陽無法交通，如同汽車無法從前進檔轉換成空檔。

除了足陽明胃經從正前方循行供應頭面，足太陽膀胱經接續從前而上而後，另一組重要的經絡是足少陽膽經，連同手少陽三焦經循行頭部兩側，是頭上最主要的共振主頻，不但負責供應顳葉與兩側大腦半球，也是人類比起其他靈長類發展最突出的部分，所以傷寒雜病論中有「少陽病」或「柴胡症」，主要即涉及腦神經方面的問題。

清楚腦部血液循環與睡眠的生理後，便能進一步了解失眠的病理與改善的對策。

由於頭部是從外胚層往內生長發育，與軀體其他部分由內往外生長發育大異其趣，頭上六條經絡的上焦部分，不僅會受到中下二焦部分的影響，同時外露於頭皮之上的循行部位，也會影響內藏至腦部經絡部分的功能。

從小到大我們頭部的外傷包括挫傷，都會對共振造成干擾，進而影響頭部血液循環效率。雖然臨床上，神經科與精神科的醫師甚少注意此類影響，但神經與精神科學的教科書清楚記載，許多神經與精神疾病的病例皆有極高的頭部外傷病史，包括最嚴重的精神分裂症，同卵雙胞胎的發生率相關性約四成多，但頭部外傷病史相關性高達九成以上；而這些神經與精神疾病的共同發作症狀，正是睡眠障礙，同樣也是惡化因素。

一旦明白頭部外傷與許多神經與精神疾病的關係，自然能理解頭部外傷為何會導致陰陽無法交通進而造成失眠。原因正是干擾共振，造成頭上六條經絡的上焦部分與中下二焦部分的調控分配發生障礙，進而影響到頭部血液循環，導致功能性的缺血或缺氧，雖未必導致腦細胞立即壞死，但也會造成如同缺血性慢性腎

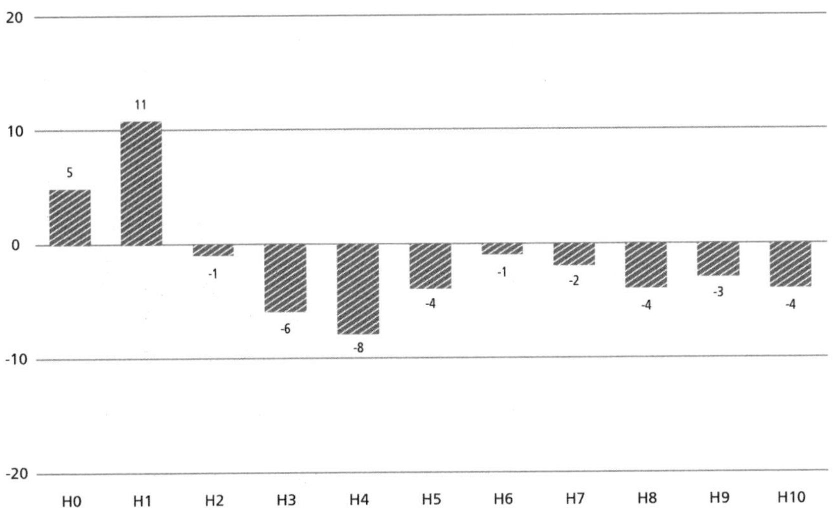

圖4-24

這是失眠患者的血壓諧波。心主手厥陰心包絡之脈 (H0,＋5)與足厥陰肝經明顯上升 (H1,＋11)，足太陰脾經(H3,－6)、手太陰肺經(H4,－8)、足陽明胃經(H5,－4)與高頻(H7～H10)明顯偏低。

＊橫軸是血壓直流項(H0)與第一(H1)到第十(H10)血壓諧波。代表的分別是H0心包經、H1肝經、H2腎經、H3脾經、H4肺經、H5胃經、H6膽經、H7膀胱經、H8大腸經、H9三焦經和H10小腸經，合稱五臟六腑十一經脈。

＊縱軸能量虛實是諧波分量與參考平均值比較之後的標準差數值。正值為實，負值為虛。參考平均值與標準差資料取自20歲健康受試者的統計結果。

衰竭與腎萎縮這類病理機轉，導致腦細胞功能退化與腦組織萎縮。

再加上主要供應心臟血液的冠狀動脈共振點——「膏肓穴」位於膀胱經上，頭部外傷或撞傷導致的瘀滯，會沿著上焦膀胱經往下堵滯中焦「膏肓穴」共振。一方面影響心臟血液的供應，這就是所謂「病入膏肓」的嚴重病機，一方面會造成循環系統全面性的功能衰減；當然，另一方面也加重頭部缺血或缺氧。

晚上九點到十一點循行的是手少陽三焦經，十一點到一點循行的是足少陽膽經，一點到三點循行的是足厥陰肝經，三點到五點循行的是手太陰肺經，五點到七點循行的是手陽明大腸經，不只經絡本身的問題會造成該段時間睡眠品質的惡化，經絡循行交替時段的睡眠障礙更常出現。

尤其是足厥陰肝經進入到手太陰肺經的這段時間最多問題，許多失眠患者抱怨總是在凌晨三點醒來，然後便睡不著，這就是漢醫所謂肺虛肝火的病機，脈象上常見肝火極大，肺陰甚虛，也就是木反侮金的病機。

7.3 中風

中風病患的血壓諧波變異係數，明顯偏高且患側高於健側[4]，特別是高頻的經絡，留下不可逆的缺血缺氧，造成細胞壞死並且喪失功能。發作前，多有陰虛陽亢或頭部瘀傷的體質；發作時，伴有外感六淫的病機，可依六經定疾病的深淺及輕重，三陽病預後較佳，三陰病則有性命之憂。

4__ 陳朝宗、許昕等，使用血壓諧波變異指數監測中風患者的腦血流狀況研究，第五屆台北國際漢醫藥學術論壇。

▨ 2021-09-01 16:05:45 血壓：145 / 87 mmHg 心跳：95 / 分鐘

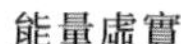

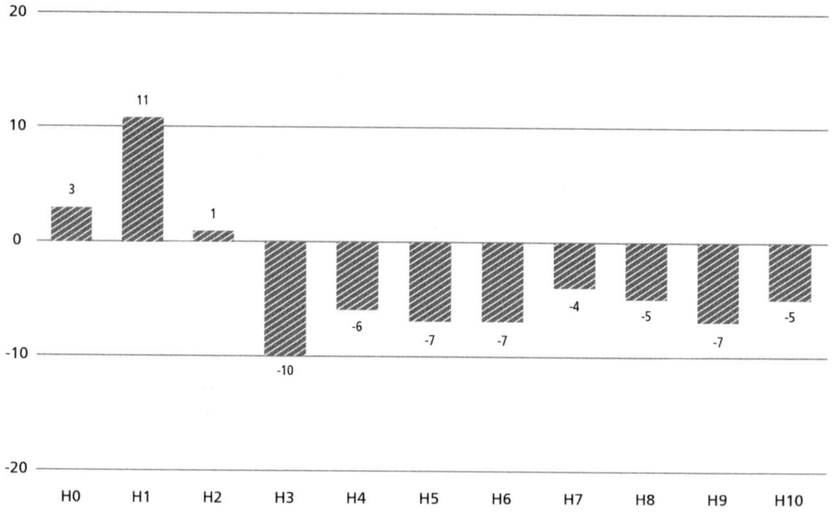

圖4-25

這是高血壓中風患者的血壓諧波。心主手厥陰心包絡之脈 (H0,＋3)與足厥陰肝經明顯上升 (H1,＋11)，足太陰脾經(H3,－10)、手太陰肺經(H4,－6)、足陽明胃經(H5,－7)與高頻(H6～H10)明顯偏低。

＊橫軸是血壓直流項(H0)與第一(H1)到第十(H10)血壓諧波。代表的分別是H0心包經、H1肝經、H2腎經、H3脾經、H4肺經、H5胃經、H6膽經、H7膀胱經、H8大腸經、H9三焦經和H10小腸經，合稱五臟六腑十一經脈。

＊縱軸能量虛實是諧波分量與參考平均值比較之後的標準差數值。正值為實，負值為虛。參考平均值與標準差資料取自20歲健康受試者的統計結果。

7.4 憂鬱症

憂鬱症的病患常見到頭部瘀傷體質，以及高頻經絡血壓諧波變異係數偏高的現象，可見頭部腦細胞有缺血缺氧的病理；急性發作常常伴隨病入膏肓的病機，因此循環系統整體的影響是疾病惡化的因素之一。改善經絡缺血缺氧的現象可以有效改善病情。

8 功能衰竭性疾病

洗腎、使用呼吸器的呼吸衰竭病患與癌症是健保支出的前三大項目，延緩死亡到來的代價著實耗費醫學相當龐大的人力與資源。

8.1 腎衰竭

一般人都害怕洗腎的痛苦，卻不知如何預防。特別是當臨床病理檢驗中，代表腎臟功能的肌酸酐或尿素氮超過正常值時，發揮功能的腎臟細胞所剩無幾，僅僅一成左右。接下來，從慢性腎功能不全到腎衰竭的過程，由於西方醫學並沒有有效改善的藥物，一旦誤服偏方，很快就會把僅存的腎臟細胞毒殺殆盡，而只好藉由透析治療或換腎困度餘生。

雖然漢醫在衰竭的過程中，有許多延緩與改善腎功能的藥物，但治療的效果，越提前越好。並且必須精確的診斷十二經絡氣血虛實，處方用藥才能有利無弊。

透過脈診可以發現衰竭的過程中，第二血壓諧波腎經變異係數的上升；除了脾濕水漫與心腎不交的病機外，外感的病理變化更是如影隨形。尤其無論是一般的感冒或流感，都會出現風寒的實邪，同時使得腎功能急遽惡化。可見腎臟組織血液灌流不足，是腎功能不全的主要病理機轉，外感風寒、濕邪與腎虛都會讓缺血、缺氧雪上加霜。透過改善腎臟微循環與去除外邪的經方治療，可以有效保護腎功能免於惡化。

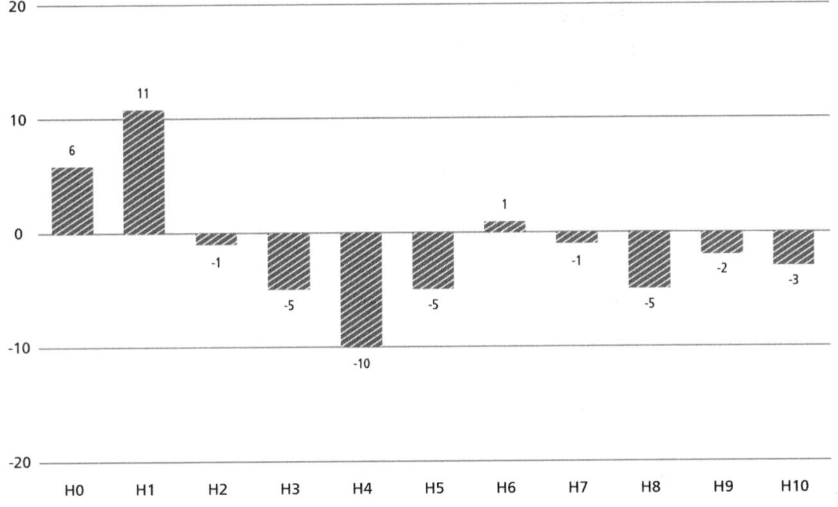

圖4-26

這是慢性腎病病患的血壓諧波分析。第二諧波以上能量皆不足(H2,－1 & H3,－5 & H4,－10)，這位病患從被診斷出腎臟功能不全開始接受漢醫診治，已治療六年以上，腎臟功能保持在eGFR 25左右，並未惡化到需要透析的階段。

＊橫軸是血壓直流項(H0)與第一(H1)到第十(H10)血壓諧波。代表的分別是H0心包經、H1肝經、H2腎經、H3脾經、H4肺經、H5胃經、H6膽經、H7膀胱經、H8大腸經、H9三焦經和H10小腸經，合稱五臟六腑十一經脈。

＊縱軸能量虛實是諧波分量與參考平均值比較之後的標準差數值。正值為實，負值為虛。參考平均值與標準差資料取自20歲健康受試者的統計結果。

8.2 呼吸衰竭

相較於腎衰竭，慢性肺功能衰減造成的影響常常被忽略，特別是慢性阻塞性肺炎（COPD）這種隨著年齡增長，功能逐年衰減的老化疾病，同樣由於缺乏有效治療的方法，往往到了心肺衰竭必須使用呼吸器才受到注意，而造成許多不幸的併發症與家庭悲劇。

透過脈診可以發現衰竭的過程中，第四血壓諧波肺經變異係數的上升，與肺經血瘀的病理變化。特別是心肺衰竭常合併發生，一旦出現病入膏肓的病機，將加速肺功能的衰減，必須提前處理。

同樣的，外感更是急遽惡化的影響因素，風、寒、暑、濕、燥、火六淫都會傷到肺經。西方醫學臨床上就具有詳細的肺功能評估檢查，若能配合漢醫的診斷使用經方，更能在早期有效地減緩逐年衰減的肺功能。

9 癌症

癌症始於帶有異常基因細胞的惡性過度增生，這是所有癌症的共同機轉，因此移除帶有異常基因的癌細胞，或抑制癌細胞的增生，正是西方醫學外科與內科的治療策略。特別是早期診斷出局部癌病變組織予以切除，是治癒率最高的處理方式，錯過了這個階段，癌症的複雜病程與險惡的病理發展，不只是醫師、病患及其家人難以承受的夢魘，龐大的醫療費用，更是醫療經濟學的難題。

所以，每當有病患被診斷出早期癌病變前來諮詢我的意見，我總是不假辭色的告誡病患錯失早期切除的嚴重性。寧可被當成醫術不精的大夫，也要提醒病患切不可過度期待漢醫可以完全取代外科手術治療，耽誤除惡務盡的可能契機。若能將病變的細胞切除乾淨，再配合漢醫的治療調整體質，並改善扭曲生命的生活習性，才有可能徹底擺脫可怕的癌病變。

一旦錯失早期診斷切除的機會，不但陷入至死方休的複雜消耗戰，千奇百怪的治療偏方與周遭善意提供的驗方，更是病患與家屬長期身心折磨的考驗。這時候也是不肖之徒中飽私囊的大好時機，只要提出美麗的願景滿足病患不切實際的期待，家人勢必為了盡孝無所不用其極。為了治療這個階段的癌症親人，我也付出極大的代價與精力，到處尋覓與學習所謂奇蹟醫療。

可惜的是，當我仔細檢視周圍所有的奇蹟醫療，卻沒有任何一種治療能有穩定的療效，甚至都有複雜的非醫療因素夾雜其中，令病患與家庭付出更可怕的代價。

所幸，近年來標靶治療日新月異的發展，將促使癌症在可預見的未來成為可控制的慢性病。只是透過全民健保給付機制的涵蓋，癌症也將成為嚴重的國家財政問題，深深的影響社會上每一個被保險人，因此預防醫學的重要性不言可喻。

西元一九三一年，諾貝爾醫學獎得主德國學者華堡（Otto Heinrich Warburg）就提「缺氧致癌」的理論。近年來，許多研究陸陸續續證實了缺氧會導致癌症的觀念。當細胞缺氧時，會大量產生「活性氧自由基」，而引起細胞發炎、死亡，甚至基因癌變。同時，也會釋放出具有調控癌症相關基因功能的「缺氧因子」[5]。

「缺氧致癌」的理論在脈診上也有相關的發現，絕大多數的癌症

5__《氧生》p23，張安之、李石勇、方鴻明著，時報出版社，2012 出版。

患者在第四諧波肺經血分都會出現相位差超前的「血瘀」現象。臨床上，這類的病患都會出現胸悶短氣的症候，代表氣體交換功能發生障礙。雖然，肺經「血瘀」的病機也會在其他非癌症病患出現，甚至可能需要持續十幾年以上，才會累積發展成局部組織的癌病變，但或許可以成為一個早期預警的指標。

另一方面，絕大多數的癌症患者在脈診上也會發現「外感」的現象，甚至經年累月不間斷。譬如肝癌的病患，可以長期出現第三諧波脾經濕邪；甲狀腺異常增生的病患，可以長期出現第四諧波肺經風邪。代表癌症除了內傷「肺經血瘀」的病機外，外感六淫也扮演重要的角色。事實上，臨床研究早已證實病毒感染參與了許多癌病變的發展與惡化。常見的如B型肝炎病毒與肝癌的關係，人類乳突病毒與子宮頸癌的關係，EB病毒與鼻咽癌、頭頸部腫瘤以及甲狀腺異常增生的關係等等。

外感與內傷兼併的病理，從未發病到癌症末期如影隨形籠罩病患，並且隨著疾病的發展，從高頻的血壓諧波變異係數向低頻擴展增加亂度，這就是癌症瓦解整個原有生命系統的變奏曲。

這些帶有強烈增生與擴張訊息的癌細胞，轉化成如同原始的幹細胞，展開新一輪的生命演化。可以在缺氧的條件下以無氧呼吸生活，卻不會啟動自我毀滅的細胞自殺機制；並以特殊的方式與循環系統共振，不但能取得新生血管的支援，更能無所忌憚的吸取額外的能量與物質，而在惡劣環境存活、擴散並主導生命系統的變態發展。

最後，宛如拉威爾的波麗露，在一片喧嘩聲中結束所有樂章。或許，這正是多數現代人生活習氣與心靈投射的必然，也是人類歷史的預言與寫照；當代死亡病因之首的萬病之王，註記了這個亂度發散的不幸未來，並默默等待收斂智慧的重新覺醒與復興。

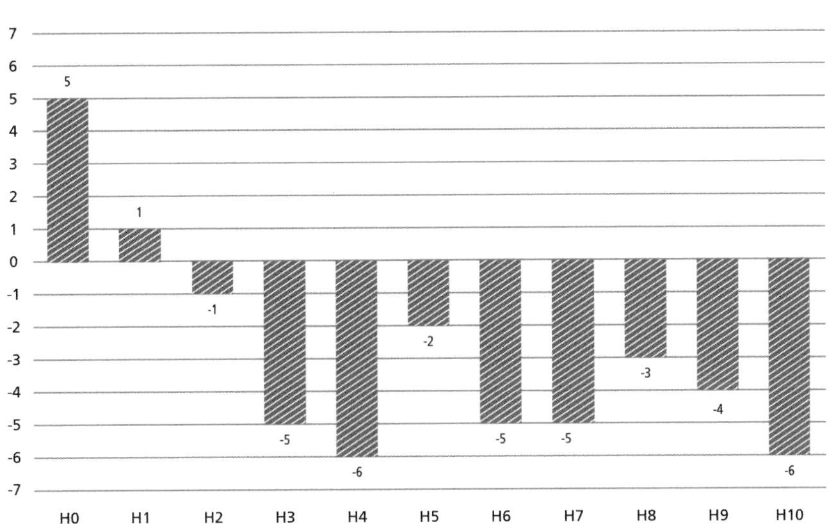

圖4-27

這是肺癌肋膜積水病患的血壓諧波分析。第二諧波以上能量皆不足，特別是第四諧波手太陰肺經 (H4,－6)。

＊橫軸是血壓直流項(H0)與第一(H1)到第十(H10)血壓諧波。代表的分別是H0心包經、H1肝經、H2腎經、H3脾經、H4肺經、H5胃經、H6膽經、H7膀胱經、H8大腸經、H9三焦經和H10小腸經，合稱五臟六腑十一經脈。

＊縱軸能量虛實是諧波分量與參考平均值比較之後的標準差數值。正值為實，負值為虛。參考平均值與標準差資料取自20歲健康受試者的統計結果。

CHAPTER

5

少即是多，漢醫的減法養生

什麼時候養生？什麼時候治病？
我們常常分不清楚，明明生病該治病，
卻要用養生來治病！
就像太平宰相帶兵上戰場！

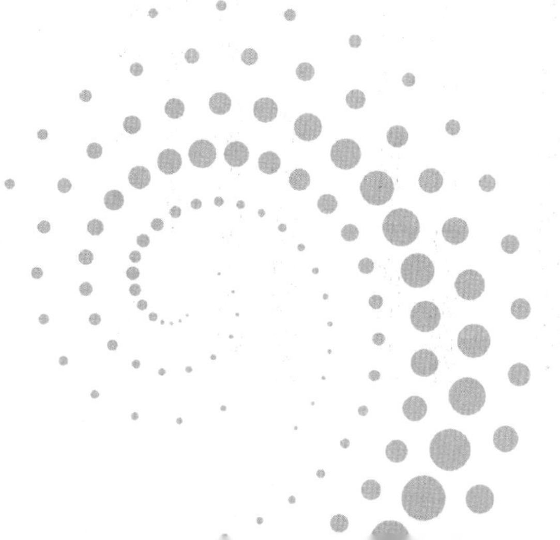

放下多吃什麼食物有益健康的想法。
放下想要一直吸收醫學新知的渴望。
放下大家說什麼養生方法好，便想試試的衝動。
感受身體是一個整體。每一臟腑，每一經脈息息相關。
身體有自己的智慧。
感受每個人各自是小宇宙，又與天地大宇宙相輝映。
當我們感受（相信）身體的智慧，自然而然升起敬意，不對身體妄加作為。
人類身體是一具完美的儀器，可能比現今世上任何機器還來得精密。
雖然視覺不如貓咪，聽覺不如小狗，跑得不如羚羊快，牙齒也沒獅子強韌，可是人體可以管控十二個諧波，讓十二個諧波均衡發展，這是萬物之靈與其他動物不同之處。

十二個諧波也就是人體中的十二條經脈，每一經脈對應一組頻率，當這十二組頻率和諧共振時，身心便能健康。當十二個頻率無法和諧共振時，身心靈便會出狀況。

這套經脈運行的方法，和我們習以為常的認知相差甚遠，它不是三度空間，而是十二度空間。

人體十二條經絡其數學運算都是獨立的，這也是人之所以為人，人體的精密運算遠超過最先進的AI智慧數學。

每一個心跳之間，不到一秒鐘，人體便把所有組織幾十兆細胞所需的資訊計算過一次，這是何等精密的生命。

古老東方醫學經典《內經》告訴我們整體平衡才是生命之道。

此刻，請先放下之前所有的健康養生知識，從現在開始，建立一個簡單、整體的養生心法。

人生只有一次，千萬不要拿自己的身體做實驗。

如果真的愛做實驗，喜歡DIY，你一定要有個工具來量測，保護自己，因為沒有經脈資訊，開口動手便出錯。

1 養生最大盲點：身體是不是打仗中，我們根本不知道！

什麼時候養生？什麼時候治病？我們常常分不清楚，明明生病該治病，卻要用養生來治病！就像太平宰相帶兵上戰場！

身體的精密超乎我們想像，常常身體失去平衡，第一時間我們並不知曉。脈為氣血先見。這句話的意思是說人的脈象預告身體內部的狀態。

在我的門診中，常常很多病人已經處在外感狀態而渾然不覺，我們使用經脈血壓計便能診斷出病人此刻是否已處於外感。病人的外感不只是大家熟悉的感冒上呼吸道症狀，而是以各式各樣的症狀呈現，好比免疫異常以及慢性發炎的病患，脈診上總是長期出現感冒外邪的徵候。感冒外邪在脈診血壓計會顯示出肺經與膀胱經的病理特徵。

什麼是外感？天氣變化或是外在環境對身體產生的影響。好比新冠病毒也是外感，吹風受寒也是外感，吃下不該吃的食物等等。最極端的例子是新冠病毒，它讓我們學習很多！

很多病人感染時根本沒有症狀，根本不知道自己受感染，這時候還去運動，還去做健康時能做的事情，可能適得其反。不但危害到自己健康也傳染給別人。

歷代漢醫治療外感的經驗，探討得非常清楚，同樣脈診對外感的治療原理也是非常清楚。好比我們治病，一定會分清楚，病人是否處在外感，有外感身體等於處在緊急狀態，如同一個國家處於打仗期間，在緊急狀態之下，身體各部組織都必須支援前線，非常努力讓前線打贏仗。

因此有外感，等於在戰時，所有條件皆不同。一定要等到解除外在威脅，身體才能回到安內狀態。打仗是一回事，建設是一回事。

外邪侵入身體，會產生特定的訊號，最明顯的就是足太陽膀胱經（第七諧波），漢醫稱之為「太陽病」，一旦發現太陽病，身體表面就是戰場。也就是說身體必須輸送血液、能量到前線打仗，藉由發熱、發汗趕走病邪，可是又不能強發汗，強發汗會傷到心，各種條件動員身體必須一次到位。

什麼是「強發汗」？舉例來說，運動便是屬於強發汗。當一個人重感冒，絕對不會想去運動，只要做過一兩次便知道，那是多麼令人難受。

可是很多人在輕症，剛剛感冒時，皆不自覺想去運動，其實反而更易加重病情。這也常常是太太最常跟老公吵架的情境，很多男生認為只要運動出出汗感冒就好，可是女性常常沒辦法這樣做，感冒時運動反而加重病情。這種狀況不只是女性如此，只要體虛的人都會有共同的問題。

既運動又能不生病的人，從漢醫脈診角度來講，他只是把感冒變成傷到心氣而已。特別是雄心壯志的人，本來便有異於常人的意志力，常常傷到心氣而不自知。

2 養生，必須明白整體循環變差是造成衰老的重大原因

想要老得健康、老得自然，我們一定要了解衰老過程中，最巨觀的變化是什麼？

人體經脈的衰老過程，便是共振效應降低，如何恢復共振，或是衰老得慢，熟悉明白古老智慧，比起食物和補藥的效果更為有益。

人體老化過程中，我們從脈診血壓計量測以及統計，可看出兩個重要經脈數值特別的變化。譬如，肝經（H1）指數會變大，從年輕到老，肝火指數會越來越大，肺經指數（H4）則是越來越小，表示肺氣越來越弱。

氣虛的人為什麼要補肺，原因也在此。可是要補肺氣，得洩肝火。肝火是怎麼來的？臨床上，肝火最大的來源是吃錯東西，不好消化的食物，以及加重肝臟負擔的食物。

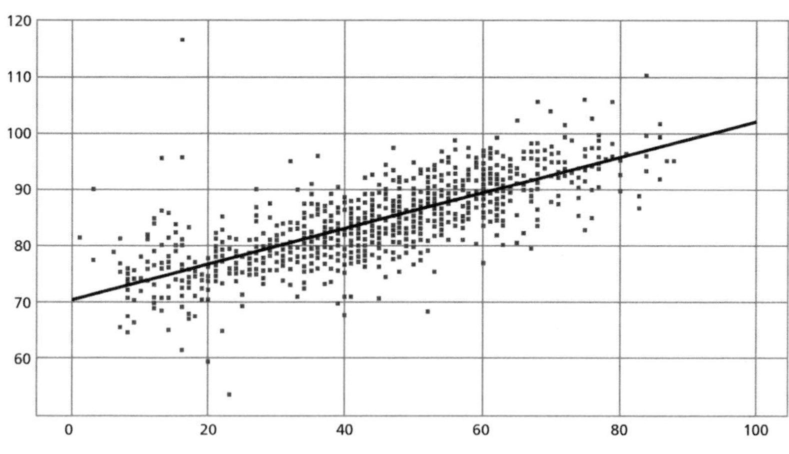

1st harmonic
R^2=0.560653, loss=26.933703

圖5-1

肝經（H1）指數會變大，從年輕到老，肝火指數會越來越大

＊橫軸是年齡。縱軸是諧波分量。

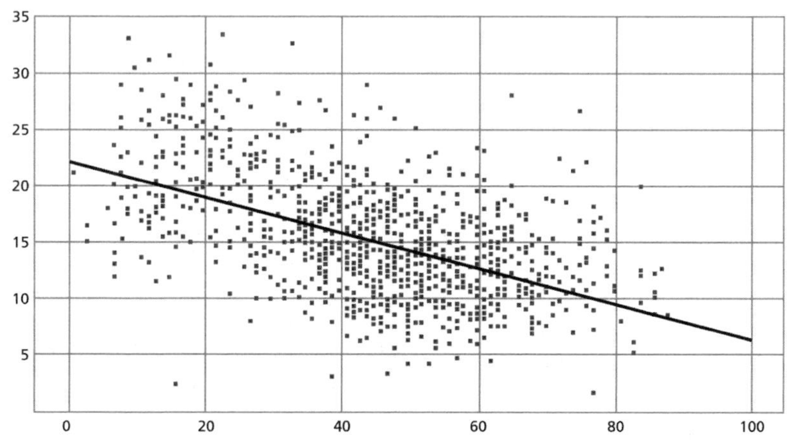

4st harmonic
R^2=0.261507, loss=20.440577

圖5-2

肺經指數（H4）會越來越小，從年輕到老，肺氣越來越弱。

＊橫軸是年齡。縱軸是諧波分量。

真正衰老的問題是什麼？共振頻率降低，也就是整體循環變差。

所以為什麼在不同的經脈，經過不同的年齡，會有不同的反應，當我們看到肝火越來越大，表示身體循環阻力越來越大，效能越來越差。身體用最大的能量表現在肝經第一諧波，增加肝經的能量。同時也因為肺經指數下降，表示氧氣交換功能變差了。

整體的循環效率變差，是人衰老最重要的問題，更不用講其它器官老化過程中，頭部器官供血逐漸減少，自然影響到神經或者產生精神以及心理問題，產生認知，或者是記憶等各方面問題，這些並不是補充哪些營養便能改善。改善經脈共振效率，也就是改善循環，才是根本之道。

3 養生，維持體內好的環境比吃任何營養品更有效

想維持身體共振效率，得著眼體內整體環境。

想要維持不同經脈間的平衡協調，以及不同器官組織之間的平衡，血液（氧）以及心臟能量分配，扮演著非常吃重的角色。什麼是不好的環境？很簡

單，只要沒有血（氧），環境就變得不好。

人類雖是高等進化動物，可是他身上能夠保留的糖類，儲藏成肝糖只有一天的存量，講到最極端，我們最重要的腦細胞，他只有五分鐘的容忍度，只要五分鐘沒有血（氧），他就變植物人。

3.1 十二條經絡全部皆能平衡

維持好的環境可不是單獨某一個功能特別強。

某些功能特別強的生物，剛好就是那部份最適合當作人類的藥物。中國人取犀牛角入藥，它的精華在角。同樣，鹿茸也是一樣，精華也在角。烏龜則在它的龜板任脈下面。喝茶要取嫩尖上的嫩葉，人參取它的根，各種不同的生物植物皆有其特性，可以入藥，幫助調整人生病的時候有所偏差的經脈，追求的是致中和，中庸平衡，絕對不是要某種功能特別得強。

歷代皇帝最多的死因，都是服用仙丹壯陽而死，陽氣過盛而短命，說是成仙，其實都是壯補而死。

現在大家吃得跟皇帝一樣好，這時代流行冠狀動脈硬化、冠狀動脈粥狀硬化，原因便是來自飲食，或者是氧化的膽固醇，造成心血管堵塞。這也是我們在脈診看到最多的病例，甚至連十歲左右的小孩也看見這樣的影響。追求當代美食便是容易如此。

3.2 養生也不是食療或藥膳

養生也絕對不是用食療，或者是藥膳來處理。吃各種不同的藥膳養生，其實是取各種不同偏差值的藥物，或者動物、植物的某一部份，都是有限的，而那也只是這些動物、植物，取天地一時精華，這些精華也是有限的，只要想想他們為什麼壽命還是有窮，你就能了解，食用它們也是難逃大自然生死的規律。

養生最根本的方法，是讓人的週期與大自然週期合而為一，不要逆天是最省力，順天而行才是養生心法。

4 維持體內好環境，從日常飲食開始

養生在日常，有時候平常多喝一杯珍珠奶茶，多喝一罐可樂，不小心吃了泡麵，積少成多，不知不覺之間，造成肝臟與腎臟的負擔。愛自己，請從日常生活飲食開始。

4.1 為什麼加工食品及非天然飲料不能食用？

加工食品像是泡麵、肉鬆、香腸，罐頭、素雞，糖果，餅乾、豆腐、豆干、冬粉、米粉、代糖和速食店套餐等。

非天然飲料，如汽水、可樂、舒跑、加味水、珍珠奶茶等。

人體消化腺提供主要的酵素，消化分解我們需要的主要營養素。然而不可能有無限酵素，因此腸道中充滿微生物，這些微生物提供消化腺所沒有的酶，幫助分解消化食物，攝取其中各種奇奇怪怪的分子，有如同清道夫，如果有些分子無法分解又無法排除，只好送到肝臟去處理，自然造成肝臟的負擔。

早期的清潔劑含有加工合成之非直鏈化合物，結果造成環境不可逆的污染，原因是大自然中的微生物無法分解人工合成化合物；人體腸道中的酵素與微生物，如同大自然中的分解者，所以我們食入非天然與加工的食物，如果無法分解，自然造成腸胃道的污染，進而造成肝臟與腎臟的負荷，甚至造成損傷，導致現代人的肝臟與腎臟疾病與日俱增。

為了保持我們的健康，並攝取到必要營養，盡可能攝取天然有機無污染的食物。

4.2 為什麼過度烹調的食物對人體不好？

炸、烤、油煎的烹煮方式，以及再加熱的食物，經過許多科學研究證實，會產生過氧化自由基，甚至於形成反式脂肪，不但破壞食物本身的營養，也會傷害人體的細胞與DNA，更會廣泛影響人體代謝，進而造成許多疾病。

因此盡可能避免過度烹煮，造成食物的過氧化。

高血脂的發生包括膽固醇與三酸甘油的過度累積，已成為當代最重要的疾病之一，導致高血壓與心血管疾病等重大致死病因。

除了與糖尿病類似的脾濕水漫衍生食積、痰飲與肺虛肝火兩大類的病機外，常常附帶病入膏肓的病機，而容易產生心臟血管疾病。

雖然這類疾病常被歸因為遺傳疾病，但相關的基因也經發現，只要經過適當治療配合飲食禁忌都能回復正常，特別是烹調方式的改變。可見遺傳基因的表現以及致病與否，仍繫於環境與生活習性。

試想人類生存的歷史中，飢餓貧困的世紀遠多於豐衣足食的年代。脂質代謝利用率與儲存率的高低或許是今天致病體質的關鍵，卻是昔日生存優勢之所在。

因此，自我覺知與飲食的取捨或許才是脫離疾病宿命的最大原因。

4.3 為什麼不新鮮或隔餐的食物對身體不好？

台灣是一個又濕又熱的地方，食物只要稍一不注意保存，就會發霉或受微生物污染；近年來有幾份調查顯示，玉米與花生遭黃麴毒素污染相當嚴重，而黃麴毒素導致肝癌已經研究證實，其他如赭麴毒素對腎臟的傷害也經披露，這些毒素的毒性加熱烹煮都無法消除。

玉米與花生都是台灣當地生產的新鮮食物，稍一不注意保存就容易遭到微生物污染，更何況是外地輸入的穀類，或加熱過已破壞細胞外部保護結構的食物，更是難以避免微生物污染。

為保持健康，盡量食用新鮮食材，及時烹調，立即食用。否則極容易出現肝火或腎虛的脈象，也就是造成肝腎功能過度負擔的中毒現象。

4.4 為什麼盡量避免生冷類食物？

生冷的食物一入口即讓胃經的氣血由實轉虛，代表胃腸消化吸收的功能大為減弱，然而大部分藥物都經由胃來消化吸收，如此藥效不但打折扣，也加重胃腸負擔。

4.5 為什麼盡量避免刺激性與五味偏重的食物？

不斷累積同類的食物或環境的影響，便會造成身體不同經絡之間的偏盛或偏弱，持續久了也就形成特定的體質；譬如《黃帝內經》中提到海邊的居民常吃鹹味海產，因鹹味入腎久而傷腎陰，進而形成發熱的體質。其他不同味的食物也有同樣的性質，「久而增氣，物化之常；氣增而久，夭之由也」。健康的人飲食不偏不缺，偶一偏缺也能彼此平衡；但生病的人不然，已有偏缺之下，稍一失衡則惡性循環，積重難返，額外增加治療的困難。

4.6 為什麼盡量避免水果、甜食、含糖飲料、麵食、發酵食品？

甜性食物屬性為溼；臺灣地處亞熱帶，又是海洋性氣候，濕氣偏重，因此盛產濕性的食物，如水果與甜性作物，也好發濕性的疾病，如風濕痺症與瘡瘍腫瘤。若任由飲食加重體質的慣性，縱使對症下藥，也會讓病邪到處遷移流竄。

濕性體質與疾病是臺灣當地的主旋律，因此本地生病的患者，我一向嚴格要求必須禁吃甜食、麵食與發酵類食物，縱使在調養階段，也強調盡量避免過量，以免濕性疾患舊病復發。必須從當地主食如白米中攝取適當而穩定的醣類，來供給每日生活所需的熱量，與代謝所需的營養成分，而非單純滿足口腹之慾的甜點。

其中，水果又大多為生食，不但不易消化，並且在栽種的過程常噴灑大量農藥以防止果甜招蟲，不但難以洗除也易累積，造成肝臟代謝的負荷而形成肝火。

而且水果飲料無論寒熱皆屬濕性，因其味甜汁多可審其性，若無病之人，處於乾燥地區如大陸性氣候之歐美洲，適當的有機水果攝取自然是利多於弊。然臺灣為海島性氣候，地處東南濕熱之地，不只勝產濕性之水果，亦流行濕熱之病，輕者如青春痘、過敏、肥胖、肝炎之病，重者如糖尿病、自體免疫疾病、鼻咽癌與肝癌之病，居此濕熱之地，不出三年必有濕性之體質。

當體內糖的濃度過高會造成糖化作用，改變身體內蛋白質的結構，這是目前世界各國抗老化研究的重點，恰恰吻合《內經》「氣增而久，夭之由也」的古訓。

而且飲料食物中含有糖，會使體內腸道的微生物大量生長，而危害身體。在糖分充足的環境中，腸道中的微生物攝取糖分即可生長，不需要靠分解食物的殘渣而生存，也就失去了清道夫的功能。而且大量生長產生的廢物，自然造成人體的負擔。

甚者，濕性體質之母親所產之胎兒亦多具此體質，故恣食水果飲料之孕婦不但易肥胖腫脹，甚至罹患妊娠糖尿病，其胎兒出生時亦多黃疸、胎毒之病。

至於水果含維生素，完全是「白馬非馬」之議，其實可由蔬菜全然取代，蔬菜所含維生素遠多於水果，適當的烹煮後仍然充足。

水果中所含最多者為大分子的果糖、果酸，正是濕性之主因，也是一般人所最愛。但若醫生不能知「氣增而久，病之所由」，且勇於拂逆病人之病性，則病必根深蒂固。

就算處以正確對症之湯藥，也只是遷移他處而無法完全根治，遇司天運氣氣候之變化即又復發，不但非病患之福，亦有失醫師防微杜漸之道。

良醫治病當審其病機病因，謹慎處方用藥，並留意病人飲食作息之影響，防範於未然，病方得以痊癒。否則遷延日久，變生重症，實醫者之責。

所以，雖嗜甜好食水果飲品為人之常情，但醫者應清楚病之人情、地理、天氣之影響，要求病人適嗜慾於恬淡，方能合於治病之理與養生之道，所謂上醫治未病當如是！可惜一般人哪能聽得進忠言逆耳，這不正是人性，也是醫道最深的考驗。

4.7 為什麼避免糯米類食物？

糯米類為溼性又難消化，且常加工做成食品而隔餐食用，是最容易忽略的米製品。現代又因抗食澱粉而風行，真是有趣的人性，要吃不胖，不如吃草。

5 適度運動

中國自古流傳一些養生方法，無論太極拳、八段錦，這些都是能讓十二經脈，甚至奇經八脈，維持平衡的運作，不容易老化。動作看起來雖然很簡單，可是比起馬拉松、三項鐵人這些運動，來得簡單容易，只要恆心就可以，不需要有毅力，每個人都做得到，也不用太複雜的學習，更不會造成運動傷害，男女皆適合。

6 不用養生方法治病，不用治病方法養生

明白衰老過程是整體循環變差，怎麼恢復共振或者是衰老得慢，漢醫古老智

慧變得特別有意義。食療跟藥膳本來就是次要的，所以我才能說絕對不要用治病的方法來養生，也不要用養生的方法來治病。

生病的時候，養生的辦法是沒有用的，一定要對的方法診斷治療。養生也絕對不是用食療，或者是藥膳來處理，養生最根本的方法，還是人的週期跟大自然的週期合而為一，順天而行最為省力。

人與其它動物最大的不同是，六條本來在腸胃的經絡往上走到頭部，因此人壽命增長之後，出現失智，神經、精神跟心理等問題，原因在於人類祖先克服地心引力，費盡氣力演化成功，讓這六條陽經往上走，但也不斷違抗地心引力的作用，不斷地搬有運無，往上輸送各種精華營養、血液，這也是心臟最耗能之處。

循環第一個定律便是維持頭上循環的穩定，這也是人體循環至為關鍵之處。人年紀大之後，所有老化問題，皆因恆定沒辦法維持，為什麼？其實這些往上的經脈都是高頻的，它們必須從低頻經脈得到能量，才能夠發展出高頻。

低頻經脈能夠健康、穩定，才會有整體的恆定。如果只顧高頻的經脈，拼命補高頻（像是吃含黃耆的藥膳，最容易只補到高頻經脈），忽略低頻經脈，失去平衡，結果或許是揠苗助長或許是殺雞取卵。

你怎麼知道身體內部平衡了呢？這是最難的。身體自然有一套複雜的運作方式，可是生病的時候，這個方式便失去了。因此你如果不知道身體現在是什麼狀況，進而採取正確的方法治療它，常常適得其反，只能從失誤中、嘗試錯誤中學習。

7 似是而非的媒體資訊氾濫

當代社會形塑「養生知識」最大來源便是媒體。我相信媒體並非全然惡意，原因在於知識不足，例子比比皆是。最常見的例子便是將「中藥當做健康食品」，無論從當歸到四物、到八珍、到十全。

《神經再生期刊》曾經發表一篇當歸研究[1]，當歸有一個很特殊的功能，它會開啟細胞分化，難怪是婦科聖藥。

對於女性來說，每個月月經結束之後是新一輪開始，內膜細胞當然要重新可以分化，當歸蘊含幫助分化的成分，當然助益開展女性生殖週期。可是這樣的開展並不是適合每個細胞，也不一定適合每個人。這種分化的開展，好的便成為幹細胞，壞的就變成癌細胞。

同樣的道理，好的分化跟壞的分化由什麼決定？就是環境，也就是細胞的微環境，這也是現在癌細胞治療最關鍵的體現。怎麼改變細胞周圍的微環境，環境一好，癌細胞從不好變成好的。如果環境不好，好細胞還是會變成是壞細胞，諸君啊！幹細胞是一體兩面，好的幹細胞促進細胞分化再生，壞的細胞就是癌細胞。

我常常喜歡比喻，癌細胞就像是家裡的小孩，你給他不好的環境，他會變得很不良善，反過來欺負父母，可是父母怎麼可能打死自己的小孩呢？畢竟是自己的小孩，所以當你給他一個不好的環境，他只好去當壞小孩。可是關鍵在於什麼是好環境，什麼是不好的環境呢？好環境是什麼？就是必須讓人體十二經脈氣血虛實處在平衡的狀態中。

另外一個常見的例子則是黃耆。坊間也常常流傳每天泡黃耆枸杞茶養生。

1__ Differentiation of human adipose-derived stem cells into neuron-like cells by Radix Angelicae Sinensis
Qiaozhi Wang 1, Lile Zhou 1, Yong Guo 1, Guangyi Liu 1, Jiyan Cheng 2, Hong Yu
Neural Regen Res
. 2013 Dec 15;8(35):3353-8. doi: 10.3969/j.issn.1673-5374.2013.35.010

我們的研究證實，黃耆內含成份是走三焦經的，可拿氣到表面來，所以吃的時候感覺很溫暖，很舒服，覺得氣很充足。

三焦經如前面篇章所述是第九諧波，是蠻高的頻率。三焦氣為什麼最容易練？它就像零錢一樣，從銀行提款機提出大鈔，找開之後變成零錢，日常生活很好用，可是一下也用完了。

真正的練功，好的功法是練氣往裡面走，也就是練奇經八脈的氣。往裡走的氣，一開始並不容易練，而且沒有感覺，很像一點一點存錢到撲滿。存了許久之後，突然之間有一天，你發現有一大筆錢，都是之前存進去的，那就是三焦氣，變成「脾」氣。

在臨床上也常常忽略這樣的事，看到病人沒氣，你以為他補一補就好了，便很容易用黃耆、甘草這類藥材，把氣移到外面。剛開始或許有效，可是越移之後病人就越沒氣。

最近市面上有一新藥「血寶」，其中含有黃耆萃取物，治療癌症末病人的癌因性疲憊症。癌症末期病人多半很沒精神，注射「血寶」後精神非常好，一次一萬多元，第二次注射大力水手作用便減半，第三次大概便失去效用，這等於就是

▨ 2021-03-04 19:53:21 血壓：158 / 76 mmHg 心跳：69 / 分鐘
▨ 2021-04-06 19:51:11 血壓：138 / 59 mmHg 心跳：49 / 分鐘

能量虛實

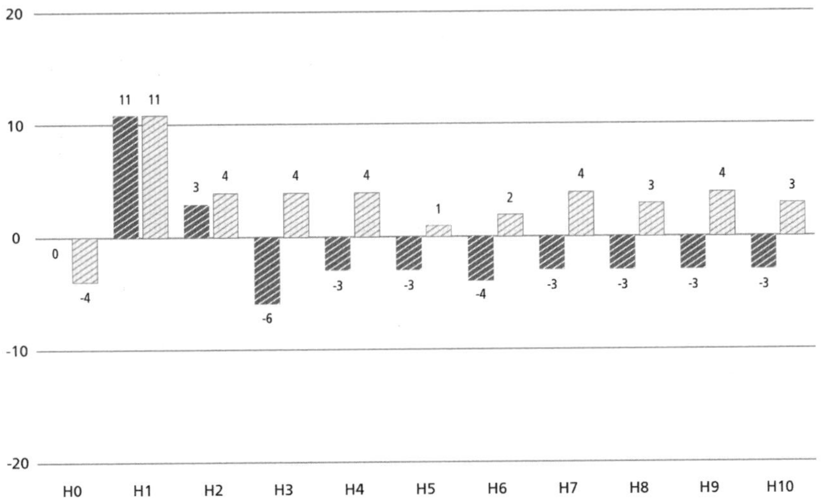

圖5-3

這是服用黃耆劑前後病患的血壓諧波變化比較。從第一諧波到第十諧波都上升，但手厥陰心包經(H0)顯著下降。

＊橫軸是血壓直流項(H0)與第一(H1)到第十(H10)血壓諧波。代表的分別是H0心包經、H1肝經、H2腎經、H3脾經、H4肺經、H5胃經、H6膽經、H7膀胱經、H8大腸經、H9三焦經和H10小腸經，合稱五臟六腑十一經脈。

＊縱軸能量虛實是諧波分量與參考平均值比較之後的標準差數值。正值為實，負值為虛。參考平均值與標準差資料取自20歲健康受試者的統計結果。

把銀行的存款（氣）挪出來用。

臨床如此，練功也是如此。剛開始練功，很容易練到三焦氣，讓你覺得很有感覺，可是你之後就得將氣導入裡面，而不是讓它在外面走。常常外表看起來很有氣的人，譬如說健身鍛練肌肉，事實上長期以來容易外強中乾。

美國明星施瓦辛格以前是健美先生，現在全身都是病。原因便是你練氣得存與藏，不是隨時拿出來花，該用時候再花。這樣的觀念也可以運用在最近幾年風行的一些劇烈運動，如三鐵運動、馬拉松運動等，長期讓脾經處在缺血、缺氧狀態幾個小時，便是不好的環境。

媒體資訊氾濫背後，背後的藏鏡人或許是當代的食品業巨人。麥當勞用油是有專利的，它不會黏在紙上，卻沒有人告訴我們這個油，會不會黏在我們的血管上面？麥當勞所有食品特殊的製程、加工方式，我們從來沒有認真看過它對健康的影響，更何況如麥當勞等食品業都已經是商業巨人，透過各種不同的管道影響政策、影響立法，甚至透過媒體宣揚。

保險公司飲料公司最喜歡贊助或舉辦跑步運動。視納華仁紀實台曾播放記錄片探討過，最支持運動活動的就是清涼飲料公司。採訪記者詢問飲料公司公關人員，你們是不是想轉移高熱量的飲料對健康產生的影響，可以運動來彌補，飲料公司公關微笑不答，但也不否認。

我常開玩笑說，上世紀臺灣首富板橋林家是賣米的，現在首富蔡家不是賣米的，而是賣米果，為什麼會這樣呢？

諸君想必聽過一個流行說法「吃米飯容易得糖尿病」！事實上非常吊詭的是臺灣三十年來，白米的銷量減少一半，那麼是不是糖尿病至少應該減少一半呢？結果並不是如此，糖尿病人口反而增加，並且增加好幾倍。

站在商業角度，唯有讓占比最大的米移出它的銷量，其它食品才有空間存活，況且米還是最便宜的。如果想讓食品消費增加，首先當然要說白米不好。因此許多病人，我開給他們的處方就是每天吃四碗八十克「白米飯」，因為他們每天都吃不到三碗飯，處在低血糖的狀態，卻一直在找「健康食品」。

為什麼白米飯是良藥？我們都遺忘大腦與腸細胞只用葡萄糖，而身上的肝糖只有一天的儲存量；那很多人會說葡萄糖也可以從脂肪來，對不起，要從脂肪酸再換成是葡萄糖，得經過非常複雜的手續，並且會產生很多代謝廢物，這些都是營養學家不會告訴你的。

營養學家更不會告訴諸君，不同個體到底需要多少維生素的量！中研院營養學者和我討論時才驚覺，一般所謂鈣的建議攝取量是以發育中青少年所需的鈣含量來計算！這樣的建議量當然不符合老年人的需求，老年人血管鈣化，到處發生鈣化的老年人，所謂「鈣的缺乏」，並不是他攝取的鈣不足，而是某些器官或者某些組織缺乏鈣，或者是吃進來的鈣送不到該去的地方。

8 常見的養生迷思

8.1 運動不等於養生

許多人常常運動為什麼反而中風或是心肌梗塞呢？

在我的門診中常常發現病人其實已經外感風寒，可是他說沒有。新冠肺炎告訴我們，很多人感染病毒時候都沒出現症狀，可是沒出現症狀不代表沒事，沒症狀可能就像關羽要失荊州了，因為他的烽火台失去作用。

藉這個機會，我想跟大家分享漢醫的「外感」觀念。

沒有烽火台很危險，有了烽火台之後沒有反應更危險。關羽失荊州就是他覺得他有烽火台，結果烽火台竟然被偷襲失去作用。什麼是病毒感染？就是一般的人只要流汗，毛細孔打開，一吹到風，病毒就進入身體了。這就是漢醫講的「外感」最根本的狀態。

如果不避免外感，其實身體永遠都不會好的，試想病毒感染可大可小，小的話若你的免疫力還好，打一仗就好了，打打噴嚏、流鼻水。如果沒有好，往裡面跑，你還用錯誤的方法治療，情況便越來越嚴重。

一般人覺得只要流汗就是好事，可是漢醫關於流汗，還分春夏秋冬四季不同。冬天不希望你流汗，因為這時候一流汗很容易外感，夏天的時候當然有助於排泄，有助於循環。可是到了冬天，要把血液升到表面來，本來就是很耗費心臟力氣的事情。

漢醫養生觀念跟西方不一樣，西方希望運動最好心跳可增加至兩倍，心臟消耗最多的脂肪酸，心臟是唯一消耗脂肪酸的器官，以如此原理幫助減肥，可是西方醫學不知道會傷到心。

東方的運動反而希望運動時，心跳不要增加太多。從我們經脈血壓計看到心跳一旦增加到兩倍，人體經脈只有雙數諧波得到供給，單數諧波如肝臟、脾臟、胃臟、肝經、脾經，這些屬於消化器官通通供血大幅減少。為什麼運動前後不適合吃東西，否則容易嘔吐，或者肚子痛。原因便是如果強行運動，血液供給不及，人體只好吐掉食物，無法消化。

為什麼我的鄰居是三項鐵人運動愛好者，應該很健康，卻得到胰臟癌呢？從漢醫觀點來看胰臟屬於脾經，劇烈運動數小時，第三諧波得不到供血，長久下來便容易慢性發炎，甚至提高病變的機率。

當我們想運動養生，重點不只是運動方法，而是注意運動的時間長度。如果輕忽，長期下來經絡便會缺血缺氧，容易猝死或衍生疾病。

長時間運動固然讓血液輸往四肢得到供氧，有助於腎經，可是單數的肝經、脾經、胃經，便處在不足的狀態，人體如醫學工程般的設計，現代醫學卻很少探討。生物從演化開始，這些工程般設計原理便鑲嵌於生理設計之中，身體就像一具完美精密的儀器，它同時要管理十二個諧波，這就是萬物之靈與其它動物最大的不同。

人類視覺不如貓，聽覺不如狗，跑得不如羚羊快，牙齒也沒有獅子或者鱷魚來得銳利強韌，我們卻是十二經脈都能夠均衡發展（動物只有六條經脈），並且還能兼顧最多的存在。

然而如此精密的循環系統，想維持不同的器官組織之間的平衡，血液如何分配以及心臟能量調配，便扮演非常吃重的角色。如何維持不同經脈之間的平衡、協調，變成人這存在體的重要課題。

世界上的天才，常常伴隨某些缺陷，同樣的像是盲人聽覺特別靈敏，或者聾人視力特別好，或是聾啞之人，觸覺特別發達。人們追求健康，也不應該只是增強某種特殊功能，而是整體的平衡。

練氣功也是大家喜愛的運動方式，每個時代都有一些不幸，有些功法特別容易得氣，因為它只練特定其中一條經脈，這條經絡特別強，相對應表裡或者是相反的經脈一定伴隨特定的傷害。

就像現在絕對不會有人去練鐵頭功，或者是鐵砂掌，父母也不會讓小孩子去練。可是現在卻風行三鐵，就等同古代的金鐘罩、鐵布衫、鐵頭功、鐵砂掌這一類功夫。

另外，也由於缺乏工具追蹤，讓從事運動賽事的人，不知道其實今天他不適合參賽。譬如，馬拉松賽跑曾經發生選手猝死，事實上會猝死的病人，賽前皆會有徵兆，所以我們不是認為馬拉松都不好，而是認為參與這項比賽之前都應該先量測血壓，或最好量一下經脈血壓，看看幾個與死亡相關的肝經或者是肺經指數（可參考第1章4怎麼知道治療變好還是變差），有沒有特別弱或者亂度特別得高，這樣的選手主辦單位就不應該讓他參賽。

8.2 健康食品有益養生？

燕窩，人參，補鈣，益生菌，幹細胞，維他命

你的身體要補一補？身體需要什麼？

一般人還是用錯誤的觀念在養生，尤其關於食療，特別是十全大補的觀念，坊間依然盛行。

還要強調一個很重要的概念，不可能十二條經絡都同時補到，就像上面提及的運動，補了雙數經脈，讓血液增加，單數經脈就會減少，那是質能不滅的原理，也是能量守恆的道理。

漢醫說「勿虛虛、勿實實」，意思是能量太多了，就不要再給，而能量太少時再把它拿走，就是不幸的發生，身體不平衡，慢慢就生病了。

燕窩是很好的食物，可是如果不是肺陰虛的病人，吃了根本沒有好處（會生痰）。誰特別適合食用燕窩呢？摘除整塊肺葉的病人，肺特別得虛，便適合吃燕窩。食用燕窩，滋補肺陰，增加循環，同時改善它的頻率。

人參也是一樣的，不是每個人吃了精神都會變好。因為在改善陽氣過程中，亦即高頻改善的過程中，低頻的腎氣是會減少的，如果沒有經脈分析根本沒辦法看到這一點。

藥膳食補一定得先入脾補脾，消化吸收後，才有可能歸經入腎補腎。補脾是必然，補腎則未必，因為補了脾氣，土（脾氣）則剋水（腎氣），腎安得受補？因此，補腎氣的同時，也要兼補「肺氣」，才能土生金（肺氣），金生水（腎氣），肺腎兩全。什麼最補「肺氣」？很簡單，就是吃白飯。

漢醫治療比西醫考慮更多系統性的問題，如食物與藥物的寒熱屬性對十二經絡氣血的整體影響，而不只是症狀治療。因此請將所有的藥或健康食品一起交由漢醫師判斷，再決定使用與否。

幹細胞

很多人迷信幹細胞，認為皇宮貴族們或者一些名流長壽健康，一定是施打幹細胞。但是我的想法還是不變，幹細胞有好有壞，你給它好環境，細胞自然會分化，自然會一代傳一代，每一代存活比較久。

幹細胞新陳代謝的作用，是每個細胞天生具有的能力與條件，若你給它壞環境，幹細胞也會自己找出路，不是當流氓，就是當民代，當白道或者黑道，看起來雖然不斯文，也唯有如此強悍才能在惡劣的環境存活，所以千萬不要期待你們家的小孩處於惡劣的環境還能夠當秀才，他不當流氓就不錯了，這也是我們身體的狀態。

一個人長期腸胃發炎，他罹患胃癌的機率便大大增加。就像幽門桿菌，正常的胃酸值殺不死它。然而你的胃酸值無法提升，也肇因你的胃壁根本無法承受更強的胃酸，於是你的胃酸無法殺死細菌，幽門桿菌便長在那裡，久了當然就罹患胃癌。

諸君必須明白，每一種癌症背後常常伴隨一種微生物。想想為什麼別人身體可以消滅這些微生物，你的身體卻無法呢？就像幽門桿菌的例子，無法產生足夠消滅它濃度的胃酸，是你胃壁保護機制不夠好，也是你的胃循環不良，沒辦法不斷輸送能夠保護胃壁的物質。

說到底還是得回到「循環」，養生與衰老最根本的問題還是「循環」。

益生菌

益生菌可說是新一波的潮流健康食品，儘管對大部份人而言，益生菌最大的療效便是「通便」。雖然是通便，可是並不知道通便只是為了排掉多餘的菌。

從根本上來說，吃下去的益生菌，我們不知道身體到底需不需要。身上千百種所謂的益生菌，然而諸君您到底缺哪些菌種，到底要多少數量才夠，醫生並沒有告訴你。推出益生菌廠商的代言醫生更無法告訴你。

想知道腸道中的細菌到底多還是少，可以做基因檢測，但醫生不會推薦，因為不符當今消費型經濟模式。

設想做了檢測，你缺的菌種醫生沒有銷售，他有的菌種也希望你服用，因此根本不精準。即使醫生知道你缺少某個菌種，卻也不知道你到底要服用多少劑量才夠。因此只好建議你一直吃，一輩子吃，這也是資本主義消費經濟的邏輯。

「醫生」總是告訴你，某些菌種胃中強酸無法破壞，比較強大。然而這種菌種也是身體最懼怕的事情，胃存在強酸，就是避免任何有活性蛋白質進到體內，益生菌當然也是具有活性的蛋白質。

有一種大腸桿菌，醫學上稱為正常菌叢（normal flora）。正常菌叢會產生很多人體需要的維生素輔酶，卻從來沒有人稱它是「益生菌」，因為大家都知道，正常菌叢如果太多演變成污染，反而會讓人生病。但是為什麼正常菌叢會太少，常常是腸道處在不健康的環境，反而增生其它不好的菌，相對地正常菌叢自然減少，由此菌的分布生態是與人的腸道環境相關的。

最簡單的方法就是食療之前先量一次脈，服用後再量測一次，看它改善了什麼、改變了什麼，不用等到長期服用之後，產生很大的偏差，才發覺適合或者不適合。

想知道這些營養品到底適不適合自己，又沒有一個好的標準，因為營養品的作用皆是非常微弱，所以希望大家長期服用。

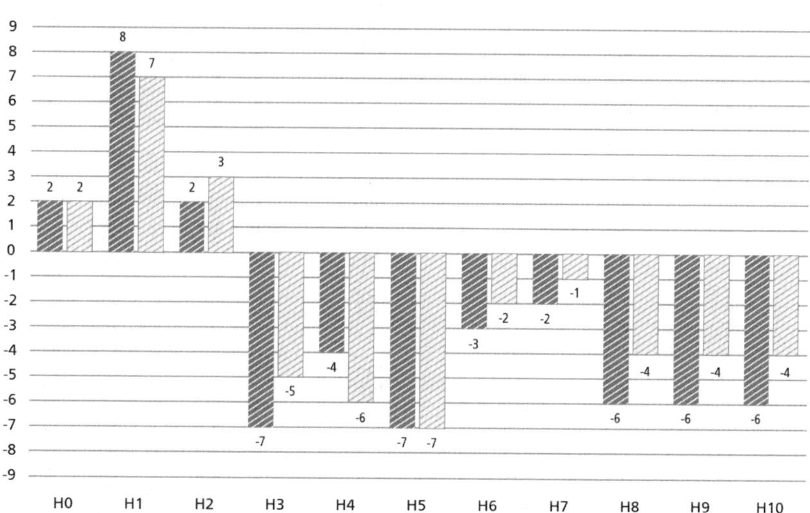

圖5-4

這是憂鬱症失眠的病患，經高壓氧治療前後的比較。原來憂鬱症狀有改善，可以發現高頻(H6～H10)能量不足皆改善，但手太陰肺經偏低 (H4,－4)反而加重(H4,－6)。這個現象就如同純氧反而傷肺，世間萬物過猶不及。

＊橫軸是血壓直流項(H0)與第一(H1)到第十(H10)血壓諧波。代表的分別是H0心包經、H1肝經、H2腎經、H3脾經、H4肺經、H5胃經、H6膽經、H7膀胱經、H8大腸經、H9三焦經和H10小腸經，合稱五臟六腑十一經脈。

＊縱軸能量虛實是諧波分量與參考平均值比較之後的標準差數值。正值為實，負值為虛。參考平均值與標準差資料取自20歲健康受試者的統計結果。

經脈血壓計很適合做為食療的一種指引，或者一種評估工具。畢竟現在這個時代打開電視或網路，到處都是營養品廣告，很難不被影響。

經脈血壓計的最大好處就是，可以在一兩個小時很短的時間，看到服用的營養品或食物對身體造成的影響，或者運動對身體造成的影響，甚至曬太陽產生什麼變化，任何你對身體做了什麼事，可以都馬上看得到身體產生什麼變化。

9 如何保養十二經脈與任督二脈

養肝

不要吃錯東西，不要太急、太辛苦，壓力太大。躺平就能補肝。

養腎

早點睡。避免傷暑，汗多傷腎。不要吃太鹹。

補脾

不要發脾氣，食物要在對的時候進食，用餐完一定要休息。不要吃太甜。

補肺

其實是當代最重要的功課！現在空氣品質實在不好。更重要的是適其寒溫，也就是說不能熱到，也不能冷到，熱到、冷到都傷肺，太乾燥傷肺，太濕傷肺，因為肺主管人體與外在所有條件、環境的異動。不要吃太辣。

養胃

飲食留意溫度，不能太熱，也不能太冷。

試想冰淇淋吃到胃裡，為什麼冰淇淋會從零度變成三十七度？那是胃部的血液循環帶來熱量，以血液溫度中和零度冰淇淋，才能提升到三十七度。

如果胃循環不夠好，中和的機制便需要更長時間才能完成，甚至永遠都不能完成。

可以做個實驗，不用吃冰淇淋，只要喝冷水，再用經脈血壓計量脈，胃經（第五諧波）一定會虛掉（從正值變成負值），更不用提吃生冷食物，完全增加胃腸負擔。而且吃完食物一定要好好休息。

養膽經

按摩頭是保護膽經最好的方法！膽經最主要分布頭部，敲打腿部膽經其實對頭部幫助並不大。

養膀胱經

膀胱經就是督脈，維持人體正確姿勢很重要！

彎腰駝背固然傷身體，可是只要風寒從風池穴進去，脖子便緊了，你會以為是落枕，或者是姿勢不良，其實都不是，是風寒在裡面。

小孩子彎腰駝背，是風寒已經在裡面，他根本直不起腰，這時候勉強小孩子抬頭挺胸，也只能維持三分鐘。

當出現這些狀況，沒去治病，反而去矯正脊椎，病沒治好，反而傷到督脈，根本也沒有保健的機會。光講求養生或是保健，是無法治病的。

養大腸經

罹患大腸癌人最多，可是大家忽略肺與大腸相表裡，空氣不好污染肺，也把肺癌移到大腸來，用大腸癌來表現。如果食物亂吃，從排便顏色，或者排氣便可知道你大腸的環境。

如果沒有每天排便的人，大腸一定處在惡劣的環境，久了之後這些細胞當然癌化，尚未癌化之前便已經慢性發炎。

很多人常把直腸癌誤以為是痔瘡，從漢醫來看，兩者基準是很接近的，大腸經血分出問題久了，當然會出血，簡單的說是痔瘡，再更久慢性發炎結果，細胞便癌病變。

一定要天天排便。

養小腸經

對漢醫來說不是只是「小腸」而已，還包括從腸胃系統到泌尿系統之間的關聯，很多人會有的泌尿道結石問題，也和小腸經有關。同時眼竅、耳竅都與小腸經有關。

只要腸胃系統不夠好，該排到大便的脂溶性東西，排到小便去，脂溶性東西當然不溶於水，於是結晶變成所謂「結石」，有各種不同成分的結石，但是其實都是它不溶於水，或者溶於水的比例低。

消化食物時，有些油脂性東西，需要藉由膽汁溶解，歸於腸糞循環。泌尿道是水溶性的，只要排錯或一定比例排錯或者排不完，之後從這個道跑到那個道，當然變成污染，結晶在泌尿道，自然產生結石。

更不用講，如果你不知道你身上根本不缺鈣，天天補鈣，不但沒吸收，還通通排到腸道，自然會結石。

保養督脈

督脈是一多腔室的系統，所以絕對不要外感。外感之後，背部肌肉會左右不對稱，張力會不同，因此不要勉強抬頭挺胸，反而更傷。

也不要隨便整脊，風寒時背左右兩邊所受壓力不同，可能一邊重一邊輕，張力不同，可能朝向某一邊，此時硬轉回來，只是傷害更大。

民俗療法中最喜歡幫人整脊，其實脊椎不可隨便整，脊椎是一個立體的形狀，整脊好比裁縫師剪裁，平面很容易剪好，立體剪裁則非常的難。漢醫的做法是處理好外感，舒緩平衡整個張力。

另外，督脈也與膀胱經疊合一起，因此膀胱經上的幾個重要腧穴，如心腧、肺腧、膏肓腧，若堵住後，循環整個變差，這時候也要處理好。

保養任脈

任脈與腎經、胃經相疊，其保養與腎經、胃經息息相關。這兩條經絡很特別，在我們的研究中，腎經不會隨年齡能量而改變，它其實很平衡。研究顯示只有女性懷孕時，腎氣會上升，所以我們為什麼說先天腎氣，因為我們是從腎氣來的，是從媽媽腎氣來的，小孩子是從媽媽的第二諧波生出來的。但月經與產後，腎經就是最虛的，所以需要避免外感風寒，這也是月子風與做月子的關鍵。

其他時候在任何年齡腎經能量幾乎保持不動，維持在一定的比例。所以最重要的是不要傷到腎經，腎氣多或少都變成相對的問題，多則變成寒氣。

保養任脈就是不要食用生冷之物，因為任脈立刻便會受寒。雖然書上說食用生冷之物可很快恢復，但那是在循環好的時候很快調回三十七度。好比熱水瓶裡的水溫五六十度左右，加冷水後多久才會回升呢？多做幾次熱水瓶也會損壞。更何況我們的胃和其它器官，都是靠循環來供應能量與血液，從血液中再得到其他物質。

人體效率能這麼高，是由於處在高度共振才能如此，可是溫度只要變化，其中的彈性、物理條件便產生變化，共振也隨之改變。因此保養任脈就是不要吃生冷之物，保持體溫恆定。

另外讓胃經穩定也是同樣重要。胃經對心跳極為敏感，胃經只有在心跳七十二左右能量比例最高，心跳變快或慢便往下掉。胃經是一條陰陽平衡的經脈，當人陰陽平衡時，效能一定最高。陰多或陽多都會往下掉。胃經交通陰陽，同時也位在高頻、低頻中間。

任脈裡腎經、胃經永遠都是最重要的。一條與年齡相關，一條與心跳相關，定錨整個頻率。如何讓任脈穩定？古人打坐維持不混亂收斂亂度的狀態，六祖惠能提到打坐傷脊椎，顧到任脈傷到督脈，不如好好睡覺。

養好任、督二脈要好的睡眠。睡眠有太多的學問，從生理各種工具包括商業體系的床、枕頭套，其實都與生理狀態有關，每個人皆不盡相同。若對經絡不了解，沒有好的工具去開發剛好符合人睡眠的條件，就不知道消費者需要的是什麼。

附錄1

臺灣益謙經脈血壓計（雲端太醫）目前導入的診所及藥局

廣濟堂中醫診所　基隆市七堵區南興路93號（02）24551615

當代漢醫苑中醫診所　台北市大安區大安路一段73號4樓（02）27718936

張順晶中醫診所　台北市中正區羅斯福路二段44號5樓（02）23948278

人德中醫診所　台北市北投區中央南路一段179號（02）28920649

康華中醫診所　台北市信義區莊敬路391巷11弄9號（02）27295535

京華中醫診所　台北市中山區松江路95-1號1樓（02）25080936

黃正宏診所　台北市北投區西安街一段359號（02）28217076

京城中西藥局　台北市文山區忠順街一段42號（02）29371210

如原診所　新北市三峽區文化路264-1號（02）26713119

沐心中醫診所　新北市中和區興南路一段159號1樓（02）29418520

美恩中醫診所　新北市新莊區幸福路46號（02）89935598

昱陽中醫診所　桃園市桃園區中山東路80號（03）3351996

雅崇中醫診所　彰化縣員林市正興街58號1樓（04）8395663

弘大中醫診所　彰化縣彰化市公園路一段145號（04）7282252

華夏明醫中醫診所　高雄市左營區華夏路735號（07）3503891

Mike Liaw Acupuncture Clinic　1706 Willow St. San Jose, CA 95125. USA

臺灣益謙股份有限公司
服務時段：09：30-17：30（週一至週五）
TEL：02-2368-6853
EMAIL：service@echainmedhealth.com

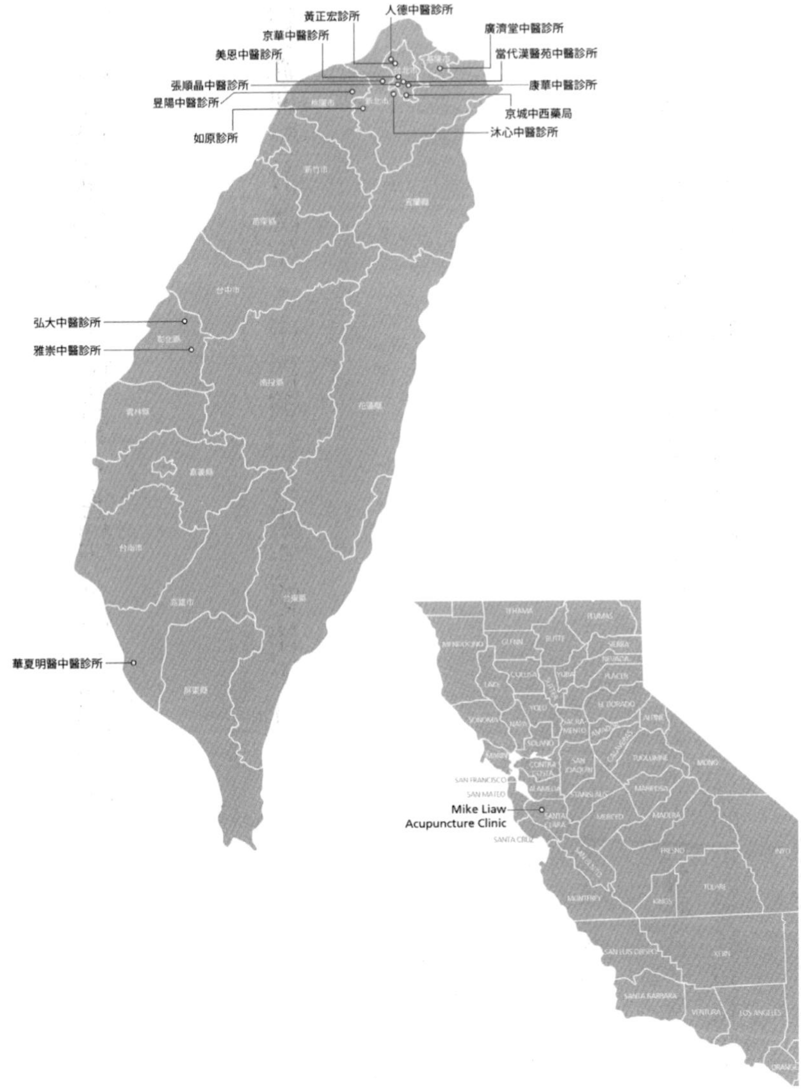

黃正宏診所
人德中醫診所
廣濟堂中醫診所
京華中醫診所
美恩中醫診所
當代漢醫苑中醫診所
張順晶中醫診所
康華中醫診所
昱陽中醫診所
京城中西藥局
沐心中醫診所
如原診所
弘大中醫診所
雅崇中醫診所
華夏明醫中醫診所

Mike Liaw
Acupuncture Clinic

附錄 2

臺灣益謙經脈血壓計（雲端太醫）醫師使用心得

經脈血壓計誕生，中西醫整合研究絕佳工具

陳乾原
中西醫師，家庭醫學專科
新北市如原診所院長

如原診所是目前台灣少數中西醫同時執業的醫師，提供中西醫整合診療及全方位的照護服務，除了門診，也提供居家到宅醫療，守護在宅安寧善終。

引頸企盼的經脈血壓計總算上市了，就和我所學習的中西醫整合一樣，是一條漫長迂迴的路程。我大學就讀台北醫學院醫學系，接受的是西醫的知識與訓

練，在慧海佛學社團認識賴鵬舉學長，大一暑假起就到他的診所跟診，開始了中醫與《傷寒雜病論》的學習。畢業以後，臨床專科選擇了家庭醫學，進入了基層醫療，剛好那時中國醫藥大學辦了幾期中醫學分班（兩學年的課程，限西醫師或牙醫師），結業後也順利考取了中醫師執照。

郭育誠醫師取得博士學位後，整合醫學小組邀請郭醫師來演講他的研究主題〈血壓諧波變異係數於醫學工程之應用〉。有科學的工具來研究中西醫整合並運用於臨床，真的是太好了；之後有三年的時間，幾乎每星期都到郭醫師的診所，接受脈診的檢測，當他的病人，調養身體。同時也和郭醫師從名師學習易經及數術；連續兩年在北醫藥理所旁聽郭醫師開的中醫藥研究方法課程，並下定決心，再回到北醫醫科所就讀，可惜因緣不俱足，花了好幾年的時間在學校，終究未能開啟脈診的研究之路。

我的執業型態在這幾年轉變為中西醫門診，居家醫療與居家安寧緩和醫療的模式，脈診血壓計提供了十二經脈氣血虛實的客觀數據，在西醫以解剖病理為基礎的診斷之外，能更精確的使用中藥處方，也可從血壓諧波變異係數的變化，明確地顯示病人的整體狀況是否真的好轉。短短三個月的使用，不敢說有什麼成效或心得，期待在郭醫師的指導及中華全球經脈臨床醫學會的架構下，提供更系統化的課程學習與討論，讓臨床中醫師能在既有的基礎下快速上手，讓中醫學生能建立扎實的基礎，讓病人能得到更好的健康照護。

客觀檢視中醫療效的工具終於誕生

吳宏一
廣濟堂中醫診所院長
台灣大學機械系畢業
91年中醫師特考及格

從小體弱多病的我，經常到處求醫。直到某一次的生病，怎麼治也治不好，記得小學曾經好長一段時間沒去上學，日夜在醫院度過，每次檢測尿蛋白都偏高，但各式各樣的身體檢查卻顯示正常。因為西方醫學主張必須找出病因才能用藥，所以在住院期間沒服用任何藥物，只有在飲食上對蛋白質的攝入有一些限制，一、兩個月過去了，醫院束手無策便讓我出院。

隔沒多久，另一家醫院很有信心說能把我治好，讓我趕快去辦理住院，結果，花了一樣的時間，做了一樣的事情，最後也是沒有辦法只能讓我回家。回到家，看到三個疼我的姐姐哭哭啼啼，原來她們聽到父母親轉述醫生說，沒改善就會日漸消瘦，弟弟最後可能會死，那時候我不懂她們哭什麼，只見她們發現我回家趕快擦乾眼淚，開心地找我玩。

出院後，能做的就是定期到檢驗所檢查，檢驗師看到數據搖搖頭，告訴媽媽這樣下去不是辦法，建議我們該去看中醫了！很神奇的是，服藥一週後指數大幅下降，後續再服用調理的藥物後竟然全好了，到醫院回診時，我們也不敢告知是服用中藥治好的（西醫完全沒開藥），醫生只覺得我們運氣很好。這個神奇的契機，讓我們家許多人走上了中醫之路，包括了我；只是執業了多年以後，我覺得若有所失，我所熱愛的中醫缺少了甚麼，直到經脈血壓計的出現，我覺得它是中醫的最後一塊拼圖。怎麼說呢？中醫治療疑難雜症，可能是醫師本身難得的體會，有可能是來自恩師的傳承，但各門各派的討論莫衷一是，學習和經驗的累積都是很片斷，而經脈血壓計可以是解決這些問題的終極解答。

心臟輸送出來的機械波，透過數學家傅立葉分析，轉換成頻率的過程，可以將中醫透過脈診得到的結果，做一個對照，做一個「驗算」，可以發現傳統辨證論治方法下可能被遺漏的訊息。對於治療的成效，也可以透過經脈血壓計的評估，達到一個公正客觀的檢視。更讓人讚嘆的是，透過經脈血壓計可以看到古往今來的名家所言，一切非虛，讓我對中醫各理論的認識有更篤定的態度。

經脈血壓計的參與，中醫向臨床ＡＩ化邁進一步

郭建良
中國醫藥大學醫學士
台灣大學食品科技研究所碩士
中國醫藥大學暨國家衛生研究院 老化醫學博士學程進修
彰化縣雅崇中醫診所 院長

傳統中醫在診斷上，講求望、聞、問、切四診合參，而各有神聖工巧之別。其中切脈診斷，數千年來早已是許多人心中對中醫診斷上的「刻板印象」。

從《內經》的「三部九候」，到《難經》的「獨取寸口」，乃至後代醫家各自發展演繹，流派龐博，看似是脈學學術上的發揚鴻展，但卻也有後代醫家喟然發出「心中了了，指下難明」之慨。

二十一世紀的今日，由於現代物理、化學、分子生物醫學等西方科學的開展，西方醫學得到快速且具有臨床實證系統驗證的發展，也因短短的百年間，即取得全球多數人在醫療上的信任和選擇。此時，醫療ＡＩ大數據的發展也正方興未艾，讓人們對高科技醫療有了更大的期待和想像。

得力於社會、經濟、公共衛生的進步及人類壽命大幅的延長，除了傳染性疾病外，慢性疾病已經成為人類健康的主要威脅，包括腫瘤、心血管疾病、糖尿病等等，雖然西方醫學在這類疾病的治療（非控制）也持續進展中，但仍有許多不足之處，也待更多的研究。

中醫學講求全人觀的整體治療，並有豐富的中草藥人體使用經驗，更集結有如《傷寒雜病論》這本寶貴的配伍經驗傳承，如果能夠在實證醫學架構下重新建構實證診斷系統，以及「解碼」這些寶貴而古老的中藥使用經驗，對於人類的醫療將有莫大的新貢獻！但中醫長期以來，不像西醫擁有龐大的生化及影像診斷工具，缺乏客觀臨床輔助工具也是現代中醫師的缺憾。

二〇二〇及二〇二一年突來的新冠肺炎（COVID19）疫情，打亂了全世界的生活、經濟模式，也剝奪了許多人的健康和生命，面對全新的變局，未來遠距醫療系統的建構更形重要。經歷兩年的疫情，對於中醫遠距診斷的需求殷切，得知郭醫師建構經脈血壓計之初，即預先設計了遠距使用及AI大數據化的想法，對於中醫診斷的遠距醫療化，此時觀之，更顯遠見及洞見。

郭醫師學貫中西，但為解決中醫臨床診斷實證的困難，跨足藥理及醫學工程領域，研究並再發展王唯工院士提出之中醫脈診共振諧波理論用於臨床，數十年磨一劍的精神，實令晚生後輩感佩及汗顏！也因此積極引進診所，用之於臨床來輔助診斷，期待提高對患者治療的療效，期許能在中醫長遠的發展上共襄盛舉。

後疫情時代，經脈血壓計實現遠距醫療

昝亭瑋
中國醫藥大學中醫學士
中華全球經脈臨床醫學會會員
沐心中醫診所副院長

脈為氣血之先見，脈診是中醫重要的診斷方法，然而把脈的指下觸感相當主觀，沒有明確的定性、定量標準，形容脈象的方式也是因人而異，這些問題著實困擾著我。為了解答求學時期這些疑惑，畢業後我加入了中華全球經脈臨床醫學會，並到郭醫師門診跟診學習如何使用經脈血壓計。

接著我開始在臨床使用經脈血壓計。根據經脈血壓計測得的十二經脈氣血虛實的數值分析，綜合患者的主訴和臨床表現，的確有患者出現對應到特定經絡的病理症狀。細翻《黃帝內經》和《難經》，其與經脈的「是動病」或「所生病」有所關聯，可藉此縮小問診及檢查的範圍，後續能更精準地找出患者症狀背後的核心病機，使出藥開方有所依循。另一方面，經脈血壓計所建立的定量指標，除用來評估治療效果，臨床上亦可作為調整用藥、指導患者飲食宜忌與生活作息的參考。

在學理上，經脈血壓計記錄的血壓諧波變異係數，某方面而言類似現代醫學利用心電圖記錄心臟的電氣活動，這補足了理學檢查的弱項，將主觀的脈形轉為係數，使客觀的脈學討論成為可能，其數據能夠用於教學、研究、病案討論……等，對於中醫往實證醫學的方向前進是很大的突破。經脈能量的動態變化也可以提供醫師對同一患者連續性的觀察比對，追蹤患者的健康狀況與檢討用藥方向。隨著進入後疫情時代，遠距醫療開始成為熱議話題，經脈血壓計亦可在患者隔離或不在現場，醫師無法親自把脈的情境下，提供醫師脈診資訊。

綜上所述，經脈血壓計能運用的空間還有許多，尚待這條路上的諸位先進同道一起探索。

經脈血壓計爲眞正的健康下定義

蕭長弘
康華中醫診所／京華中醫診所主治醫師
Face 顏面針灸專科醫師
台灣肥胖醫學會會員

原本大學想就讀台大物理系，後來因為家中的多位長輩高血壓、中風以及癌症，故而耳鼻喉科名醫的家父，不顧眾議讓我就讀中醫學系。而在科學教育中所鍛鍊出的追求完美個性，對於中醫發展出來的各種流派感到懷疑，我一直的疑問是，如果中醫非常有療效，我們不是該討論的是成功率嗎？但是沒有一位前輩在我面前討論過成功率，醫院也不會討論失敗的案例，而我們不是該追求百分百能治好病人的真理嗎？

在診所執業兩年，帶著對中醫的不安，做著美容跟減肥得過且過的心情，有幸遇見了郭醫師以及經脈血壓計，用最嚴謹的科學在我面前掀開中醫的真實面紗。

得利於疫情時期，在運用經脈血壓計的同時，花額外的時間確認病人的飲食習慣、睡眠，並給予糾正。在郭醫師教導的飲食禁忌、以及經方的使用下，病人可以在理解經脈血壓計數據的同時，感受到症狀改善的神奇療效，根據有憑有據的數字，給予治療。出現意外數據惡化時，我會詢問病人，你又亂吃什麼了嗎？

在一些脈象測出胃經虛實負十的數據，患者長期的重度憂鬱與脈象如初一致，也得以判斷使用因為心肝火大，不得任意使用柴胡劑。在我的腦海裡，病人不是抽象的山水畫，而是數字，我可以簡單分出病人目前是處在三陰、三陽病中的哪個階段，我開的藥也從兩方三藥簡化成一方二藥甚至是一方。

因為經脈血壓計病人比起以往信任我這個長相年輕的中醫師，會開始用尊敬的神情，期待我能有所告訴他們身體的病因，以及他們改善飲食作息的情形下，經脈血壓計的數據進步了多少。而我也在服用經脈血壓計指導的經方下治好了自身長年的少陰頭痛。

感謝郭醫師以及經脈血壓計的團隊讓我了解到真正健康的定義。

附錄3

延伸閱讀

《上池之水——漢醫的祕密》

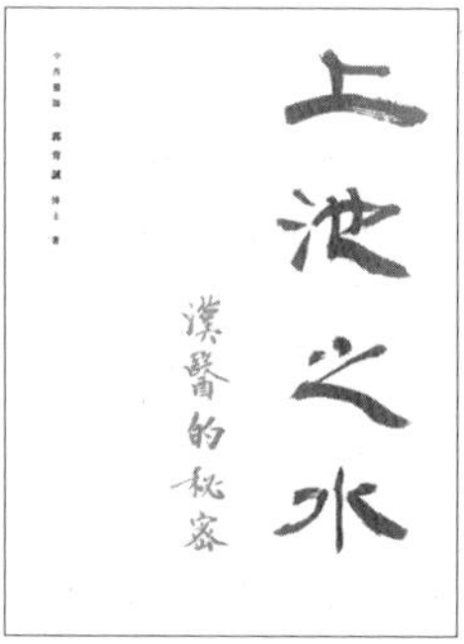

華夏文化的四大發明，指南針、造紙術、火藥、活字印刷術，撼動過去時代，然而在這個時代還有什麼遺珠之憾，如同寶玉藏石中，卻是當代全球文明最迫切需要的解藥？

沒錯，正是從神農、黃帝、岐伯一脈相承的漢醫學。

漢醫學深植於文化之中，與每個人的日常生活息息相關如影隨行，而這樣的應用知識，是如何代代傳承，耳濡目染傳遞於社會各個階層之間？

郭育誠醫師將昔日恩師王唯工教授的研究與教導，透過中西醫學臨床的背景、藥理學與醫學工程的知識，以波的角度詮釋「氣」與「經脈」。並在書中以科學的觀點逐一解釋「氣」、「經脈與針灸」、「脈診」、「疾病與死亡」、「五臟藏七神」、「中藥與方劑」、「經方」、「臨床」與「養生」九大秘密。是深入理解傳統醫學核心與奧祕的最佳導讀本。

【相關資訊】

《上池之水——漢醫的秘密》，郭育誠醫師著，當代漢醫苑獨立發行（2013）。
寬十五公分，高二十九公分，三百六十頁。
書封採用大亞香草紙，內頁採用特級米色塗布道林紙。
大字版本閱讀舒服，名家設計印刷精美，定價五百元。
訂購請洽當代漢醫苑電話（02）27718936。

《追尋失落的漢醫》

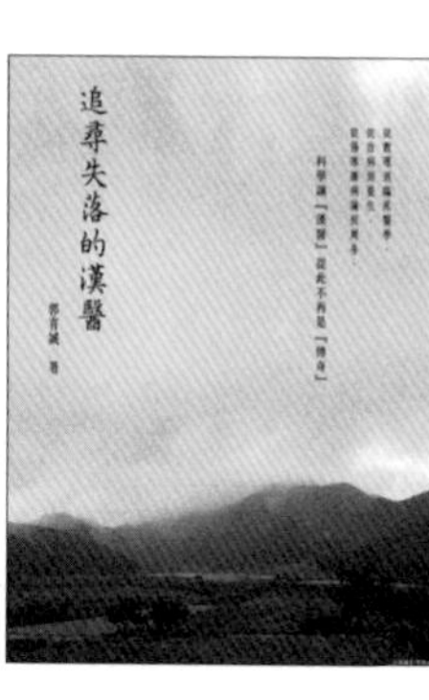

做為一位當代漢醫經方家，郭育誠醫師說他不再困惑——『比對脈診儀量測出來的資訊，張仲景說開什麼方，他就開什麼方。幾乎都是單方，加減不會超過三味藥。』

在王唯工教授實驗室，他跟隨王唯工老師從事《傷寒雜病論》（桂林古本）驗證研究。一百多年前，醫聖四十六代世孫將辛苦保存一千七百年的家傳原稿《傷寒雜病論》（桂林古本）傳出，至今仍被當成偽書。透過實驗室二十多年來對漢醫科學研究累積的實證，《傷寒雜病論》（桂林古本）不會是偽書，因為在一千七百年前便能實現診斷、病理與藥理的時間與頻率領域共振的多重對應，這樣的醫書不可能是偽本。

作者運用頻率型脈診儀輔助看診，累積二十五萬筆以上脈診資訊，逐年逐條一一驗證《傷寒雜病論》（桂林古本）的『完整』體系，重新尋回失落千年的漢醫，並以人工智能模擬出整本《傷寒雜病論》（桂林古本），認為這一體系是人人可以經由學習而實踐，並且是一可以改良的系統，使之更加完善。

鄭永齊（中央研究院院士、美國耶魯大學藥理系講座教授、PhytoCeutica藥廠創辦人、中藥全球化聯盟主席）
李嗣涔（美國史丹福大學電機工程博士、前台灣大學校長）
楊銘欽（國立台灣大學公共衛生學系暨健康政策與管理研究所教授）
李玉春（國立陽明大學衛生福利研究所教授、前衛生福利部政務次長）
潘翰聲（樹黨發起人暨策略長、台灣綠黨前召集人）
專文推薦

【相關資訊】
布克文化，二〇一九出版
定價320元

1BE225

血壓的祕密

經脈醫學科學化天才醫師、經脈血壓計世界專利發明人郭育誠，
透過血壓量測，取得十二經脈資訊，達成遠距醫療診斷與日常保健

作者——郭育誠

封面攝影——郭育誠
內頁圖表再繪製——江麗姿
美術編輯——Copy
編輯——周怡君
企畫選書人——賈俊國

總編輯——賈俊國
副總編輯——蘇士尹
編輯——高懿萩
行銷企畫——張莉滎•蕭羽猜、黃欣

發行人——何飛鵬
法律顧問——元禾法律事務所王子文律師

出版——布克文化出版事業部
台北市104中山區民生東路二段141號8樓
電話：(02) 2500-7008　傳真：(02) 2502-7676
E-mail：sbooker.service@cite.com.tw
發行——英屬蓋曼群島商家庭傳媒股份有限公司城邦分公司
台北市104中山區民生東路二段141號2樓
書虫客服專線：(02)2500-7718、(02) 2500-7719
服務時間：週一至週五上午09:30-12:00；下午13:30-17:00
24小時傳真專線：(02) 2500-1990；(02) 2500-1991
劃撥帳號：19863813　戶名：書虫股份有限公司
讀者服務信箱：service@readingclub.com.tw
香港發行所——城邦(香港)出版集團有限公司
香港灣仔駱克道193號超商業中心1樓
電話：(852) 25086231傳真：(852) 25789337
E-mailL：hkcite@biznetvigator.com
馬新發行所——城邦(馬新)出版集團【Cité (M) Sdn. Bhd】
41, Jalan Radin Anum, Bandar Baru Sri Petaling,
57000 Kuala Lumpur, Malaysia.
電話：(603)90578822　傳真：(603)90576622
E-mail：cite@cite.com.my

印刷——前進彩藝有限公司
初版——2022年01月
初版二刷——2022年04月
定價——532元
ISBN——978-986-0796-64-3

城邦讀書花園 www.cite.com.tw　布克文化

國家圖書館出版品預行編目(CIP)資料

血壓的祕密:經脈醫學科學化天才醫師、經脈血壓計世界專利發明人郭育誠,透過血壓量測,取得十二經脈資訊,達成遠距醫療診斷與日常保健/郭育誠著.初版.臺北市:布克文化出版事業部出版:英屬蓋曼群島商家庭傳媒股份有限公司城邦分公司發行, 2022.01　ISBN 978-986-0796-64-3(平裝)

1. 脈診　2. 中醫診斷學　3. 血壓　413.2441　110017808